EL TDAH ES GENIAL

EL TDAH ES GENIAL

UNA GUÍA PRÁCTICA Y DIVERTIDA PARA ADULTOS QUE DESEAN MEJORAR SU VIDA

PENN Y KIM HOLDERNESS

Diana

Obra editada en colaboración con Editorial Planeta – España

Título original: *ADHD Is Awesome*

Primera edición impresa en España: septiembre de 2025
ISBN: 978-84-08-30108-0

Primera edición impresa en México: octubre de 2025
ISBN: 978-607-39-2970-7

Impreso en los talleres de Litográfica Ingramex, S.A. de C.V.
Centeno núm. 162-1, colonia Granjas Esmeralda, Ciudad de México
Impreso en México – *Printed in Mexico*

A nuestra hija, Lola: tu ética del trabajo
y tu dedicación en todo lo que haces nos inspiran.
Nos esforzamos cada día por parecernos más a ti.

A nuestro hijo, Penn Charles: tu cerebro se parece
más al de tu padre que el de todas las personas
que conocemos. Estamos deseando ver las
maravillas que tu mente es capaz de crear.

genial

/xenjal/

adjetivo

Sobresaliente, extremado, que revela
genio creador.

ÍNDICE

PARTE 3: AVANZAR CON EL TDAH

PRÓLOGO

Hace unos veinte años publiqué *Driven to Distraction* junto a mi amigo el doctor John Ratey. Cuando escribí ese libro, mi intención era ofrecer compañía y esperanza a los millones de personas que, como yo, viven con TDAH y solo han recibido pesimismo y fatalismo por parte de los expertos. Penn Holderness (de The Holderness Family, popular en internet) recibió un ejemplar de *Driven to Distraction* de un buen amigo justo cuando se publicó, que fue también cuando le diagnosticaron TDAH. Hace poco me confesó que el libro se quedó en la cajuela de su coche durante unos meses y luego, al estilo clásico del TDAH, lo perdió de vista durante veinte años. Ahora ha escrito su propio libro sobre el TDAH.

Por si no se desprende del título, *El TDAH es genial* no tiene nada de apocalíptico. Penn y su esposa, Kim, dan la bienvenida al lector al mundo del TDAH de una manera muy cálida. Forman la mejor pareja de expertos. No han estudiado el TDAH: lo viven. Conocen esta condición desde dentro. Escribieron este relato impulsados por el ferviente deseo de que el resto del mundo entienda qué es y qué no es el TDAH.

Comenzando con uno de los mejores resúmenes sobre esta afección tan incomprendida que he leído en mi vida (y he leído cientos), Penn y Kim te toman de la mano y te guían por los entresijos y los altibajos de vivir con TDAH.

Los Holderness comparten el deseo (que yo también siento) de hacer correr la voz hasta los millones de niños y adultos desanimados, que podrían estar avanzando en la vida y, en cambio, flaquean; que podrían empezar nuevos proyectos o dar impulso a otros que ya funcionan, pero que se sienten abatidos, descorazonados y derrotados en un mundo que nunca los ha «entendido». Son personas capaces de pensar en lo que todavía nadie ha pensado; que pueden encontrar una salida a trampas que parecen no tenerla; que brindan alegría, entusiasmo y risas incluso a los más deprimidos, y que tienen más capacidad de aportar ideas sorprendentes que nos ayuden a salvarnos de nosotros mismos. Estas personas son ustedes.

Sin embargo, antes de liberar nuestro potencial, tenemos que derribar los mitos detestables sobre el TDAH que nos frenan y descubrir la realidad de vivir con TDAH. Eso es precisamente lo que Penn y Kim hacen en este libro. Un libro curioso, apasionado y divertido sin menospreciar a nadie. Puedo imaginarme a una persona con TDAH que odia su vida leyendo este libro y saliendo fortalecida con las nuevas armas de la comprensión, el perdón y la esperanza.

La manera de hablar sobre el TDAH determina cómo lo entendemos. Penn mantiene el delicado equilibrio entre la compasión y el apoyo. Es el mismo equilibrio que he intentado mantener en mi carrera, incluida mi misión (en curso) de evitar el término horrible, degradante e inexacto con el que hemos tenido que conformarnos durante los últimos treinta años, más o menos. El término *TDAH*, que significa «trastorno por déficit de atención con hiperactividad», hace que el viaje al reino de esta fascinante afección empiece con el pie izquierdo. No sufrimos déficit de atención. Todo lo contrario. ¡Prestamos demasiada atención! Nuestro reto consiste en controlarla. Cuando lo conseguimos, el límite de lo que podemos hacer en la vida es el cielo.

Yo prefiero utilizar otro término, uno que es preciso sin patologizar en exceso una condición potencialmente ventajosa. Lo llamo VAST [*variable attention stimulus trait*], o «atributo de estímulo de atención variable». Este término lo presenta como un atributo, no como un trastorno, y destaca tres de sus elementos fundamentales: la variabilidad, la atención dispersa y la búsqueda de estímulos intensos.

La vida con lo que yo llamo VAST, pero otros llaman TDAH (y otros un «fastidio»), nunca es aburrida. Tenemos que acabar con el estigma y dejar atrás la caricatura para revelar lo que en realidad es una forma compleja, rica y poderosa de estar en el mundo.

Penn y Kim se han entregado a esta misión por las mismas razones que yo. Hemos asistido a la victoria y la gloria, la salvación y el éxito, la transformación de individuos y familias que se producen cuando la gente entiende el verdadero significado de esta condición. *El TDAH es genial* es el compañero perfecto para tu viaje por el TDAH/VAST. ¡Hazme un favor y no lo pierdas!

Edward Hallowell, MD

INTRODUCCIÓN

Hola, amigo. Bienvenido al club del TDAH. Te has unido a una tribu de innovadores y pensadores no lineales supercreativos, amantes de la diversión y divertidos que no se desaniman fácilmente. Casi siempre somos el alma de la fiesta y los primeros en asumir riesgos. Sí, perdemos cosas —muchas cosas— y a veces sacamos de quicio a los demás con tanta energía y tanta interrupción. Sin embargo, también figuramos entre las personas más curiosas, agudas y ambiciosas del planeta. Nos alegramos de tenerte en el equipo.

Y si estás leyendo esto porque alguien a quien quieres tiene TDAH, te damos una bienvenida especial. Gracias por dedicar tu tiempo a aprender más sobre nosotros. Eso es amor verdadero.

Vivir en un mundo que no fue diseñado para nosotros puede resultar muy molesto. Las distracciones nos acribillan como una granizada. Entre reuniones por videollamada, recordatorios del calendario, notificaciones de redes sociales y un sinfín de obligaciones y expectativas, la vida puede llegar a ser agobiante (sobre todo para nuestros cerebros con TDAH). Vivimos en una sociedad que valora la multitarea, el trabajo de oficina y la capacidad de ceñirse a un horario planificado al milímetro, y todo eso hace que el cerebro con TDAH se sobrecargue. Puede parecer sumamente injusto. Si pudiéramos accionar un interruptor para que todo y todos fueran compatibles con el TDAH, no lo pensaríamos dos veces. Sin embargo, hasta que el mundo se ponga al día con el TDAH, no nos queda más remedio que vivir en el mundo que tenemos

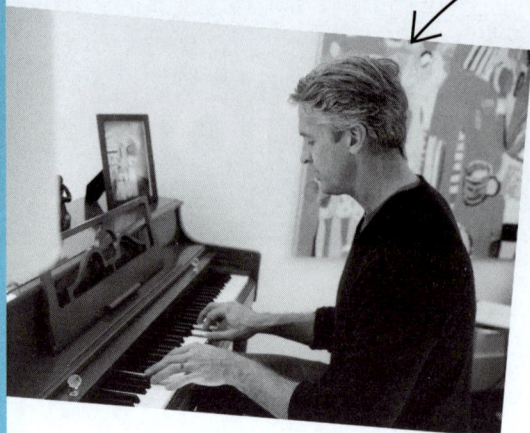

Soy Penn Holderness y tengo TDAH.

Me diagnosticaron trastorno por déficit de atención con hiperactividad hace más de veinte años. Mi esposa, Kim, ha aprendido a apoyarme con generosidad y buen humor mientras disfruta de la experiencia de vivir con alguien que es, básicamente, el equivalente humano de un *golden retriever* (que de vez en cuando olvida poner la taza debajo de la cafetera por la mañana). Kim y yo no somos médicos ni profesionales de la salud, pero conocemos de primera mano las frustraciones y las alegrías que conlleva el TDAH. No hemos estudiado el TDAH. Lo vivimos. Vivimos las molestias de las llaves olvidadas dentro de los coches, los horarios trastocados y los muchos audífonos perdidos (¿por qué tienen que ser tan caros?). Llevamos una vida creativa, llena de sorpresas y que no siempre transcurre según los planes.

Utilizo mi cerebro con TDAH para crear y producir videos que han recibido más de mil millones de visitas en internet. En una ocasión canalicé el poder del TDAH para ganar *The Amazing Race* junto a Kim. Todavía recuerdo los números de teléfono de todas las pizzerías con reparto a domicilio a las que llamaba en la universidad. Hace poco olvidé apagar la estufa y estuve a punto de perder a mi perro, quemar la casa y mandar a mi vecino a urgencias (seguiré con esta historia más adelante). Soy un ejemplo viviente de lo genial, pero también de lo aterrador, que puede ser el TDAH.

Mi esposa es la principal razón por la que mi TDAH ha enriquecido mi vida. Como verás, la menciono mucho.

> **Lista de comprobación si tienes TDAH**
>
> ☑ Teléfono
> ☑ Llaves
> ☑ Cartera
> ☐ Apagar la estufa para no quemar la casa

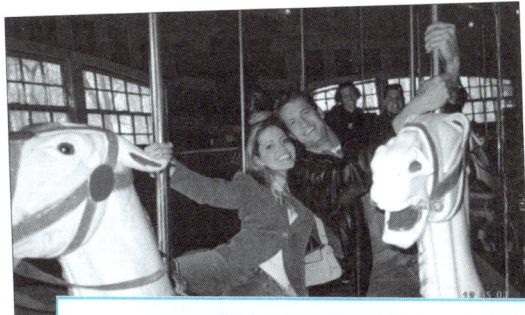

Soy Kim, la esposa de Penn y no tengo TDAH.

UN INCISO DE KIM

Hola, amigo. Si estás leyendo esto porque eres pareja o padre o madre de alguien con TDAH, te mando un abrazo enorme e incómodo. El cerebro con TDAH de Penn puede conseguir que me muera de risa y, de repente, resulta que se volvió a quedar afuera de casa sin llaves. Otra vez. No es fácil estar en nuestro lugar, ¿verdad? Lo de ser los que encontramos las llaves y los recordadores de todo (¡sí, *recordadores* es la palabra!) puede resultar agotador. Pero estoy aquí para recordarte todo eso que hace que nuestras personas favoritas sean maravillosamente únicas. Nosotros podemos.

A lo largo del libro sabrás de mis experiencias personales con el TDAH y de las de Kim sobre cómo es vivir con alguien con TDAH y amarlo. Ten en cuenta que nuestras experiencias son solo eso: *nuestras*. Las tuyas pueden ser completamente diferentes. Una de las cosas maravillosas del TDAH es que su manifestación es tan única como las personas que lo tienen.

Kim y yo tenemos la suerte de poder compartir nuestros conocimientos (obtenidos con mucho esfuerzo) y videos divertidos sobre la vida familiar a través de las plataformas de The Holderness Family. También presentamos un pódcast en el que hablamos de temas que nos interesan, incluido el TDAH. Yo me emociono hasta las lágrimas con las reacciones a nuestro contenido sobre el TDAH. Recibimos miles de mensajes de personas que nos dicen «¡Yo también!» en respuesta a nuestros videos sobre el TDAH. Es genial cuando los padres y las madres nos cuentan que les enseñaron nuestras canciones graciosas a sus hijos mientras les decían: «¿Ves? No todo es malo». Porque no todo es malo.

Sé lo suficiente para saber que hay muchas cosas que no sé, así que Kim y yo llamamos a expertos en TDAH mientras escribíamos este libro para que nos ayudaran con sus conocimientos. Hablamos con médicos, psicólogos y *coach*. Todos reconocieron que el TDAH es un gran reto, pero también hicieron hincapié en lo manejables que son los síntomas y en el gran potencial de las personas con TDAH. Este libro adopta un enfoque basado en las fortalezas (dato curioso de mi cerebro con TDAH: *strengths* ['fortalezas' en inglés] es una de las palabras de una sola sílaba más largas de la lengua inglesa, solo por detrás de *scraunched*), y estamos decididos a ayudarte a ser fuerte con tu TDAH.

Sé que la tengo fácil en comparación con otras personas. He encontrado una pareja que me apoya y un trabajo que encaja bien con mi cerebro. Sin embargo, el TDAH es un espectro. Por cada persona que tiene diez momentos de despiste absurdo al día, hay otra incapaz de conservar un trabajo o que siente que no puede mantener una relación seria debido a su TDAH. Para algunas personas, el TDAH puede ser algo más que una fuente de frustración; puede llevar a la autocrítica y provocar un profundo dolor emocional.

> *Scraunch* significa «hacer un ruido de crujido». Pensamos que así te ahorraríamos tener que buscarlo.

Me encanta leer los comentarios y las respuestas a nuestros videos sobre el TDAH porque parece que le gustan a mucha gente. Sin embargo, hay algunos comentarios que me llegan de otra manera: los de las personas que se sienten molestas ante la idea de que la vida con TDAH pueda ser objeto de bromas. Quiero admitirlo: tienen razón. Mi visión del TDAH se basa en mi experiencia. En mi afortunadísima y muy privilegiada experiencia con él. No sé lo que es sentir que el TDAH es una maldición inquebrantable. No hablo en nombre de todos los que padecen TDAH, sino solo por mí. Espero que encuentres algo en estas páginas con lo que identificarte, aunque solo sea la costumbre de dejar las llaves en el refrigerador. Y si no, lo entiendo. Estoy contigo.

Quiero decir desde el principio que, si tus dificultades te parecen insuperables, si tienes pensamientos insistentes y oscuros, por favor, busca ayuda profesional que te guíe hacia un lugar mentalmente saludable.

QUÉ ESPERAR DE ESTE LIBRO

Mi objetivo al escribir este libro era asegurarme de que alguien con TDAH lo leyera de verdad. Así que no te preocupes: no te esperan páginas y más páginas llenas de jerga que solo entusiasmaría a ese tipo de personas que usan batas de laboratorio en el trabajo.

No encontrarás una lista interminable sobre tus limitaciones. No encontrarás una lista de los obstáculos que tendrás que superar, de esas que hacen que muchos libros respetados sobre TDAH sean tan pesados. No encontrarás explicaciones complicadas tomadas de la neurociencia ni recomendaciones dietéticas detalladas. En general, lo que vas a encontrar es un enfoque positivo y un ritmo ágil.

La novedad es esencial para mantener el interés del cerebro con TDAH, y por eso este libro tiene secciones breves llenas de información útil que puedes aplicar de inmediato. También encontrarás algunos extras divertidos para que no te aburras. Entra, sal, avanza. Puedes leerlo de principio a fin o bien hojearlo según prefieras.

⚠ ADVERTENCIA: este libro podría gustarte de verdad.

HOJA DE RUTA PARA ESTE LIBRO

- **Parte 1:** Curso intensivo sobre el TDAH: qué es y cómo te afecta.
- **Parte 2:** Control de daños a la reputación. Eliminar el estigma que arrastra injustamente el TDAH y sustituirlo por un reconocimiento saludable de tu maravilloso cerebro con TDAH.
- **Parte 3:** Estrategias y técnicas para sobrevivir y crecer día a día y a largo plazo.

UN TRASTORNO OCULTO

Una de las cosas más frustrantes del trastorno por déficit de atención con hiperactividad (TDAH) es que puede pasar desapercibido a simple vista. Si no buscas un conjunto de síntomas que indiquen un diagnóstico, los comportamientos propios del TDAH pueden no llamar la atención. No hay una silla de ruedas ni un audífono que adviertan al mundo que tu cerebro es diferente. Muchas personas con TDAH ocultan sus dificultades utilizando estrategias adaptativas; así, para el observador promedio, puede que ni siquiera parezca que tienen TDAH. Es una situación complicada: cuanto mejor te salen las cosas, más difícil les resulta a los demás creer que padeces un trastorno real. Te mirarán y se preguntarán por qué no eres capaz de acabar una tarea aparentemente sencilla, como rellenar un formulario de la DGT.

Por si fuera poco, debido a que el TDAH tiene altibajos, la gente puede llegar a pensar que las personas que lo padecen simplemente no se esfuerzan. A veces lo hacemos de maravilla y otras veces ni siquiera sabemos ponernos el suéter. Esto puede resultar confuso para los que observan a las personas con TDAH, porque ven lo que sabemos hacer y se preguntan por qué no lo hacemos sin más. Ayer no se te olvidó lavar los platos, ¿cómo es que hoy sí? Sin embargo, como les ocurre a las personas con otros tipos de cerebros neurodivergentes —por ejemplo, con trastornos del espectro autista o con dislexia—, los que tenemos TDAH no controlamos cómo se manifiestan nuestras diferencias cerebrales. Simplemente, somos así. Por desgracia, gran parte del mundo no lo entiende, y esta falta de comprensión puede provocar que las personas con TDAH nos sintamos... pues eso, mal.

Yo digo que todo esto son bobadas. Para mí no estás oculto. Yo te veo. Te siento. Y tengo una idea muy distinta de lo que significa tener TDAH.

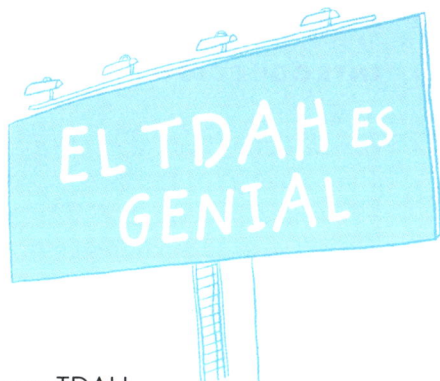

¿GENIAL? ¿A QUÉ TE REFIERES CON «GENIAL»?

Tanto si te acaban de diagnosticar como si eres un miembro veterano del club del TDAH, quiero que sepas que tener un cerebro neurodivergente es genial. Antes de que me saltes al cuello para recordarme la lista de cosas por las que el TDAH definitivamente no es genial, escúchame: cuando digo «el TDAH es genial», me refiero a «genial» en todos los sentidos de la palabra.

¿Alguna vez has buscado la definición de «genial» en el diccionario? Mi profesora de inglés de primero de preparatoria me dijo que nunca, jamás, empezara un trabajo con «El diccionario define...». Lo siento, señorita Findlen, pero este es el lugar perfecto para una definición del diccionario.

> **Genial**
> /xenjal/
> *adjetivo*
> Sobresaliente, extremado, que revela genio creador.

A esto exactamente me refiero cuando digo que el TDAH es genial. El TDAH puede ser maravilloso, inspirador, increíble, revelador, sorprendente, impresionante, asombroso y muchas cosas positivas más. Sin embargo, no puedo limitarme a bombardearte con una ráfaga de pensamiento positivo. «Genial» también puede significar difícil de entender, abrumador, desafiante o desalentador. Si el TDAH te da miedo, estoy contigo. Totalmente. Puede ser abrumador. Sin duda. Pero ¿puede ser también impresionante? Sí. Cuando piensas en todo lo que una persona con TDAH logra en un día, es impresionante. Ambas cosas son ciertas. Nos enfrentamos a desafíos, pero por cada desafío hay un lado positivo. Así que este es el trato: voy a compartir contigo el lado positivo de tener TDAH y a tratar de encontrar el modo de reírnos del lado negativo.

Seguirás dejando el celular en el restaurante. Seguirás dándote cuenta a mitad de la conversación de que no tienes ni idea de lo que está hablando tu amigo porque te estabas preguntando cómo es que hay británicos que no parecen británicos cuando cantan. Seguirás encontrándote calcetines en el refrigerador.

Pero también aprenderás que «diferente» no significa «disfuncional». El mismo cerebro que se inquieta y se aburre fácilmente te permite realizar conexiones ultrarrápidas, pensar de manera creativa, innovar y ser entretenido. Cuando la vida se te complique, estarás equipado con las herramientas necesarias para superar los obstáculos.

Teniendo en cuenta que somos muchos los que tenemos TDAH, resulta sorprendente lo incomprendida que es esta enfermedad. Algunas personas pueden pensar que eres un flojo o un maleducado, pero los que tenemos TDAH sabemos que no es así.

Tu cerebro no está dañado. No estás en las nubes y no eres ningún desastre. Tienes TDAH. Y eso te convierte en alguien genial.

Carta de las personas que tienen TDAH a las personas que no tienen TDAH

Estimados todos los que no tienen TDAH:

En primer lugar, gracias por leer este libro. El mero hecho de haberlo elegido significa que se preocupan lo suficiente por alguien con TDAH como para querer entender mejor cómo es vivir con un cerebro con TDAH. Agradecemos el esfuerzo. Sabemos que no siempre es fácil comprender por lo que estamos pasando. Nuestro comportamiento puede ser un quebradero de cabeza para los que no son como nosotros. Ya sea su hijo, su pareja, una hermana o un *roomie*, es probable que más de una vez hayan mirado a esa persona y hayan pensado: «Caray, ¿cómo debe ser estar en tu cabeza?». Esperamos que la lectura de este libro (y de esta carta) les dé una idea de la experiencia de vivir con TDAH.

Para empezar, veamos algunas cosas que nos gustaría que supieran los que no tienen TDAH:

1. Los queremos, aunque a veces no lo parezca. Puede que nuestra forma de demostrar amor no siempre sea como les gustaría, o como se muestra en la tele o en las películas. También puede que no siempre nos acordemos de hacer lo que nos piden. Por ejemplo, si nos piden que les llevemos el libro que están leyendo cuando bajemos de la habitación, es posible que les digamos que sí, con toda la intención de hacerlo, pero que lo olvidemos por completo. Puede que no los miremos a los ojos durante una conversación de dos horas sobre lo mucho que les molesta que no hagamos algo tan sencillo como acercarles su libro. Pero de verdad que los queremos, nos preocupamos por ustedes y nos importa lo que tengan que decir. A veces no sabemos reaccionar ante las distracciones que nos pasan por la cabeza. Aunque seamos conscientes de nuestra tendencia a perder el hilo durante las conversaciones, y a pesar de esforzarnos cada día, continúa ocurriendo. No es porque no los queramos. Es simplemente que nuestras neuronas funcionan así.

2. A veces, las cosas fáciles son las que más nos cuestan. Se nos da muy bien trabajar en cosas nuevas, complicadas o que nos interesan a nivel personal (me quito el sombrero ante Jessica McCabe, que describe esta santísima trinidad en los excelentes videos de su canal *How to ADHD*). Sin embargo, ¿«trabajar en» apagar las luces, cerrar la puerta del garage y acordarnos de sus cumpleaños? En esos casos nos bloquearemos porque nuestros cerebros no están diseñados para realizar las tareas cotidianas como lo hacen los cerebros sin TDAH. Puede parecerles frustrante, porque no es fácil entender que seamos capaces de pasarnos el día encerrados en una habitación para pintar un paisaje, o invertir horas y horas en inventar un comedero automático para pájaros, y en cambio no nos acordemos de recoger la mesa.

3. Nos sentimos avergonzados. Cuando olvidamos el celular en casa, dejamos la llave del agua abierta antes de salir a correr o se nos pasa una cita importante, sentimos mucha vergüenza aunque aparentemos que nos da risa. Cada vez que metemos la pata, es un recordatorio de que no gestionamos tan bien como ustedes determinados aspectos del día a día. No pretendemos

complicarles la vida. De verdad. En el fondo sabemos que nuestros errores no son intencionados, pero eso no quita que nos sintamos mal cuando vemos que algún ser querido se molesta por algo que hicimos.

Como nos ha enseñado la escritora y académica Brené Brown, la culpa consiste en sentirse mal por algo que hicimos, mientras que la vergüenza es sentirse mal por quiénes somos. La vergüenza no cae como un rayo; es más como hundirse muy poco a poco en arenas movedizas. Cuando cometemos un error por primera vez, se nos acelera el corazón por el pánico mientras el cerebro trata de averiguar si podemos arreglar o no lo que salió mal. En cualquier caso, recordamos una y otra vez cómo cometimos el error para diagnosticar en qué punto se arruinaron las cosas (un bucle interminable de «¿Cómo pude ser tan tonto/disperso/descuidado?»). Lo peor es cuando nos damos cuenta de que no recordamos cómo cometimos el error. No sabemos cuándo ni cómo guardamos el protector labial en la alacena de las especias. Es como un bache en la memoria porque el cerebro estaba en otra cosa mientras el cuerpo colocaba el protector labial entre el comino y la canela. Después llegan, inevitablemente, la vergüenza y una oleada de pensamientos horribles: nos preguntamos por qué somos así, qué nos pasa y por qué no tenemos arreglo (obviamente, nada de esto es cierto, ¡y para eso está este libro!).

4. Cuenten con nosotros. Si alguna vez se sienten tristes o solos, estaremos ahí para ustedes. Su felicidad nos interesa personalmente, y encontrar la manera de animarlos nos parece novedoso y desafiante. Eso siempre es un acierto en el cuestionario «¿Le interesa esto a mi cerebro con TDAH?». Es posible que no seamos los mejores escuchando cuando nos hablan de su pódcast favorito, pero si están decaídos y en problemas, ahí estaremos para ustedes. Hasta puede que nos salga la vena divertida y consigamos hacerlos sonreír.

5. Nos sentimos acompañados cuando nos dan una mano. Nos encantaría tenerlos como aliados en nuestras batallas diarias. Cuando entienden lo que nos pasa por la cabeza, pueden ayudarnos ofreciéndonos su comprensión y su perdón, porque así evitamos que el estrés aumente y que nuestros síntomas se agudicen y acabemos con un buen disgusto. ¡Todos salimos ganando! Si lo prefieren, también pueden hablar con nosotros sobre las posibilidades de ayudarnos a gestionar las cosas que

nos resultan difíciles. Un secretito: no nos gusta cometer errores. Es más, no nos gusta tener que usar el TDAH como excusa cuando cometemos alguno. Cada vez que culpamos a nuestro TDAH, seguramente lo hacemos para no tener que castigarnos tanto por nuestros errores. Pero queremos intentar mejorar. No siempre sabemos cómo hacerlo, pero estamos dispuestos a aprender. Si pueden darnos una mano con una buena actitud o un recordatorio amable, les estaremos eternamente agradecidos. No se nos escapa que a ustedes también les cuesta mucho trabajo y energía. Sabemos que el TDAH no nos da carta blanca para portarnos mal ni es una excusa para pedirles que busquen ese libro de la biblioteca que no encontramos. Pero de verdad que apreciamos muchísimo tenerlos al lado en nuestro viaje con el TDAH.

6. Pueden luchar contra la discriminación. Si alguna vez se encuentran en una situación en la que alguien está criticando a una persona con TDAH, haciendo que se sienta mal por alguno de sus síntomas o burlándose por ser diferente, no duden en informar y concientizar sobre su error (de manera amable y respetuosa, por supuesto). Que se entere de que no pretendemos pasar por idiotas. Solo tenemos cerebros neurodivergentes. Cuanto más pongamos de nuestra parte para que todo el mundo entienda que cada cerebro es distinto, mucho mejor. Cada pequeño paso hacia esa concientización hace del mundo un lugar más amable para los que tenemos TDAH y otras formas de neurodiversidad.

Gracias por leernos. Más de uno va a tener un día mejor, y quizás incluso una autoestima más alta, porque ustedes han llegado hasta aquí.

Atentamente:

Penn Holderness

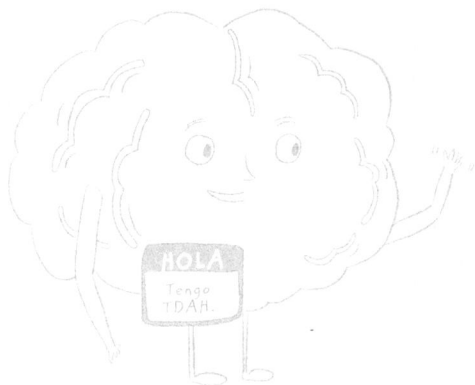

PRIMERA PARTE

ENTENDIENDO EL TDAH

No estás solo, amigo. Puede que sientas que eres la única persona en el mundo cuyo cerebro funciona como el tuyo, pero hay millones de personas que comparten el mismo cableado. Vamos por la vida como los X-Men, camuflados entre la población general, compartiendo una alianza secreta y unos superpoderes increíbles. Sin embargo, en un mundo que valora la uniformidad y las interacciones sin fricciones, nuestros desafíos tan «fricciosos» (sí, ya sabemos que esta palabra no existe, pero en este libro vamos a inventar unas cuantas) pueden hacer que nos sintamos como bichos raros (o, por lo menos, sumirnos en la frustración).

Los seres humanos desconfiamos de las cosas que no entendemos. Muchos de los que tenemos TDAH no nos sentimos cómodos con nuestra identidad en parte porque no entendemos del todo los entresijos de esta afección. El miedo a lo desconocido («¿Qué me pasa? ¿Por qué parece que todo me cuesta más que al resto?») puede interferir en nuestra capacidad de desarrollar todo nuestro potencial. En la teoría, todo parece más aterrador. Cuanto más desmitifiques lo que sucede en la caja negra de tu mente, mejor equipado estarás para trabajar con tu TDAH, no contra él.

La primera parte de este libro tiene como objetivo precisamente eso: desmitificar lo que no entiendes. Te daré una visión general del TDAH —quién lo tiene, cómo se diagnostica, cómo se manifiesta y qué ocurre a nivel neurológico— para ayudarte a entender qué demonios pasa en ese órgano fascinante y bulboso llamado cerebro.

Dedica todo el tiempo que necesites para leer el siguiente capítulo. Es un poco complicado, pero muy importante.

Penn

CAPÍTULO 1

NOCIONES BÁSICAS SOBRE EL TDAH

Empezaremos con una lista rápida de lo que no es el TDAH: no es un defecto, una deficiencia ni una elección. No es un referéndum sobre tus padres por no inculcarte disciplina o por no prestarte suficiente atención de pequeño. No es una moda, una tendencia, un invento, una estrategia inteligente de las grandes farmacéuticas para enriquecerse vendiendo medicamentos innecesarios ni una táctica de miedo para aumentar los índices de audiencia de la tele. No es una excusa inventada para recibir un trato especial en la escuela o en el trabajo. No es un pase libre para comportarnos como queramos porque, claro, tenemos TDAH. Y para nada es motivo de vergüenza, aunque —¡para que lo sepas!— el TDAH tiene un largo historial de nombres bastante bochornosos.

Entonces, ¿de qué estamos hablando? El trastorno por déficit de atención con hiperactividad es un trastorno del neurodesarrollo, crónico pero manejable, que afecta al desarrollo y el funcionamiento del cerebro. Las diferencias en tu cerebro pueden dar lugar a tres tipos principales de síntomas: inatención, impulsividad e hiperactividad.

La persona típica con TDAH tendrá dificultades para escuchar, acabar tareas y estar al tanto del tiempo (y de sus pertenencias). Se mostrará inquieta, sin poder parar, habladora e impaciente. Los síntomas aparecen normalmente en la infancia y pueden persistir en la edad adulta. Por desgracia para los que tenemos TDAH, estos síntomas pueden parecerse mucho a un mal comportamiento, falta de educación o una negativa rotunda a seguir las normas. Sin embargo, en las personas con TDAH no son conductas voluntarias; son síntomas involuntarios dictados por la neuroquímica. Repito: los síntomas del TDAH no son elecciones, están determinados neurológicamente.

SÍNTOMAS DEL TDAH

Qué parecen nuestros síntomas	Qué son en realidad
Impulsividad	Actos involuntarios debido a la química cerebral
Desorganización	Dificultades para priorizar
Mala gestión del tiempo	Dificultades para concentrarse
Dificultades para hacer varias cosas a la vez	Inquietud
Falta de planificación	Baja tolerancia a la frustración

A pesar del (horrible) nombre del diagnóstico, tener TDAH no significa que seas incapaz de prestar atención o de permanecer sentado un rato (aunque puede que te identifiques con alguna de estas dos cosas, o las dos, de vez en cuando). **De hecho, si tienes TDAH, es probable que te concentres más que tus amigos neurotípicos, siempre y cuando te interese de verdad lo que estés haciendo.**

Los estudios más recientes describen el TDAH como un trastorno que afecta a la capacidad de autorregularse, ya sea para estarte quieto en tu silla o para esperar a que alguien termine de hablar antes de compartir el interesante dato que acabas de descubrir sobre las ballenas azules (¡algunos de sus vasos sanguíneos son tan anchos que una persona podría atravesarlos!).

Con el TDAH, cada día es una aventura. A veces necesitas controlar tu imaginación desbordante, pero otras veces esa imaginación te ayuda a resolver un problema y te saca de un apuro. Dado que el TDAH es un espectro, tus síntomas pueden ser bastante distintos a los de tu vecino con TDAH (y, además, pueden variar de un día para otro). Tendrás días (o a lo mejor solo horas o minutos) en que los síntomas del TDAH no serán muy intensos y parecerán como un zumbido lejano, pero cuando te enfrentas a un ambiente estresante o con demasiados estímulos, los síntomas se pueden disparar hasta convertirse en un rugido ensordecedor.

Si no pusiste atención a ese último párrafo porque todavía estás pensando en la idea de atravesar a nado un vaso sanguíneo de una ballena, no pasa nada. Retrocede y vuelve a leerlo. Te ayudará a entender por qué no le prestaste atención (pero sí: el corazón de una ballena azul puede medir un metro y medio de largo y lo mismo de alto, por si te lo estabas preguntando).

Sí, el TDAH es un trastorno crónico que puede provocar un trastorno crónico (¿viste lo que acabo de hacer?), pero recibir un diagnóstico no es el fin del mundo. **Los síntomas del TDAH se pueden controlar.** Como ocurre con la presión arterial, si el TDAH no se controla, puede ser muy perjudicial para tu salud (sobre todo, para tu salud mental), pero si tienes un diagnóstico claro y un plan detallado para trabajar con tu increíble cerebro, podrás vivir una vida plena y satisfactoria. Puedes aprender a mejorar tu capacidad para autorregularte mediante cambios de comportamiento, adaptando tu entorno, haciendo ejercicio, practicando mindfulness y recurriendo a un *coach*, y con medicación en algunos casos. En la tercera parte de este libro encontrarás sugerencias y estrategias para ayudarte a controlar tu TDAH.

¿QUÉ CAUSA EL TDAH?

En el gran debate sobre naturaleza versus crianza, la primera le da una paliza a la segunda en lo que respecta al TDAH. Durante décadas se dio por hecho que el TDAH era el resultado de una mala crianza o un defecto del carácter. La gente decía cosas como: «¡Lo que necesita este niño es más límites! ¿Dónde está mi regla?». En cambio, ahora los científicos están de acuerdo en que el TDAH está determinado en gran medida por la biología. La ciencia estableció hace tiempo que los cerebros con TDAH funcionan de manera distinta en las áreas que gestionan la atención, la emotividad y la impulsividad.

Recibir un diagnóstico de TDAH no tiene nada que ver con la cantidad de azúcar que comes o a cuántos videojuegos juegas antes de acostarte. Tampoco influye si tus padres son de esos que te dejaban

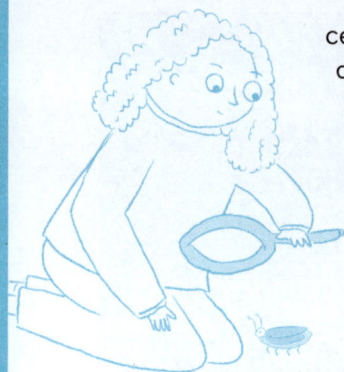

cenar Doritos o de los que te echaban un chorro de jabón si interrumpías durante la bendición de la mesa para contar que habías visto un bicho muy raro en el camino de la escuela a casa.

Sin embargo, tus padres no están totalmente libres de responsabilidad, porque los orígenes biológicos del TDAH tienen un componente hereditario. Los científicos identificaron siete genes y varias decenas de ubicaciones en el genoma que parecen estar involucrados en el trastorno, lo que significa que el TDAH suele venir de familia. Existen muchas posibilidades de que tengas al menos un pariente con el trastorno. Según un estudio citado por Russell Barkley, profesor de Psicología de la Universidad de la Mancomunidad de Virginia y eminente experto en TDAH, en su libro *Tomar el control del TDAH en la edad adulta*, más de la mitad de los niños con TDAH compartían el diagnóstico con un progenitor biológico.

Me siento como la prueba viviente de esta estadística. Ni siquiera sé si entendía la herencia genética del TDAH hasta que Kim vino a una de mis reuniones familiares. Allí sentada, nos observó asombrada con los ojos bien abiertos mientras manteníamos varias conversaciones a la vez como si nada. Muchos de mis familiares llevan su diagnóstico de TDAH con orgullo, y no cabe duda de que eso me ha ayudado a relacionarme sin problemas con mi propio cerebro.

UN INCISO DE KIM

En aquella primera gran cena familiar me quedé boquiabierta porque nadie acababa una conversación. Una frase provocaba una pregunta sobre otro tema, y entonces alguien se metía en la conversación con una historia, y al mismo tiempo la persona que estaba sentada a mi lado me preguntaba por mi madre. Me dio un latigazo cervical. Eran capaces de mantener varias conversaciones a la vez, y eso me dejó sorprendida. Me encantó la energía en la mesa y me enamoré de todas y cada una de aquellas personas, pero cuando llevaba diez minutos intentando seguir el ritmo, sentí que necesitaba una siesta.

ATRASADO, NO ELIMINADO

Existen personas a las que se les diagnostica TDAH a una edad temprana, pero cuyos síntomas desaparecen al crecer. En una entrevista, el doctor Steven Kurtz, exdirector clínico del Instituto de Trastornos por Déficit de Atención con Hiperactividad y de Conducta del Centro de Estudios Infantiles de la Universidad de Nueva York, y del Centro de TDAH del Child Mind Institute (nota al margen: sé que es un título muy largo, y gracias por leerlo entero, pero los expertos como el doctor Kurtz que accedieron a ser entrevistados para este libro estudiaron durante muchos años para ganarse todos esos títulos, así que vamos a citar todos los títulos de todos los doctores impresionantes que tuvieron la generosidad de dedicarnos su tiempo), estableció una distinción entre las diferencias cerebrales que causan un retraso en el desarrollo de una habilidad y las que provocan la ausencia de esa habilidad. Muchos niños con TDAH experimentarán un retraso en el desarrollo en un área determinada (por ejemplo, el control de los impulsos o la gestión del tiempo), pero no carecerán de esa capacidad. Con la práctica, la habilidad en cuestión puede mejorar.

LOS TRES TIPOS PRINCIPALES DE TDAH

Aunque la combinación exacta de síntomas varía de una persona a otra, suelen agruparse en tres tipos principales de TDAH:

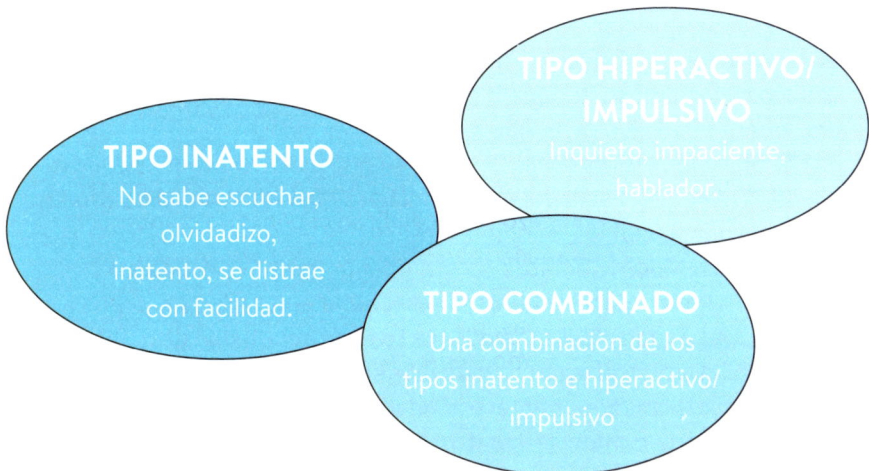

TIPO INATENTO
No sabe escuchar, olvidadizo, inatento, se distrae con facilidad.

TIPO HIPERACTIVO/ IMPULSIVO
Inquieto, impaciente, hablador.

TIPO COMBINADO
Una combinación de los tipos inatento e hiperactivo/ impulsivo

Por si sirve de algo, yo soy del tipo combinado. Tengo que esforzarme mucho para escuchar y para acabar un libro. También rompo la servilleta en mil trocitos (da igual con quién esté comiendo) y, si me dejas, hablaré sin parar. Estoy trabajando en ello.

En general, a las niñas se les diagnostica más el tipo inatento que el hiperactivo/impulsivo, y esa podría ser en parte la razón por la que sus diagnósticos pasan desapercibidos. Lo de soñar despierto no se reconoce como un síntoma tan fácilmente como la incapacidad de estarse quieto.

El doctor Kurtz explica que la presentación hiperactiva/impulsiva tiende a detectarse antes en la infancia porque no hay muchas oportunidades de ver criaturas de 1 o 2 años con dificultades para prestar atención. Los despistados son fáciles de detectar. Sin embargo, cuando los niños alcanzan la edad escolar y se les pide que se concentren durante periodos más largos, el tipo inatento y el combinado son más fáciles de identificar.

¿A QUIÉN SE LE DIAGNOSTICA TDAH?

Millones de personas de todo el mundo viven con TDAH. Entre el 5% y el 10% de los niños y entre el 3% y el 5% de los adultos estadounidenses tienen un diagnóstico de TDAH.

Durante décadas se pensó que el TDAH no era más que un trastorno de niños pequeños incapaces de permanecer sentados en el aula; ahora, en cambio, disponemos de mejores herramientas de diagnóstico y mayor toma de conciencia que nos permiten observar diferencias sutiles de por vida. De los niños diagnosticados antes de los 17 años, la inmensa mayoría —alrededor del 90%— seguirán teniendo síntomas de adultos, aunque dichos síntomas pueden aparecer y desaparecer en función de lo que suceda en sus vidas.

Si bien algunas personas consideran que existe un sobrediagnóstico de TDAH, en realidad está infradiagnosticado en muchos grupos de población, incluidos los siguientes:

Adultos. Muchos adultos no son diagnosticados porque los conocimientos sobre la aparición del TDAH en la edad adulta son nuevos. El niño que se sube al sillón se convierte en el adulto que da golpecitos con el bolígrafo en el escritorio de manera compulsiva. En general, los adultos muestran menos hiperactividad. En el caso de los adultos con TDAH, nuestro comportamiento no consiste tanto en saltar físicamente como en pasar de un proyecto a otro porque nos cuesta sentarnos y concentrarnos en una sola tarea. En su libro *Driven to Distraction*, los doctores Edward Hallowell y John Ratey afirman que el 90% de los adultos que tienen TDAH ni siquiera son conscientes de ello. Muchos adultos no se dicen «Mmm... Esto que estás explicando sobre el TDAH me resulta muy familiar...» hasta que se topan con un artículo o un pódcast sobre el tema, o si tienen un amigo o un familiar que recibe el diagnóstico.

Niñas y mujeres. Según la doctora Marcy Caldwell —especialista en el tratamiento y la valoración del TDAH en adultos, propietaria y directora de Rittenhouse Psychological Assessments, y creadora del blog ADDept.org—, los síntomas de las niñas y las mujeres tienden a pasarse por alto, en parte por la presión social que reciben las chicas para que interioricen sus experiencias difíciles. Así, los niños tienen el doble o el triple de probabilidades que las niñas de recibir un diagnóstico de TDAH. Las mujeres adultas con TDAH son descritas como «habladoras» o «demasiado sociables», y atribuyen sus síntomas a esa personalidad sociable.

Como se supone que las mujeres deben ser puntuales y ordenadas, y encargarse de todo lo relacionado con la familia, las mujeres con TDAH pueden cargar con muchos remordimientos. Sin un diagnóstico, puedes llegar a pensar que eres incapaz de conseguir que tus hijos salgan de casa con el *lunch* preparado y los permisos firmados por la sencilla razón de que tienes algún tipo de deficiencia. Sin embargo, no tiene nada que ver con un déficit: se trata de una diferencia en el funcionamiento del cerebro.

Personas muy inteligentes. Un nivel funcional alto puede ocultar muchas cosas. La inteligencia puede enmascarar los síntomas mientras sacas partido a tus dones naturales sin esfuerzo. En ese caso, el TDAH se presenta de forma muy sutil. Muchas personas no son diagnosticadas hasta que van a la universidad, cuando las fechas de entrega, la independencia y la presión conducen a una manifestación más clara de los síntomas. Mis médicos me dijeron que pertenezco a esta categoría, y puede que por eso tardara tanto en ser diagnosticado.

Poblaciones minoritarias. Los niños negros y latinos tienen menos probabilidades que los blancos de recibir un diagnóstico y tratamiento para el TDAH. Los prejuicios y el racismo sistémico influyen en la percepción de los niños y los adultos pertenecientes a minorías, y eso hace que el comportamiento derivado del TDAH se etiquete como la consecuencia de una mala crianza o de una falta de disciplina. A los niños blancos se les diagnostica TDAH en un 11.5%, mientras que la tasa en el caso de los niños negros es de un 8.9% y la de los latinos es de un 6.3%. Según la doctora Tumaini Coker, pediatra y profesora de Pediatría en la Facultad de Medicina de la Universidad de Washington, en la comunidad negra se sospecha que la etiqueta del TDAH se utiliza como excusa para descartar y patologizar a los niños negros en particular. Así, hay niños que podrían beneficiarse de un diagnóstico, pero no lo reciben.

Niños pequeños. Muchos síntomas identificativos del TDAH se asemejan al comportamiento normal en la infancia. Los padres y los profesores dan por hecho que los comportamientos distraídos, hiperactivos y soñadores desaparecerán con el tiempo, y por eso hay tantos niños que nunca son evaluados o diagnosticados.

Personas con otros trastornos. El TDAH suele ir acompañado de depresión y ansiedad, y por eso no siempre es fácil diferenciar entre TDAH y otro trastorno.

Si crees que esta lista es tan amplia que podría incluir a cualquiera que pudiera tener TDAH, tienes razón. Aunque los conocimientos sobre el TDAH han aumentado mucho en los últimos veinte años, es muy probable que el trastorno continúe estando muy infradiagnosticado.

Comparación de diagnósticos de TDAH

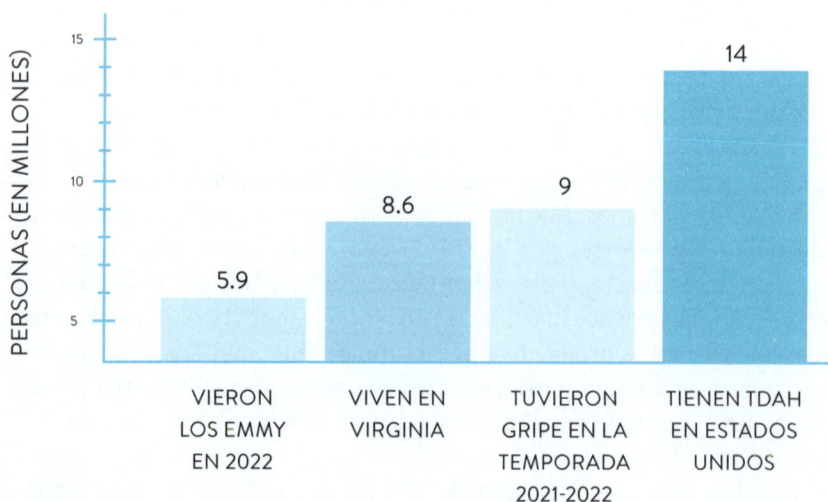

Gráfico de barras. Eje vertical: PERSONAS (EN MILLONES), de 5 a 15.

- VIERON LOS EMMY EN 2022: 5.9
- VIVEN EN VIRGINIA: 8.6
- TUVIERON GRIPE EN LA TEMPORADA 2021-2022: 9
- TIENEN TDAH EN ESTADOS UNIDOS: 14

CAPÍTULO 2

LA *D* MAYÚSCULA: DIAGNOSTICAR EL TDAH

Siempre he sido ese niño. Los adultos me describían como «un torpe», «un niño con energía» o «un torbellino». Dejaba la ropa en las escaleras, se me iba el autobús escolar y se me olvidaba entregar las tareas incluso después de haberlas hecho. Además, siempre estaba haciendo mil cosas.

Si hubieras seguido mis movimientos durante cualquier hora del día, habrías acabado con uno de esos viejos mapas de *The Family Circus* en los que el niño va del ático al sótano y a la caseta del perro al ir de su habitación al baño para lavarse los dientes. Nunca me estaba quieto, ni siquiera cuando estaba sentado. Me movía y me sacudía como uno de esos muñecos de cabeza enorme unida al cuerpo con un resorte. En la escuela solía preferir sentarme en la primera fila del centro de la clase porque el miedo a que el profesor me gritara por moverme me ayudaba a concentrarme.

Miraba a los demás niños sentados tranquilamente en sus sillas mientras el profesor enseñaba el juramento a la bandera y me preguntaba por qué nadie se levantaba para preguntar quién era Richard Stands.[1] (¿No suena parecido a «por la República, por

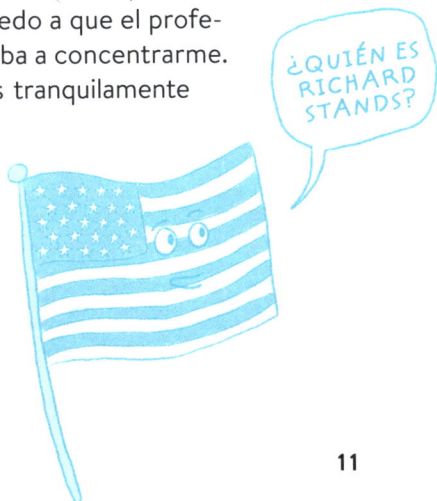

¿QUIÉN ES RICHARD STANDS?

[1] La pronunciación del juramento a la bandera origina en inglés «I pledge allegiance to the Flag of the United States of America, and to the Republic for which it stands...» genera confusión por la fonética y muchas personas confunden las tres últimas palabras con el nombre de Richard Stands. (*N. de la t.*).

11

Richard Stands»? Lo siento, ahora no te lo puedes quitar de la cabeza. De nada). Tenía mucha energía, y en ocasiones sacaba lo mejor de mí. Obviamente, tenía otros amigos que a veces se volvían locos, pero yo me volvía loco y lloraba con facilidad. Me consideraba la cosa más rara del mundo. Sentía que nadie había sido tan raro como yo en toda la historia de la humanidad.

Esa sensación se me quedó grabada cuando llegué a la escuela primaria y a la preparatoria. Tenía amigos, pero nunca fui del grupo de los populares. En lo académico, me iba bien en las clases en las que resolvíamos problemas o hacíamos algo sencillo como pruebas de vocabulario. Pero cuando llegamos a asignaturas que exigían comprensión lectora o que requerían asimilar la información, reflexionar o ser paciente, mis calificaciones empezaron a bajar. Tenía la sensación de que las cosas deberían ser más fáciles, de que algo no funcionaba del todo bien porque me costaba superar un día normal. Parecía que en el mundo había más dificultades para mí que para los demás.

Sin mi madre habría estado perdido. Sin ni siquiera saber lo que era el TDAH (a principios de los noventa «no existía»), se propuso como misión personal estar encima de mí y asegurarse de que no me quedaba atrás con las tareas y los proyectos. Su dedicación constante me mantenía centrado, algo que probablemente no me gustaba ni apreciaba por aquel entonces. De algún modo, yo —bueno, mi madre y yo— conseguí sacar un promedio lo bastante alto y aprobar el examen de admisión con suficiente calificación como para entrar en una buena universidad. Después, mi racha de suerte se esfumó.

En la universidad seguía sacando buenas calificaciones en las asignaturas en las que había menos gente, en las que se discutía y debatía mucho, pero me iba fatal en las clases magistrales. Estar sentado en aulas enormes con una persona hablándome durante dos horas sin ningún tipo de diálogo era lo que yo consideraba un infierno. Fui a un centro bastante grande, así que muchas de mis clases eran así. Casi repito curso dos veces. En el penúltimo año de carrera, me quedaban bastantes créditos. Me aterrorizaba la idea de que alguien me preguntara por mi promedio. Mi mente se parece más a la de

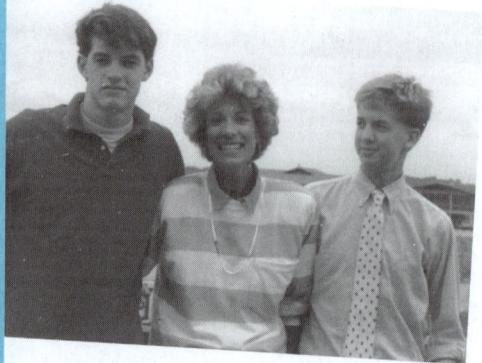

Soy el que está viendo el permanente de mi madre.

un cachorrito saltarín —excitado, sorprendido y exaltado— que a la de un caballo de batalla que avanza con paso firme. Pero los cachorritos no sacan diez en literatura. Llegué a un punto en el que necesitaba averiguar qué demonios estaba pasando.

Ese año murió mi abuela. Después del funeral, mi familia se reunió en casa de mi tío. Mientras una sala llena de mis personas favoritas recordaba con cariño a mi abuela, alguien sacó el tema de que todas las vacaciones de verano en familia de las que yo había disfrutado habían sido posibles gracias a que mi abuela las pagaba y las organizaba todos los años. Sin ella, me di cuenta de que esas vacaciones —viajes en los que había forjado algunos de mis mejores recuerdos— pasarían a ser cosa del pasado. Aquello me resultó devastador, casi tanto como el funeral. Me vi a mí mismo entrando y saliendo de la conversación, simplemente mirando a la gente de aquella sala, perdiéndome en los recuerdos de aquellos viajes. Estaba pensando en un concurso de talentos que celebramos cuando yo tenía 11 años, cuando mi tía Zelle me sacó de mi ensoñación. Me dijo: «Penn, lo siento, mi amor, pero no puedo más. ¿Puedes dejar de morder el matamoscas?».

«¿El qué?». Miré hacia abajo y, efectivamente, tenía la red de un matamoscas de plástico entre los labios.

Todo el mundo se rio, yo incluido. No era la primera vez que alguien me avisaba que estaba haciendo algo fuera de lo común, pero ¿un matamoscas? Da bastante asco.

No quería pasarme el resto de mi vida mordisqueando cosas asquerosas como un niño pequeño y sabía que tenía que hacer algo respecto a mis calificaciones si quería graduarme. Por eso, a la semana siguiente fui a un psiquiatra para que me evaluara.

El médico me sometió a una serie de pruebas. Al final, dijo: «Está bastante claro que tienes un caso agudo de TDAH».

Pues sí. Tenía sentido.

> Que conste que nadie me preguntó por el promedio hasta los 45 años, en mi solicitud para *The Amazing Race*.
>
> Penn

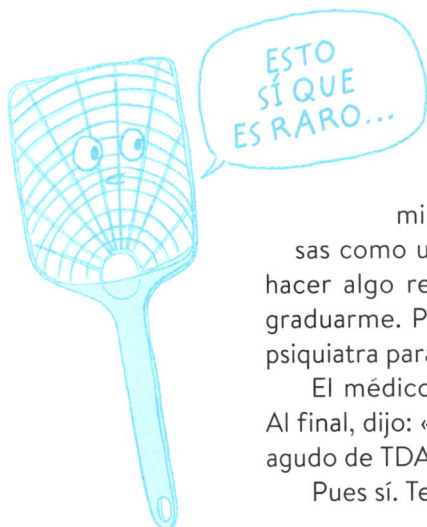

ESTO SÍ QUE ES RARO...

Recibir un diagnóstico de trastorno por déficit de atención con hiperactividad fue como mirar una de esas fotos de estereogramas de puntos aleatorios. Al principio parece una imagen estática borrosa, hasta que por fin ves el delfín saltando entre las olas y dices: «No puedo creer que no lo viera antes. ¡Siempre estuvo ahí!». Todos los hábitos y rarezas que me habían hecho sentir diferente a los demás ahora podían tener una explicación. Cuando leí más sobre el TDAH, me sentí increíblemente identificado: «¡Ese soy yo! ¡Yo hago eso! ¡A mí también me pasa eso!». Fue un alivio tener por fin una explicación de por qué otras personas parecían poder quedarse quietas en clase y tachar cosas de la lista de tareas pendientes como si nada mientras que yo me distraía a los cinco minutos de empezar la clase. No me gustaba el nombre de trastorno por déficit de atención con hiperactividad —de hecho, lo odiaba—, pero estaba bien saber a qué me enfrentaba.

¿CÓMO SE DIAGNOSTICA EL TDAH?

Te habrás dado cuenta de que no he mencionado ningún análisis de laboratorio al contar cómo me diagnosticaron. Aunque está determinado, al menos en parte, por la genética, ningún análisis de sangre puede decirte si tienes TDAH. En su lugar, el diagnóstico del TDAH se basa en observaciones del comportamiento, lo que significa que hay un alto grado de subjetividad a la hora de determinar si lo tienes. En el caso de la hipertensión o la diabetes, una cifra indica si se padece o no. Para diagnosticar el TDAH no hay cifras. El Dr. Kurtz bromea diciendo que una forma de determinar quién tiene TDAH es observar un aula cuando cae la primera nevada del invierno. Probablemente, el primer niño que se asome a la ventana tenga TDAH.

Para tener un diagnóstico oficial, un psicólogo, psiquiatra o médico de atención primaria evaluará si tu comportamiento se ajusta a la descripción del TDAH según el *Manual Diagnóstico y Estadístico de los Trastornos Mentales*, 5.ª edición (DSM-5) de la Asociación Norteamericana de Psiquiatría, bási-

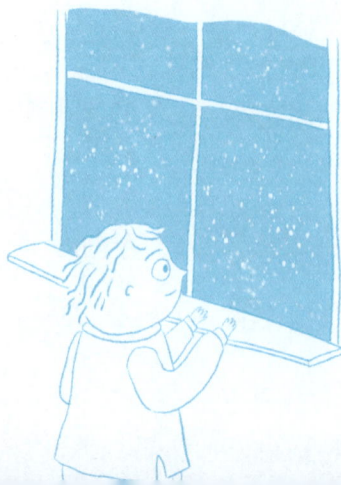

camente, la biblia de la psiquiatría. Hay bastante margen de maniobra para la interpretación, pero un profesional capacitado podrá revisar una constelación de síntomas y llegar a una conclusión siguiendo los criterios establecidos en el manual.

Cómo diagnosticar el TDAH

Para formular un diagnóstico, los profesionales de la salud mental se fijarán en si se cumplen los siguientes criterios:

- Manifiestas comportamientos que entran dentro de las tres categorías principales mencionadas anteriormente: inatención, hiperactividad e impulsividad.
- Has tenido síntomas durante más de seis meses.
- Tus síntomas han aparecido en dos o más entornos (por ejemplo, no solo en la intimidad de casa, sino cuando sales por ahí).
- Los síntomas son graves e interfieren en tu capacidad para desempeñar actividades de tu día a día.
- Si ya eres adulto, has tenido síntomas similares desde la infancia.
- Los síntomas pueden tener su origen en otro problema, como un trastorno de ansiedad o una depresión.

Con tu consentimiento, el médico incluso puede hablar con personas que te conozcan bien, como familiares, profesores, tu cónyuge, etc., y pedirles su opinión. Si parece que es TDAH, te comportas como alguien con TDAH y presentas problemas de función ejecutiva y autorregulación similares a los del TDAH, probablemente tengas TDAH.

Conseguir un diagnóstico no mitigará los síntomas, pero permíteme que te lo diga de primera mano: pude respirar un poco cuando me diagnosticaron. Durante años tuve la sensación de que mi cerebro era como un coche que hacía un ruido raro, y no sabía si se me había enganchado una ramita en el eje o me iba a estallar el motor. Entonces lo llevé al mecánico, que me dijo cuál era el problema. De repente, pude relajarme y dejar de darle vueltas a la cabeza. Pude dejar de decirme a mí mismo que era un desastre y empezar a solucionar el problema. Lo mejor de recibir un diagnóstico fue disipar la niebla de la incertidumbre.

Como beneficio añadido, el diagnóstico hizo que todas mis relaciones mejoraran inmediatamente: las relaciones sentimentales, las amistades y la dinámica familiar, todo mejoró. A la mayoría de las personas les resulta más fácil ayudar a sus seres queridos en una situación frustrante si saben que los descuidos se deben a una enfermedad neurológica y no a falta de interés.

¿TE SIENTES IDENTIFICADO? SÍNTOMAS HABITUALES DE TDAH

Para recibir un diagnóstico oficial, tendrás que consultar a un experto médico, que se basará en los criterios de diagnóstico establecidos en el DSM-5. No soy médico, pero me he dado cuenta de que, si presentas varios síntomas de las siguientes categorías, es probable que te diagnostiquen TDAH. ¿Cuáles te resultan familiares? Marca los síntomas que hayas experimentado.

Inatención

☐ **Atención dispersa.** *«¡Anda, mira! ¡Una ardilla!».*

Un clásico del TDAH. Piensa en el niño que mira por la ventana porque ya no le interesa cómo la profesora explicaba fracciones en cuanto dejó de hablar de pizzas.

☐ **Dificultad para terminar tareas.** *«Sí, ahí en la mesa está mi raqueta de tenis. Voy a terminar de cambiar la funda en cuanto termine de buscar en Google el telescopio espacial James Webb. ¿Viste las fotos? Son increíbles. ¿No tenemos un telescopio por aquí en alguna parte?».*

Aunque lo intente, normalmente una persona con TDAH deja sin terminar tareas para centrarse en otras que le resulten más interesantes. A tu paso, dejas un rastro de cebollas a medio picar y habitaciones a medio aspirar.

☐ **Problemas con la atención a los detalles.** *«¿XXL? Pensé que había pedido la mediana. ¿Me quedará bien de todas formas?».*

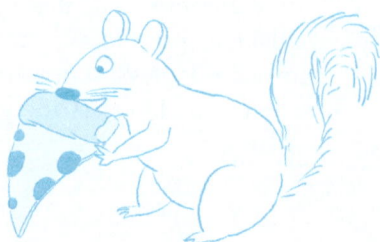

El cerebro del TDAH está deseando pasar a la siguiente cosa, sin prestarles atención a los detalles.

☐ **Desconectar.** *«¿Cuánto tiempo llevo aquí sentado?».*

Cuando tu cerebro con TDAH divaga, puede parecer que te fuiste a otro huso horario mientras el mundo avanza sin ti.

☐ **Distracción por cosas nuevas.** *«Oh, ¿puedo verlo?».*

Si aparece un objeto brillante, dejo lo antiguo atrás y persigo lo nuevo.

☐ **Perder cosas.** *«¿Alguien vio mis llaves/licencia de conducir/celular/ropa interior?».*

Sí, todo el mundo pierde cosas, pero sin un buen sistema para evitarlo, vas perdiendo cosas allá donde vayas.

☐ **Sobrecarga multitarea.** *«¡No! No puedo llevar tus camisas a la tintorería de camino al trabajo. ¡Por Dios, solo soy una persona!».*

Como el TDAH puede afectar a la memoria de trabajo, hacer más de una cosa a la vez puede ser un reto.

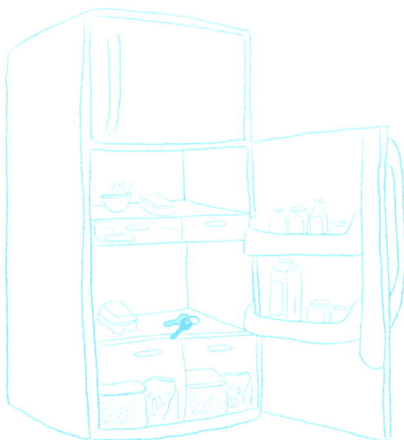

Hiperactividad

☐ **Inquietud: siempre en movimiento.** *«¡Perdón por haber estado moviéndote el asiento! No sabía que estaba moviendo la pierna así».*

Si tienes TDAH, eres esa persona que no deja de balancearse sobre sí misma en la parada del autobús, dar golpecitos en la mesa de clase o remover el hielo de la bebida que se está tomando en un bar.

☐ **Parece que ignoras a los demás mientras hablas porque tienes la mente en otra parte.** *«¿Alguna vez se han preguntado qué piensan las cabras del yoga con cabras?».*

No pretendes ser maleducado, pero, sin duda, puedes parecerlo cuando una conversación no capta tu atención. Te pones a pensar en algo y sientes la necesidad de compartirlo, sin importar que no te toque hablar o que lo que quieres decir no tenga nada que ver con el tema de conversación.

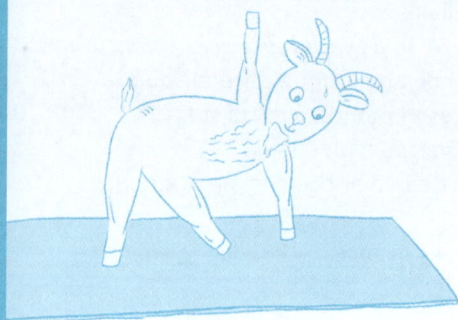

☐ **Impaciencia.** *«Esta fila no se acaba».*

Tener que esperar inquieta a tu cerebro con TDAH.

☐ **Mala memoria.** *«No, te lo prometo. Seguro que hoy me acordaré de pagar el estacionamiento».*

El TDAH afecta a la memoria de trabajo por lo que no siempre se cumple lo que se promete.

Controlar los impulsos

☐ **Mala gestión del tiempo.** *«Luego estudiaré piano, espera que termine esta partida del World of Warcraft».*

Si el cerebro con TDAH puede elegir entre la recompensa inmediata y la recompensa tardía, siempre elegirá la recompensa inmediata.

☐ **Actos impulsivos.** *«¡Claro! Vamos, ¡será divertido ir a Las Vegas! Voy por las llaves».*

La frase «más vale prevenir que curar» no está presente en un cerebro con TDAH. Más bien, funcionamos con «hazlo y a ver qué pasa».

☐ **Reactividad emocional.** *«¡Guau! Este berrinche salió de la nada. Lo siento».*

Las personas con TDAH tenemos reacciones que van de cero a cien. No tenemos un filtro que nos ayude a afinar nuestras emociones. Actuamos en caliente y armamos un escándalo.

☐ **Inclinación al riesgo.** *«No, gracias, no necesito guantes de seguridad. ¿Qué es lo peor que podría pasar?».*

A mayor riesgo, mayor recompensa. Así funcionan las personas con TDAH. No se nos conoce por anticiparnos a las posibles consecuencias negativas.

☐ **Dificultad para organizarse.** *«Chin... se me olvidó lavarme los dientes. Otra vez».*

Si tienes TDAH, te cuesta seguir hasta las rutinas más sencillas.

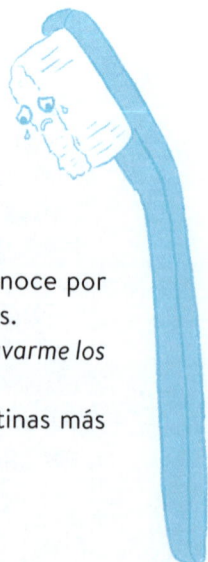

- [ ] **Dificultad para seguir órdenes.** *«¿Una señal de stop? Creo que solo hay que hacerles caso cuando hay otros coches en la carretera».*

  El cerebro con TDAH prefiere vivir las consecuencias obvias e inmediatas antes que atenerse a un sistema de requisitos y resultados.
- [ ] **Desorden.** *«Ya lo limpiaré luego».*

  Organizarse solo parece algo más que añadir a una lista de pendientes.

¿Con cuántas te identificas?

No todo el que tiene TDAH experimentará estos síntomas continuamente. Quizás nunca experimentes ninguno de ellos, o vayan y vengan dependiendo de los factores estresantes que haya en tu entorno. Algunos días interrumpirás conversaciones con más frecuencia, otros días te será imposible organizarte y otros tendrás una capacidad de escuchar al nivel de Oprah y podrás limpiar la casa mejor que en *Organízate con el método The Home Edit*. Es probable que tu colección de síntomas no se parezca en nada a los de otra persona con TDAH. Dos cerebros con TDAH no son iguales, incluso aunque sean de la misma familia, así que dos listas de síntomas nunca serán idénticas. Tus síntomas son como pedir un menú de degustación: un poquito de esta sección y un poquito de esta otra. El TDAH tiene muchas formas.

EL PORFOLIO DE MI TDAH

Una de las barreras para que se reconozca al TDAH como un trastorno es que suele cambiar dependiendo de la persona. En una entrevista, el Dr. Hallowell dijo que algunos investigadores conciben el TDAH como si fuera un copo de nieve porque todas las personas con TDAH son tan únicas como los copos que hay en un banco de nieve. Aquí va mi porfolio personal de los síntomas que más suelo experimentar.

Problemas para escuchar

Mi padre era un predicador muy querido en toda la comunidad. A todo el mundo de nuestra congregación le encantaban sus sermones. Cada semana, arrancaba con una buena historia. Luego se pasaba quince minutos conectando esa historia con la Biblia y seguía con cómo aplicar esa lección a la vida cotidiana. No importaba lo inspirador que fuera el sermón, casi nunca lo escuchaba entero. Me quedaba atascado en la historia inicial. Empezaba a pensar en cómo me recordaba a algo que me había pasado o cómo se relacionaba con un episodio reciente de *MacGyver*. Mientras mi padre hablaba de humildad y el amor al prójimo, yo pensaba en cómo arreglar mi pelota de equilibro Pogo con un chicle y un encendedor.

Mi madre era profesora de inglés, así que era perfectamente consciente de mis problemas de comprensión. En casa, después de volver de la iglesia, me preguntaba: «¿Qué te pareció el sermón de hoy de tu padre?». Yo le hablaba de los dos primeros minutos casi palabra por palabra, y ella me decía: «Mmm, ¿y la última parte?». Ah, ¿te refieres a esa parte en la que intentaba descubrir si podía construir una resortera con ligas y palitos? Ni idea. Si me hubieran hecho un examen, lo habría reprobado todos los días, por eso intentaba cambiar de tema. Pero ella no me quitaba el ojo de encima. Era evidente que yo era incapaz de escuchar un sermón entero, aunque me pudiera cambiar la vida, aunque lo diera mi propio padre, un hombre al que idolatraba.

Hoy en día sigo teniendo problemas para escuchar. Es mi mayor reto y en lo que más me esfuerzo. Retomaremos este tema en la tercera parte.

Inquietud

Cuando tenía 10 años, un día volví del entrenamiento de basquetbol y mis padres me dijeron: «Una sesión dura, ¿no, campeón? Estás chorreando sudor». Miré hacia abajo y vi que tenía un semicírculo gigante y oscuro alrededor del cuello de la camiseta. No había sido un entrenamiento especialmente duro, así que me encogí de hombros y tiré la camiseta al cesto de la ropa sucia.

Dos días después, estaba en un aula de la escuela primaria Pearsontown cuando mi profesora interrumpió su clase sobre las capas de

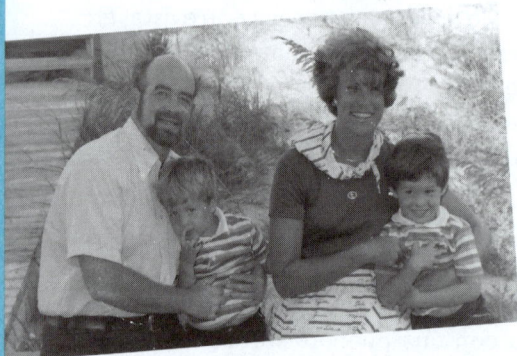

Soy el que está a punto de meterse el dedo en la nariz.

la Tierra para decir: «Penn, ¿podrías dejar de mordisquearte la camisa?». Me jalé el cuello y allí estaba otra vez: un enorme anillo oscuro en la camisa, justo donde la había estado mordiendo. No había sido consciente al cien por ciento de lo que estaba haciendo.

Hace mucho tiempo que no me mordisqueo la camiseta, ¿quizás porque ahora todo es de poliéster y no está tan delicioso como el algodón puro? Pero sigo sorprendiéndome a mí mismo haciendo un montón de cosas con mi cuerpo sin darme cuenta de lo que hago. (Está bien, normalmente mi esposa me descubre haciéndolas). Por ejemplo, jugueteo con los cubiertos de plata. No importa lo bonito que sea el restaurante en el que estemos o lo sofisticado que sea el ambiente. No dejo de usar los cubiertos como si fueran baquetas. Cuando el mesero viene a darnos la carta de los vinos, me mira como diciendo: «Relájate un poco, Dave Grohl». Por eso me gusta comer *sushi* porque está aceptado comérselo con los dedos, y así no tengo utensilios cerca.

A veces tengo la mente tan ocupada que abandono mi cuerpo y no soy consciente de lo que hace. Una vez, cuando tenía 11 o 12 años, estaba en la zona de restauración del centro comercial justo al lado de las maquinitas. Mientras comía, ya estaba pensando en cuándo podría volver a jugar a mi videojuego favorito, el Galaga. Dos mujeres de mediana edad que probablemente estaban tomando un descanso durante su turno de tarde en una tienda de ropa, me miraron y una de ellas me dijo: «Perdona, pero qué forma de comer tan desagradable». No había pensado ni medio segundo en cómo estaba comiendo. No tenía consciencia sobre mi cuerpo. Simplemente estaba devorando la hamburguesa como una hiena. Asumí que estaba comportándome de forma totalmente normal, pero estaba dejándoles la mesa llena de migajas.

¿ESA CAMISETA NO TE SABÍA RARO?

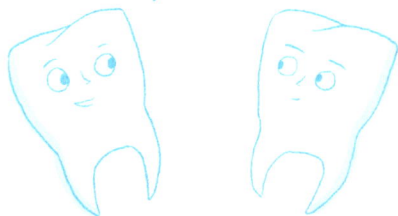

Muchas personas con TDAH necesitan la estimulación física, por eso no paramos de mover el cuerpo sin darnos cuenta, nos chupamos

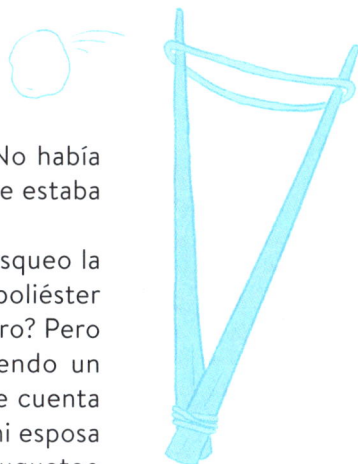

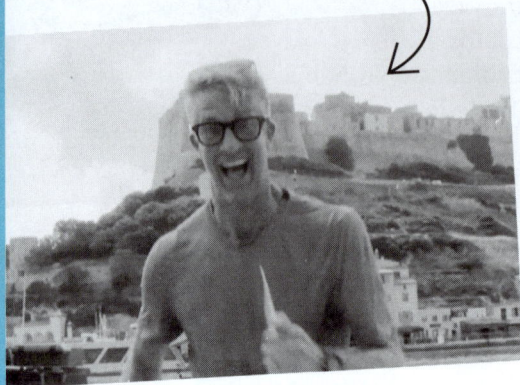

¡Lentes de nerd activados!

los labios, nos metemos el dedo en la nariz, masticamos bolígrafos, miramos el reloj, simulamos tocar el piano encima de la mesa o jugueteamos con lo que tengamos delante.

Cuando me vi a mí mismo en *The Amazing Race*, fui testigo de un momento en el que cuando terminé un desafío, empecé a hacer esa cosa rara de la bicicleta con las piernas, saqué músculo en los brazos y me puse a hacer que mis lentes de nerd me rebotaran en la nariz. Parecía un dibujo animado de Disney. Hay un GIF y todo. Antes de haberlo visto por mí mismo, si me hubieras tapado la cara en la pantalla del celular, hubieras reproducido ese clip y me hubieras preguntado: «¿Eres tú?», habría dicho: «No puede ser. Qué idiota».

Es duro mirar a tu alrededor y darte cuenta de que no hay nadie que se comporte así y no poder explicar por qué tú sí haces esas cosas. Es como si te quedaras en blanco. Puedes pasar bastante vergüenza cuando alguien te lo dice.

Despistes

Hay días en los que soy como el estereotipo del profesor despistado, solo que, en vez de llevar un suéter con coderas, llevo *shorts* con bolsas.

Una vez bajé las escaleras en pantalones y bata para prepararme un sándwich de mantequilla de cacahuate para picar algo por la noche. Mientras untaba la mantequilla de cacahuate, me dieron ganas de beber agua con hielo. Cuando saqué el hielo, pensé que dormiría más cómodo si dormía ropa interior, así que me quité los pantalones y la camiseta delante del refrigerador. A la mañana siguiente, cuando Kim bajó a la cocina, era como si un empleado descontento de una tienda de ropa hubiera irrumpido en la cocina y hubiera esparcido todo el inventario por ahí.

Ya perdí la cuenta de las veces que me olvidé las llaves en el coche; activé la alarma de incendios por culpa de la tostadora; fui al garage sin saber para qué; dejé la podadora sin terminar de pasarla por todo el jardín; abrí el lavaplatos, pero no metí los platos; dejé encendido el carro en la carretera durante dos horas; tiré un rollo entero de hilo dental a la basura y dejé los calcetines sucios en el sillón. Todo eso en la misma semana.

UN INCISO DE KIM

En casa, las distracciones de Penn nos han llevado a varias situaciones de «Uf, por poco». El mes pasado, estaba en la sala de espera en una cita médica cuando recibí la notificación que nunca quieres recibir en el celular: «Hay una alarma de humo en tu casa». Inmediatamente, llamé a Penn para preguntarle: «¿Sigues en casa? Hay una alarma de humo». Me contestó: «Me fui hace quince minutos, pero cociné tocino esta mañana. ¿Podrían ser restos de tocino ahumado?». Le escribí a la vecina, quien, como si fuera una heroína, fue corriendo a casa, donde Penn (obviamente) había dejado la puerta abierta, y apagó la estufa que hacía que se quemara la grasa humeante del tocino. Dos minutos más y se habría desatado un incendio de grasa y restos carbonizados. Abrió las puertas para dejar salir el humo y para que Sunny, nuestro perro, pudiera salir por la puerta trasera. Nuestra intrépida vecina fue detrás de Sunny, tropezó con el aspersor y se hizo un corte enorme en la mano. Ahora hemos acordado que cada vez que Penn haga el desayuno, tiene que decirle a Siri que ponga una alarma para recodarle que apague el fuego.

Perder cosas

Se me da maravillosamente perder cosas. Una vez, le perdí la pista a una cucharada de mantequilla de cacahuate que acababa de prepararme. No tardé en darme cuenta de que la había perdido porque quería encontrarla para comérmela, pero no volvió a aparecer hasta que pasaron dos meses. (Estaba detrás de la pintura para los huevos de Pascua, claro). En otra ocasión, nos pasamos noventa minutos intentando encontrar una de esas tarjetas pequeñas SD de las cámaras porque después de estar todo el día tomando fotos, la había subido para cargarla en la computadora y editar las fotos, pero me distraje con los gruñidos de mi estómago. La encontramos debajo de la ensalada en el refrigerador.

He sido así desde que tengo uso de razón. Mis padres estaban tan hartos de que olvidara las cosas dondequiera que fuera de pequeño que idearon algunos trucos para solucionarlo. Como muchos padres, me hacían pagar por lo que perdía. Si perdía los lentes de sol, tenía que arreglar el jardín para ganar dinero para comprarme otros. Es bastante típico. Lo que no fue tan típico fue cuando tuve mi primer coche y mi padre me preguntó: «¿Quiénes son tus mejores amigos?». Le di el nombre de mis cuatro mejores amigos. Al día siguiente, condujo a la casa de cada uno de ellos y les dio un juego de llaves de repuesto para mi coche. Durante los siguientes meses, usé todos los juegos de llaves.

> Querido amigo de Penn:
>
> Aquí están las llaves de su coche. Las necesitará.
>
> Abrazos,
> El padre de Penn

Probablemente, Kim y yo podríamos pagar un semestre de universidad con el dinero que gastamos en reponer cosas que perdí, entre ellas, varios anillos de boda (sí, en serio).

Intenta emparejar el objeto que perdí con el lugar donde se encontró:

¿Qué objeto se corresponde con la ubicación?

Una cucharada de
   mantequilla de
   cacahuate
Traje de baño
Calcetines
Llaves
Taza de café
Equipaje
Celular
Manzana

En la despensa
En la alacena de las
   especias
En un banco
En el refrigerador
En la alfombra
En el cuarto de baño a
   varios kilómetros de
   distancia
Encima del coche
En la mesa de la cocina

UN INCISO DE KIM

Para que lo sepan, Penn dejó una cucharada de mantequilla de cacahuate en la despensa, el traje de baño en un banco (en un bar), los calcetines en la mesa, el celular en la alacena de las especias, la taza de café en el coche (no dentro), el equipaje en el baño a quinientos kilómetros de distancia, las llaves en el refrigerador y una manzana en la alfombra.

Puedo confirmar que el TDAH de todo el mundo no se ajusta a una plantilla y que nadie presenta todos los síntomas a la vez. Cuando miro la lista de síntomas, algunos me hacen pensar: «Ah, sí, sin duda», pero hay otros que no conozco. Por ejemplo, Penn no es muy arriesgado. Es cierto que renunciamos a nuestros increíbles de trabajo para crear nuestro propio negocio, pero para convencerlo de dar el paso, digamos que tuve que empujarlo hasta la orilla del acantilado, tirarlo y obligarlo a que dejara de agarrarse a la orilla.

En otros aspectos, alcanza la máxima puntuación del espectro del TDAH. Si hablamos de actuar de forma compulsiva, Penn sacaría 11 puntos, mientras que yo, más bien, tendría 1.5 puntos. Si un evento promete la más mínima diversión, mi marido ni lo piensa. En cambio, yo me siento a hacer una concienzuda lista de pros y contras antes de decidirme a decirle que sí a unos amigos que me llamaron porque tienen entradas gratis para un concierto que empieza dentro de media hora.

Penn la pasa fatal cuando le piden que espere, no importa el motivo. Si alguien que va por la carretera pisa el freno, me dice: «Nos detenemos en este acotamiento. Vamos a dar la vuelta». Entra en pánico, y yo le digo: «Respira. Espera un poco. Google Maps dice que vamos por la ruta más rápida». Pero es demasiado tarde. Ya estamos en la ruta alternativa (normalmente, más lenta).

Penn tampoco soporta el silencio. Tiene que estar entretenido todo el rato. En cuanto subimos al avión, vincula el iPad con los audífonos de cancelación de ruido. Nada más sentarse, los tiene preparados para usarlos en la pantalla del respaldo del asiento por si se queda sin batería. Su cerebro está deseando recibir una dosis de estimulación.

Estoy en mi oficina escribiendo esta sección y siento la necesidad de hacer una actualización en tiempo real sobre el TDAH. Mi oficina está al lado de la cocina y de nuestra cafetera de cápsulas. Tengo la puerta cerrada (la señal universal de «No molestar»), pero oigo alboroto al otro lado. Penn acaba de presionar el botón de la cafetera. Oigo que empieza a salir café de la cafetera y luego un: «¡Oh, mierda!». Está claro que a Penn se le olvidó poner una taza debajo de la boquilla. Corre hacia la alacena más cercana, y ahora intenta capturar lo que queda del chorro mientras se sacude el líquido oscuro que se derrama desde la barra hasta sus pies. Diría que esto pasa una vez al mes, más o menos.

CAPÍTULO 3

DENTRO DEL CEREBRO CON TDAH

Nuestro cerebro es una fábrica de maravillas. Cuando piensas en todo lo que puede hacer, es bastante sorprendente. El cerebro humano no es más que un kilo de grasa, agua, carbohidratos, proteínas y sal —básicamente, los mismos ingredientes que una *pizza*—, pero puede distinguir entre una nutria y un castor, determinar la velocidad a la que hay que mover las piernas para correr un kilómetro y medio en seis minutos, idear nueve nombres propios que riman con «cereza» y resolver ecuaciones diferenciales. Dudo que una *pizza* pueda hacer eso.

(Si eres como yo y quieres dejar el libro un momento para impresionar a alguien que tengas cerca diciéndole que la *pizza* comparte muchos ingredientes con el cerebro, adelante, hazlo. Sé que quieres hacerlo, y si no lo haces, seguirás pensando en ello y te saltarás el siguiente párrafo. Nos vemos cuando vuelvas).

¿ESO ES UN CASTOR O UNA NUTRIA?

¡Bienvenido otra vez! La mayoría de las veces, el cerebro del TDAH funciona como un cerebro neurotípico. Se asegura de que comemos lo suficiente, regula nuestra respiración y nos anima a evitar aguas infestadas

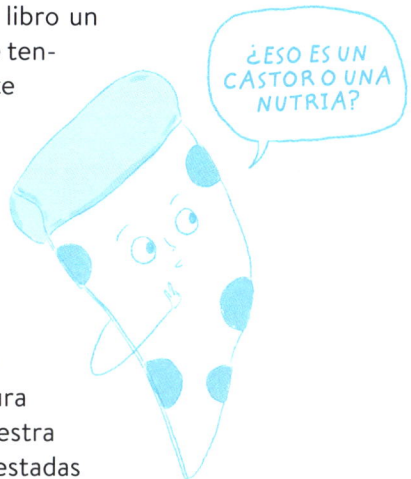

de tiburones. Tener TDAH no significa que nuestros cerebros sean radicalmente diferentes a los de las personas que no tienen TDAH. Según el Dr. Russell Barkley, el comportamiento derivado del TDAH es «una forma extrema de un rasgo humano normal». El comportamiento sucede en un continuo, y solo en un extremo de ese continuo se etiqueta como trastorno. Pero hay muchas diferencias importantes entre un cerebro con TDAH y un cerebro sin TDAH que se traducen en los síntomas con los que lidiamos en nuestro día a día.

Si viste el documental de escalada *Free Solo*, recordarás que cuando los médicos escanearon el cerebro del escalador Alex Honnold, la amígdala, la parte del cerebro que activa sensaciones relacionadas con el miedo, era prácticamente inexistente.

> Si no viste el documental *Free Solo*, sin duda, deberías. Alex Honnold escala una montaña cinco veces más alta que el edificio del Empire State sin cuerdas, sin arnés, nada más que sus dedos de las manos y los pies increíblemente fuertes para evitar caer en picada hacia una muerte sangrienta. ¡Está de no creerse!
>
> Penn

Esta diferencia cerebral le dio la capacidad de hacer cosas que harían que la mayoría de la gente —como, por ejemplo, Kim— entrara en un estado catatónico de pánico. Esta particularidad de su cerebro cambió su forma de comportarse en el mundo. Lo mismo sucede con el TDAH. La estructura única de tu cerebro con TDAH deriva en el conjunto único de comportamientos que te conforman.

Este capítulo te ofrecerá una visión general del cerebro y las razones que hay detrás de los problemas de atención, hiperactividad e impulsividad que tal vez tengas.

Para empezar, aquí tienes una lección de treinta segundos sobre la anatomía del cerebro.

FUNCIÓN EJECUTIVA: TU CEO INTERNO

Si te abrieras el cráneo y fisgonearas lo que hay en la frente, verías algo parecido a una coliflor muy blanda. Este tejido es lo que se conoce como lóbulo frontal y está sumamente ocupado. Mientras que las partes más profundas del cerebro como el cerebelo y el tronco encefálico controlan las funciones básicas de supervivencia —como las reacciones de lucha, huida y otros sistemas involuntarios que hacen que te siga latiendo el corazón y te funcionen las neuronas—, el lóbulo frontal controla la mayor parte de la función ejecutiva, la capacidad analítica de orden superior que te ayuda a:

- Establecer prioridades
- Ser consciente del tiempo
- Hacer planes
- Controlar impulsos
- Adaptarte a los cambios de tu entorno
- Centrarte
- Almacenar información
- Ponerte objetivos
- Elaborar estrategias
- Ser consciente de ti mismo
- Motivarte
- Tomar decisiones

En síntesis, la función ejecutiva regula cómo te comportas. El lóbulo frontal es como el CEO de una empresa: supervisa todos los sistemas del cuerpo y se asegura de que todo funcione correctamente y sin complicaciones. En la cabeza de una persona neurotípica, el CEO mirará por encima del hombro y preguntará: «¿Seguro que quieres hacer eso? ¿Es lo que más le interesa a Tú S. L.? ¿O deberías darte un tiempo para pensarlo de nuevo?». Si hablamos de un CEO con TDAH, el lóbulo frontal confía ciegamente en ti y en tus instintos. Le dice que sí a todo, aunque eso implique dejar de lado un proyecto en el que estabas trabajando o dejar de tomar un descanso para comer a las 9:25 de la mañana.

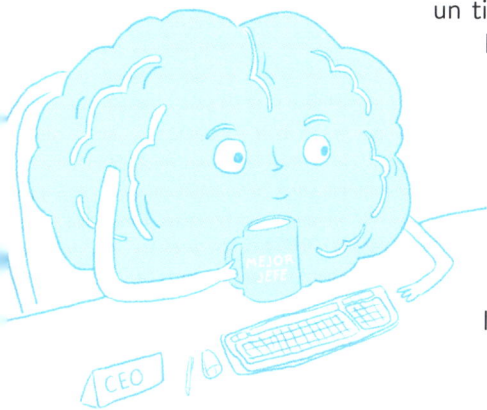

LAS DIFERENCIAS DE TU CEREBRO

El lóbulo frontal es la última parte del cerebro que se desarrolla conforme vas madurando. Algunos expertos creen que termina de desarrollarse por completo, cuando mucho, a los 25 años. En personas con TDAH, el lóbulo frontal que se encarga de la función ejecutiva tiende a ser más pequeño y a desarrollarse incluso más tarde. El Dr. Barkley señala que las personas con TDAH tienen regiones cerebrales más pequeñas en cinco áreas relacionadas con la función ejecutiva. En nuestro córtex prefrontal hay menos actividad cerebral y más «actividad cerebral de ondas lentas», la cual se asocia con somnolencia, un cerebro menos maduro y falta de concentración. No es de extrañar que a veces parezca que la empresa Tú S. L. esté en crisis.

Para que te hagas una idea de lo que supone para nosotros estar en el mundo real, imagínate las siguientes situaciones comunes:

- Vas al banco y ves una fila tan larga que te preguntas si están regalando el dinero.
- Cuando te incorporas a la autopista, un BMW se te acerca tanto por detrás que podría arrancarte el tubo de escape.
- Tienes una cita a las tres, a media hora en coche. Te mueres de hambre, pero ya son las dos y media y no has salido de casa.

En un cerebro neurotípico, la función ejecutiva entra en acción en todas esas situaciones. Nos sugiere que tengamos paciencia en la fila, que respiremos hondo en el tráfico y que salgamos rápido de casa, aunque nos ruja el estómago. Sin embargo, es probable que tu cerebro con TDAH tenga respuestas diferentes.

- Había tanta fila en el banco que te diste media vuelta.
- Cuando el BMW se acercó tanto, probablemente dijiste en voz baja «¡Vamos, hombre!», y luego te pasaste una cantidad peligrosa de tiempo mirando por el retrovisor.
- Cuando el reloj marcó las dos y media, pensaste que podrías comer algo rápido antes de salir para la reunión. De todas formas, ¿cuánto tiempo se tarda en hacer queso a la plancha?

Nuestra función ejecutiva debilitada compromete nuestra capacidad para regular cómo nos comportamos cuando debería decirle

SIEMPRE HAY TIEMPO PARA EL QUESO.

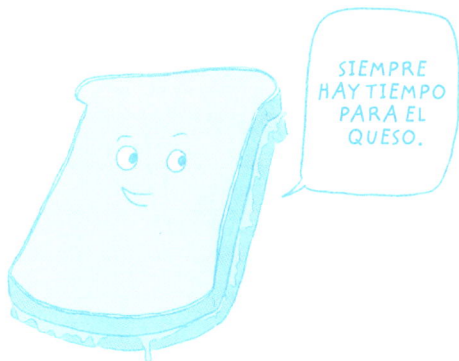

a nuestro cerebro primario que se calme y deje trabajar al lóbulo frontal, el cual está más relajado.

Simplemente, el CEO interior con TDAH no es tan ruidoso y mandón como el de una persona neurotípica, y esta gestión tan laxa es un toque demasiado ligero a la hora de regular la atención, la focalización y las emociones y controlar los impulsos y el movimiento. La otra cara de la moneda es que la creatividad fluye libremente sin que un microgestor te frene. Volveremos a hablar sobre esta ventaja en la segunda parte.

También puedes tomar medidas para reforzar la función ejecutiva. El TDAH es un trastorno grave, pero muy tratable. Al entrenarla y aprender estrategias, puedes mejorar tu capacidad para gestionar tu empresa mejor que nadie.

TIENES QUE REGULARTE

Hace poco, Kim y yo invitamos a nuestro pódcast a la Dra. Marcy Caldwell, especialista en TDAH y metáforas. Compartió con nosotros una forma excelente de entender qué sucede en un cerebro con TDAH y en qué se diferencia de uno neurotípico.

Según la Dra. Caldwell, el cerebro es como una consola de audio que te podrías encontrar en un estudio de grabación. Si nunca has visto una, básicamente es un panel gigante con un montón de controles deslizables, perillas y botones que controlan los diversos elementos de una canción. En una cabina de sonido, te encontrarías a Dr. Dre delante de una de estas. Cada dial tiene un deslizador que puede ir del cero al diez para regular la intensidad. Puede que quieras incluir un fragmento de una guitarra tranquila en un nivel tres, a continuación, hacer que la percusión suene más fuerte al nivel siete, y luego subir mucho el volumen de las voces hasta el nivel ocho. Eso es lo que ocurre en un cerebro neurotípico: eres capaz de mover los diales hacia arriba y hacia abajo en la mesa de mezclas e ir ajustando sobre la marcha.

CEREBRO NEUROTÍPICO

CEREBRO CON TDAH

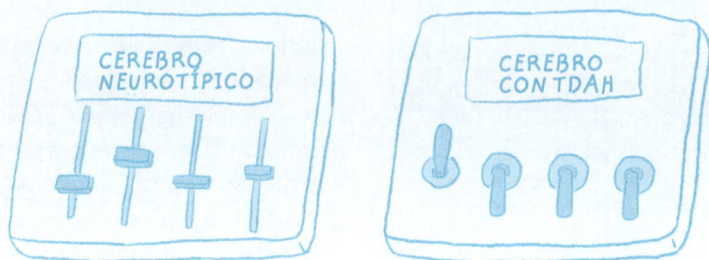

El TDAH transforma esos botones en interruptores de encendido/apagado. No hay término medio. Tu cerebro está al máximo o totalmente desconectado.

Hay ciertas cosas que siempre activan el interruptor. La primera es el aburrimiento. Si no estás realmente interesado en lo que estás haciendo, el botón de apagado se activará. Luego están las distracciones: un ruido, algo que te llame la atención, la necesidad de mover el cuerpo o un pensamiento fugaz. Las distracciones tienen el poder de entorpecer la función ejecutiva y hacer que te sea más difícil regular cómo te comportas.

En la vida, a veces hay ocasiones en las que hay demasiados canales activados a la vez en la consola de audio y eso puede derivar en un cortocircuito. El cableado explota, y terminas fundiéndote. Vaya drama, ¿verdad? Lo siento. No quiero darte la impresión de que es imposible que controles tu comportamiento. La Dra. Caldwell explicó que, si las condiciones y circunstancias son idóneas, puedes llegar a un término medio en el que puedes tener concentración, energía y control suficientes. Como dijo la Dra. Caldwell, ese estado ideal necesita que tengas la batería mental a tope. ¿Qué cosas ayudan a cargar esa batería? Dormir, alimentarse bien, relacionarse, meditar y hacer ejercicio. A algunas personas también las ayuda la medicación. Es cierto que encontrar el término medio es difícil, pero con una buena planificación y apoyo podrás alcanzarlo. (En el capítulo 12 hablaremos sobre cómo encontrar este término medio).

Cuando la Dra. Caldwell me habló de la metáfora de la consola de audio, me quedé anonadado. Fue la explicación más sencilla sobre mi vida que había oído hasta entonces. Nunca he encontrado la forma de centrarme en una o dos cosas a la vez sin que me resultara difícil, y era por eso. Tenía la explicación delante de mis narices. Literalmente. Todos los días trabajo delante de dos consolas de audio.

Mi cerebro no funciona bien si tengo que hacer dos tareas a la vez. Kim es más productiva si tiene que hacer varias cosas a la vez, como escribir guiones, grabar pódcast y grabar videos divertidos en el mismo día. Es como si trabajar en un proyecto le diera energía para el siguiente. No es que yo no quiera hacer varias cosas a la vez, es que mi cerebro no puede prestar atención a varias cosas a la vez. Necesito terminar lo que estoy haciendo antes de pasar a lo siguiente.

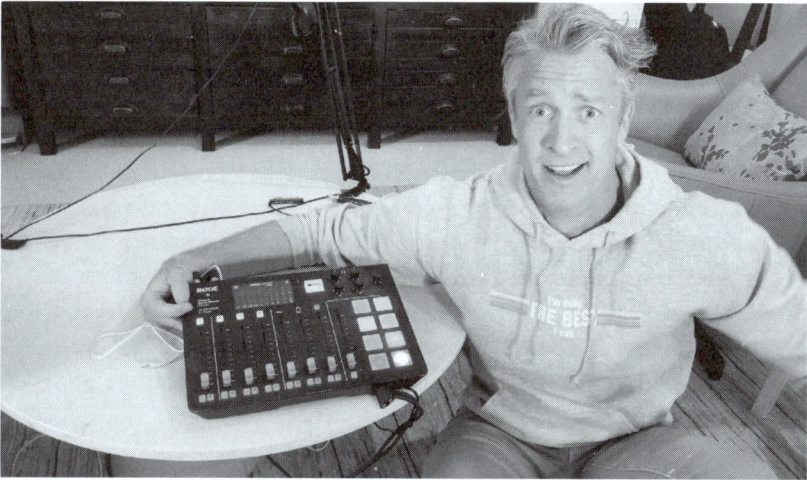

Incluso hice una canción de esta analogía.

A principios de este mes, estaba centrado en una tarea de edición complicada para un video que me emocionaba mucho publicar. El video trataba sobre la señal que hacen los padres con la mano al conducir, ese gesto de saludar levantando tres dedos mientras tienen las manos en el volante. Mientras intentaba terminarlo a toda costa, vino Kim. Me preguntó si podía dejar eso un momento para escribir un par de cosas para un pódcast que quería hacer. Trataba sobre una cita médica en la que me quedé sentado y escuché cómo me decían todas las cosas que ya no debería hacer ahora que soy un adulto maduro. Esa cita médica me cayó como un balde de agua fría, y yo sabía que daría para un buen episodio, pero mi interruptor viró hacia la edición de video y no había manera de que cambiara de pista para hablar sobre reducir la ingesta de carbohidratos y envejecer. Sé que a mi equipo le cuesta entender por qué no puedo parar diez minutos y mandar unas notas de voz sin distraerme demasiado, pero simplemente no puedo hacer dos cosas a la vez.

Si tengo muchas tareas pendientes, veo el mundo disperso y me siento confundido, no funciono bien. Unas veces, el resultado es que me vuelvo quisquilloso y susceptible; otras, me lleva a tener un ataque de pánico con todas las letras.

UN INCISO DE KIM

La analogía de la consola de audio de la Dra. Caldwell me ayudó a entender los diferentes estilos de trabajo que tenemos Penn y yo. Mientras que yo en veinte minutos puedo estar organizando el vestuario para nuestro próximo video, programando invitados para el pódcast y preparando la coreografía para un baile acorde con la música de Penn, él es ese tipo de persona que hace una cosa detrás de otra. Ahora que entiendo que su cerebro necesita terminar una tarea antes de sumergirse en otro proyecto, hago todo lo posible para corresponder a su estilo de trabajo. He cambiado mis expectativas y, de hecho, estoy intentando trabajar como él. Aunque disfruto empezando proyectos, es inspirador ver cómo Penn trabaja para terminarlo todo.

Aunque sea un sistema sensible, este interruptor de encendido/apagado también puede ser increíblemente útil. Cuando estás totalmente concentrado en una tarea, puedes pasar a lo que los psicólogos llaman hiperfocalización. Hablaremos de esto más adelante, pero, por ahora, quiero que sepas que tienes la capacidad de concentrarte en una sola tarea y hacerla muy bien.

LOS RETOS DE LA FUNCIÓN EJECUTIVA

Hay cuatro categorías principales que a tu cerebro le cuesta regular: impulsos, actividad, emociones y atención. Aquí nos centraremos en los impulsos y la atención.

Regular los impulsos

Las capacidades de tu función ejecutiva actúan como un sistema de frenado. Regulan lo bien que controlas tu respuesta a cualquier cosa que se te presente. Cuando la función ejecutiva está debilitada, puedes tener la sensación de que reaccionas de forma exagerada, vas demasiado lejos y demasiado rápido; como si tu cerebro patinara sobre hielo. Quienes padecemos TDAH tenemos dificultades para controlar nuestras reacciones viscerales. El Dr. Hallowell describe a las personas con TDAH diciendo que es como tener un motor de Ferrari en un cerebro propio de un coche de carreras, pero con los frenos de una bicicleta.

La mayoría de la gente puede parar y pensar antes de actuar. Pueden hacer una pausa entre el estímulo y la respuesta para pensar: «La última vez que hice A, pasó esto, quizás es hora de probar la opción B». Pero el cerebro con TDAH se salta ese paso y va directo al «¡Allá vamos!».

Hace unos ocho años participé en un concurso por el Cuatro de Julio; la gente se lanzaba en una piscina del vecindario. Pensé que sería divertido intentar un «una y un cuarto» y dar una vuelta en el aire antes de caer de panza. (Si quieres verlo, busca *Belly Flop 2.0* en YouTube). Clavé la inmersión, y a la gente le encantó, pero estuve un par de días con dolor de cabeza, la cara muy roja y un poco de agua en la parte posterior de los ojos. A pesar de todo, intento hacer la misma inmersión cada Cuatro de Julio. De alguna forma, se me olvidan todas las molestias cada vez que un padre me dice: «¿Lo

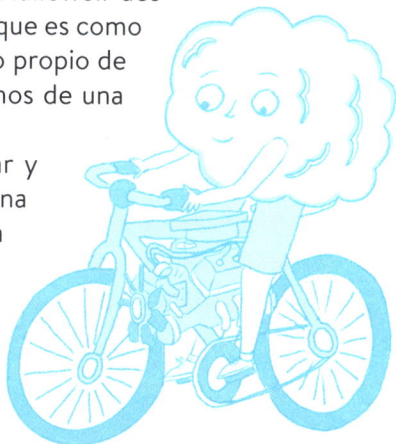

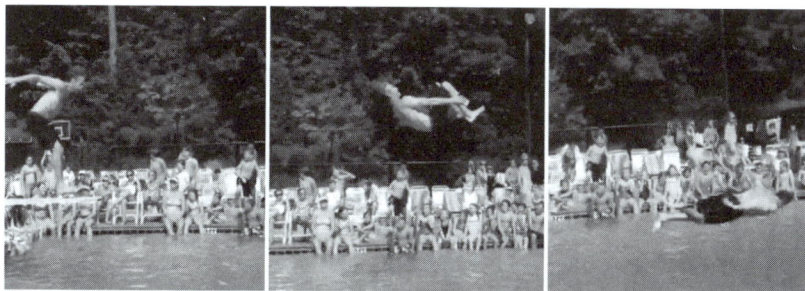

Mi salto en plancha de una y un cuarto.

volverás a hacer este año?». ¡Pues claro que sí! Bruuum, bruuum, ¡frenos de bicicleta!

Una forma positiva de ver el TDAH es que no eres necesariamente hiperactivo, sino hiperreactivo. Es como si te hubieran administrado el suero de la verdad y actuaras y contestaras en consecuencia. Aunque es estupendo vivir siendo auténtico, a veces una reacción demasiado rápida o exagerada puede causar daños colaterales, como mi cara todos los Cuatro de Julio.

Cuando cursaba el penúltimo año de prepa, estaba a punto de tener mi primera cita. Acababa de sacar mi licencia de conducir y llevaba a dos amigos a sus casas después de jugar basquetbol en el centro. Había hecho un partido bastante malo, fallé tiros fáciles y eso me estaba deprimiendo. No ayudó que mis dos amigos empezaran a burlarse al darse cuenta de que estaba molesto. (¿A poco no son geniales los adolescentes?). Uno de ellos comenzó a llamarme por mi mi apodo de la prepa, algo que yo odiaba. Su eficacia residía en su sencillez: simplemente hay que añadir la letra «e» al final de mi nombre. Lo oyes, ¿verdad? Devastador.

Intenté desviar sus estúpidos comentarios con humor, diciendo con falsa voz paternal: «¡Si no se callan, sacaré el coche de la carretera, jovencitos!». En lugar de callarse, el que iba en el asiento de atrás se metió el dedo en la boca, se acercó al respaldo y me metió el dedo en la oreja.

Perdí la capacidad de tomar una decisión racional. Ese dedito mojado fue el detonante principal. Cualquier pequeño resquicio de autocontrol y regulación emocional que quedaba se esfumó y me dejé llevar por un torrente de emociones. Me frustré y me enojé tanto que mi cerebro y mi cuerpo actuaban por sí solos. Fue como si los brazos y las piernas me dijeran: «Tú verás, compa. Si eres demasiado cobarde para arreglártelas con estos idiotas, nosotros nos encargamos».

Grité y después di un volantazo. Era una noche fría y lluviosa, y la lluvia se estaba convirtiendo en aguanieve. El coche derrapó y perdí el control. Caímos en una zanja muy profunda. Por suerte, todos salimos ilesos.

Cuando me di cuenta de que no había muerto ni estaba paralizado, los chicos (si te das cuenta, ya no los llamo amigos) empezaron a reírse y a gritarme: «¡Eres un idiota!». Prácticamente nos habíamos quedado en posición vertical en la zanja y casi no podíamos salir por la puerta.

Llamé a mis padres y ellos avisaron a la grúa y a la policía. Me sacaron de la zanja y me fui de ese sitio unas dos horas, y por eso no pude acudir a mi cita.

Cuando llegué a casa, mis padres querían saber con todo detalle qué había pasado. Les dije que me había salido de la carretera por una placa de hielo. Me daba demasiada vergüenza contarles que había sido mi culpa y que no tenía ni la más remota idea de por qué había hecho lo que hice. Un ejemplo más de hiperreactividad gracias a mi TDAH.

Regular la atención

Los retos a los que se enfrenta nuestra función ejecutiva tienen muchas consecuencias. Una de las más graves es que afecta a nuestra capacidad de atención. Sin este pequeño jefe que nos dice por dónde ir, nuestra atención da un volantazo de forma tan exacerbada como ese coche que saqué de la carretera. El Dr. Edward Hallowell padece TDAH y señala: «Lo que tenemos es una abundancia de atención, lo contrario a un problema de déficit. Nuestro reto es controlarla».

> «Lo que tenemos es una abundancia de atención, lo contrario a un problema de déficit. Nuestro reto es controlarla».
>
> Dr. Edward Hallowell

NO ES QUE NO LE PRESTEMOS ATENCIÓN A NADA, SINO QUE LE PRESTAMOS ATENCIÓN A TODO

Tal y como lo describió la metáfora tan acertada de la Dra. Marcy Caldwell, el cerebro del TDAH es como una pecera. Nosotros somos los peces que nadan en ella. Somos superconscientes de cualquier cosa que pase dentro de la pecera: «¡Mira! Un cofre del tesoro. Ah, algas de plástico, mis viejas amigas». Pero si hay algo fuera de la pecera, podría no existir. Si alguien mete la mano y saca el cofre del tesoro, es como si nunca hubiera estado allí en ningún momento. Es como lo que pasa con las llaves que dejas en la barra en vez de en el gancho de la puerta o de las medicinas que guardas en la mesita de noche. En cuanto dejas el botecito en el cajón, desaparece por completo. Podrían pasar días hasta que lo encontraras en el cajón cerca de la batería que estabas buscando, y recordaras: «Ah, sí, tenía que tomarme estas pastillas». Probablemente, la frase «Ojos que no ven, corazón que no siente» la acuñó alguien que tenía TDAH (o alguien que vivió con alguien que tenía TDAH).

La Dra. Caldwell también explicó que el cerebro con TDAH no tiene un buen filtro para mantener la pecera ordenada. El cerebro neurotípico tiene un sistema implacable que clasifica las cosas como importantes o no importantes. En el cerebro del TDAH, el criterio para decir que algo es «importante» es tan amplio que se aplica a la mayoría de las cosas. Para los que tenemos TDAH puede ser difícil distinguir qué señales importan. El ruido que hace el camión del reciclaje, un mensaje en el grupo de Wordle para decir que alguien ganó en dos intentos, la cola de tu perrito dándote en la pierna... para el cerebro con TDAH todo parece importante. De hecho, parece tan importante que le prestas atención a todo. Nos centramos en todo por igual. **A una persona con TDAH no se le da mal prestar atención, sino elegir a qué prestarle atención.**

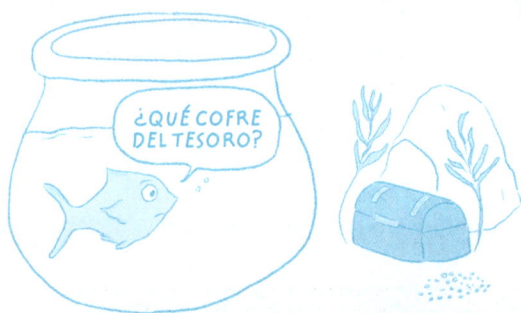

¿QUÉ COFRE DEL TESORO?

Tengo TDAH. ¿A qué debería prestarle atención?

A. Al coche casi no le queda gasolina.
B. ¿Qué grupo está sonando en la radio?
C. ¿Cómo podría irradiar calor para viajar por el espacio con antimateria?
D. El GPS se equivoca, voy a girar a la izquierda.
E. Me pica el trasero.

Obviamente, la respuesta es A, pero yo elegí la C. #ADHDLife

En esa pecera puede haber mucho ajetreo. Sin embargo, antes de que te desanimes porque la pecera parece un relajo total, recuerda que tener una gama tan diversa de pensamientos es señal de una mente activa que encuentra placer en varios recursos. A principios del siglo xx, el escritor y crítico William Dean Howells escribió: «El secreto de un hombre universalmente interesante es que es universalmente interesado». ¿Lo ves? ¡El TDAH es asombroso!

¿SEGURO QUE SIMPLEMENTE NO ESTOY OBSESIONADO CON EL CELULAR?

La mayoría de las personas, con o sin TDAH, tienen periodos de atención ridículamente cortos. Antes de la era digital actual, en la que ya es normal que nuestra vista y nuestra mente pasen de un dispositivo a otro, los humanos alcanzaron la nada impresionante cifra de doce segundos de atención en promedio. Desde que todos tenemos un iPhone, ese promedio se desplomó hasta los ocho segundos. Para comparar, un pez dorado tiene una capacidad de atención de nueve segundos. ¡Un pez dorado

PERIODOS DE ATENCIÓN DIVERSOS

Adulto neurotípico en edad digital	Ocho segundos
Pez dorado	Nueve segundos
Adulto neurotípico antes de internet	Doce segundos
Adulto con TDAH atrapado en la hiperfocalización	Probablemente horas

Dado que en la sociedad contemporánea nuestra atención está tan fragmentada, mucha gente suelta frases como «Qué bárbaro TDAH tengo» después de pasar horas en bucle leyendo cosas en internet. Kim suele caer en esa trampa de vez en cuando. Justamente hoy, usó internet para pagar una multa de estacionamiento, pero acabó pasándose dos horas buscando sistemas de organización nuevos para el cajón de Tupperware. Muy común, muy normal, pero no se parece en nada a tener TDAH. Lo que estas personas tienen es un trastorno de atención socialmente adquirido. Es real, pero no está escrito en su código genético. El TDAH no es una forma de ser que puedas revertir reduciendo el uso de internet.

Hay una diferencia abismal entre tener TDAH y distraerte con facilidad.

MOTIVOS POR LOS QUE TE DISTRAES

TDAH	Trastorno de atención adquirido	Hiedra venenosa
Dificultad para concentrarse por diferencias en el cerebro	Dificultad para concentrarse derivada de TikTok	Dificultad para concentrarse porque te da comezón
Superpoderes	Supercomún	Supermolesta
Está en tu ADN	Está en el ambiente	Viene de la basura
Para toda la vida	Se puede eliminar a través del comportamiento	Se cura en un par de semanas si dejas de rascarte
Nombre nada *cool*	Nombre aburrido	Nombre *supercool*

LA DOPAMINA: LO QUE LE GUSTA A NUESTRO CEREBRO

La parte de «déficit de atención» del trastorno por déficit de atención con hiperactividad es un tanto inapropiada. De nuevo, exactamente el TDAH no dificulta prestar atención. Se nos da de maravilla prestar atención si el tema nos parece interesante. De hecho, si algo es interesante, una persona con TDAH puede retener y absorber información de forma extremadamente eficiente. Simplemente, nos aburrimos con facilidad. Cuando la novedad desaparece o si surge algo más interesante, dejamos de lado lo que atraía nuestra atención y vamos hacia algo nuevo. En nuestra casa, nos referimos a este momento como: «¡Mira, una ardilla!».

Odiamos aburrirnos. Lo odiamos. No lo soportamos. No podemos tolerarlo. La sensación de aburrimiento es físicamente insoportable. El Dr. Hallowell compartió una historia interesante que ilustra lo intolerable que es el aburrimiento para alguien con TDAH. Cuando se estaba formando para ser médico, asistió a una conferencia ilustre en el Harvard Faculty Club. La persona que hablaba era alguien importante —uno de los investigadores más destacados del mundo—, y todo apuntaba a que la conferencia estaba siendo espectacular; pero no para quien sería el Dr. Hallowell, ya que para él la exposición no estaba siendo atractiva. Intentar quedarse quieto y escuchar era una tortura para su cerebro con TDAH. Era tan urgente aliviar dicha sensación que se acercó a la ventana más cercana y saltó. Por suerte estaba en la parte de atrás, así que no llamó demasiado la atención. Y para más suerte, la conferencia se celebraba en el primer piso del edificio. Describió la necesidad de aliviar el aburrimiento como análoga a la necesidad imperante de hacer pipí. La sensación es biológica. No es una cuestión de fuerza de voluntad; es una cuestión de necesidad. Todo lo demás se desvanece a medida que te concentras únicamente en aliviar el malestar. Esperemos que no por la ventana. O en los pantalones.

La necesidad cerebral del TDAH de buscar estímulos tiene su origen en una sustancia química que tenemos en el cerebro llamada dopamina.

La dopamina es un neurotransmisor más conocido como «la hormona del buen humor» porque

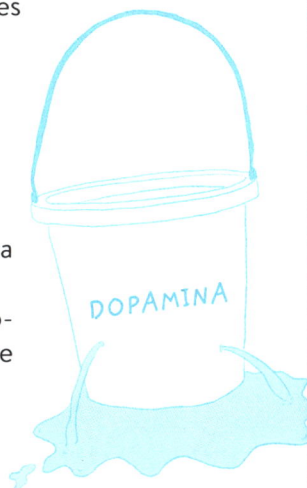

DOPAMINA

cuando la experimentamos, sentimos un subidón de placer. Sin embargo, la dopamina también es la «molécula del más». Por ella se rigen la motivación y la acción —sobre todo, la búsqueda y el deseo— y regula la concentración y el impulso. Las personas con TDAH están continuamente a la caza de más, porque en el cerebro con TDAH el mecanismo que transporta la dopamina, el gen transportador de dopamina, no siempre funciona tan bien como en un cerebro neurotípico. Es como llevar agua en una cubeta con agujeros; tienes que regresar seguido para llenarla. Para compensar esta escasez, necesitamos más acciones que produzcan dopamina para intentar que esas sensaciones positivas no dejen de llegar.

He aquí algunos ejemplos:

- Hacer algo nuevo
- Comer algo delicioso
- Aprender cosas nuevas
- Ganar dinero
- Satisfacer la curiosidad o dar respuesta a una pregunta
- Terminar una tarea
- Escuchar música
- Arriesgarse
- Aceptar retos
- Explorar
- Tener relaciones sexuales

Todo se reduce a la estimulación. En esencia, el cableado del cerebro con TDAH busca estimulación. La necesitamos para sentirnos «bien», por eso nuestro cerebro siempre está buscando la mejor oferta y la más grande. Mientras que la creencia general sobre el TDAH sugiere que las personas que lo padecen están sobreestimuladas, la realidad es que el cerebro con TDAH padece una falta de estimulación crónica. Simplemente, para seguir funcionando necesitamos

Un dato curioso: algunos estudios señalan que esta necesidad de dopamina extra pudo haberles dado a algunos de los primeros afectados por el TDAH una ventaja evolutiva porque uno de los principales desencadenantes de la dopamina es explorar algo nuevo. Cuando dedicábamos casi todo nuestro tiempo a cazar y recolectar, nuestros ancestros peludos con TDAH, que eran lo suficientemente curiosos como para asomarse a ver lo que había tras la siguiente cresta, tenían más probabilidades de descubrir frutos rojos sabrosos o una manada de cualquier animal que comieran en aquel entonces.

Penn

más *inputs* que un cerebro neurotípico. Por eso, lo que parece ser falta de atención o de control de impulsos no es más que el deseo de volver al nivel basal de estimulación para que nuestro cerebro siga contento.

Hemos descubierto las características de lo que anhelan nuestros cerebros con TDAH. Las resume mejor Jessica McCabe, creadora y presentadora de la excelente serie de YouTube titulada *How to ADHD* que señala que los cerebros con TDAH se sienten atraídos por lo siguiente:

1. **Novedad.** ¿El catálogo de L. L. Bean con sus delicados chalecos con forro afelpado y abrigos? No, gracias. ¿Catálogo de SkyMall en el que sale la estatua de un gorila de dos metros y medio que lleva una bolsa cruzada y les guiña el ojo a los transeúntes? Claro que sí.
2. **Retos.** Respondemos bien a todo tipo de competencias, tanto si nos enfrentamos a nosotros mismos para ser los más rápidos del mundo haciendo un huevo frito o intentamos meter todas las pelotas de *ping-pong* que quepan en un frasco. (O participar en *The Amazing Race*).
3. **Intereses personales.** Si estamos aprendiendo a usar una motosierra, las instrucciones pueden ser mortalmente aburridas, pero saltárselas podría ser igualmente mortal. Por eso es probable que nos pongamos las pilas para aprender qué es un motor de dos tiempos porque nos interesa conservar los dedos.

Cuando supe el papel que desempeñaba la dopamina en el cerebro, entendí una cosa. Siempre me han interesado las artes escénicas por los aplausos. Me encantan los aplausos: gratificación instantánea. Cuando toco música o hago reír a alguien, para mi cerebro es un baño de dopamina.

LA MEMORIA Y EL CEREBRO CON TDAH

Al pensar en el TDAH y la memoria, quizás el primer impulso es enumerar todas las veces que se te ha olvidado la licencia de conducir en alguna parte. Pero tal y como señala el Dr. Alok Kanojia, psiquiatra formado en Harvard y presentador de «Healthy Gamer», perder cosas está más relacionado con una falla de atención que con problemas de memoria. Cuando dejaste tu licencia en la barra del bar mientras hablabas con una amiga, no estabas prestándole atención a ese objeto, sino a la muy graciosa idea de tu amiga de querer un botón del pánico en el celular para salir de una cita que no está yendo bien. Tu interruptor de atención estaba en «la canción sobre Hannah y los botones del pánico» no en «dejar la licencia en un lugar seguro». En primer lugar, el sitio en el que la habías dejado nunca se te grabó bien. Tal vez todos podamos pensar en la analogía del Dr. Kanojia la próxima vez que tachemos a las personas con TDAH de «olvidadizas».

El TDAH afecta a la parte de tu cerebro que controla la memoria de trabajo, y la memoria de trabajo te permite retener información para que puedas averiguar qué hacer a continuación. La utilizas cuando sigues instrucciones y retienes la información que acabas de leer mientras ejecutas un movimiento. La utilizas cuando recorres archivos mentales para encontrar información del pasado que es relevante para lo que estás haciendo ahora.

Comparación de memorias de trabajo

Memoria de trabajo en una mente neurotípica: «Mmm, hoy está un poco nublado. La última vez que estaba así, me empapé... Será mejor llevarme el paraguas, por si acaso».

Memoria de trabajo en una mente con TDAH: «Mmm, hoy está un poco nublado. Hoy no tendré sombra. Por cierto, eso me recuerda al Día de la Marmota. ¿Esa marmota vio su sombra este año? Me pregunto qué hace Punxsutawney Phil los otros 364 días del año. ¿Hay una Sra. Phil? Espera, espera. ¿Por qué regresé a casa?».

Una vez más, la Dra. Caldwell lo describió perfectamente. Nos contó que la memoria de trabajo es como una mesa en la que almacenamos toda nuestra información. El problema es que la mesa es enorme y, como ya vimos, quienes tenemos TDAH no clasificamos del todo bien qué almacenar. Cuando ponemos algo nuevo sobre la mesa, es probable que enterremos otras cosas o que de plano las eliminemos. Cuando tenemos la mesa llena de información, nos cuesta dilucidar entre todo lo que hay y encontrar el archivo que se llama «Cómo usar TurboTax» o «¿Qué me acaba de pedir mi esposa que compre en esta tienda?». Necesitamos recordatorios para no olvidar qué fuimos a buscar.

Me gusta pensar que mi memoria es como una computadora. Tengo los archivos recientes en el menú despegable al que puedo acceder sin problemas. El problema surge cuando intento abrir dos documentos a la vez en el escritorio. La computadora se bloquea.

El problema de tener demasiadas ventanas abiertas es constante porque la vida no se desarrolla de forma lineal como una lista de pendientes. La vida no es una sucesión ordenada de tareas, sino, más bien, una multitud desordenada que clama por tu atención. El otro día recogí al hijo equivocado de la escuela. Estaba en pleno modo composición cuando Kim me preguntó si podía recoger a Penn Charles. «¡Sin problema!», exclamé y luego volví al trabajo. Escribí en una nota para acordarme de salir a las 14:45, de lo contrario, se me iba a pasar. Solo eran las 14:30, sentí que tenía tiempo de sobra, ¡y se me acababa de ocurrir un gancho magnífico para la canción en la que estaba trabajando! Volví a grabar y cuando levanté la vista, eran las 14:50. Maldición. Hay que darse prisa. Salí corriendo por la puerta... directo a la escuela de Lola. Acababa de recogerla y me sentía muy bien porque solo había tenido que esperarme un par de minutos más. Pero entonces se me iluminó la pantalla del celular. El profesor de Penn Charles quería saber dónde diablos estaba yo, y Kim quería saber dónde estaba su hija. Recibí un montón de mensajes en mayúsculas. Seguir las instrucciones de Kim a la vez que estaba trabajando hizo que el sistema colapsara.

EL CEREBRO CON TDAH Y EL TIEMPO

Cuando tienes TDAH, el concepto de tiempo es escurridizo. Para ser justos, incluso las mentes científicas más avanzadas tienen problemas para explicar cómo funciona el tiempo. Escuchar a un físico explicar la naturaleza del tiempo puede parecerse a ver en repetición esa parte piscodélica de *Doctor Strange*. Pero la mayoría de gente sin TDAH tiene una idea de cuánto tiempo necesita para terminar una actividad como, por ejemplo, quitar las malas hierbas del jardín. Pueden acordarse de las experiencias previas que han tenido arrancando plantas de diente de león y predecir cuánto tiempo necesitarán para volver a arrancarlas. Sin embargo, para quienes tienen TDAH acceder a la memoria de trabajo no es tan fácil, lo cual dificulta recordar una experiencia pasada para hacerse una idea de una experiencia futura y calcular cuánto tiempo hay que dedicarle a una tarea.

Los cerebros con TDAH también están tremendamente centrados en el presente. Para otras personas, el tiempo es como ese jefe que rige su comportamiento. Para quienes tienen TDAH, el tiempo se parece más a un compañero de trabajo molesto que se mete donde no le llaman. No lo evitas porque las recompensas y consecuencias presentes son mucho más... presentes. Lo que está pasando aquí mismo, ahora mismo, ocupa tanto espacio en nuestro cerebro que oscurece nuestra visión del futuro. No tenemos en cuenta lo que puede pasar más adelante y esta es una de las razones por las que es difícil hacer las cosas en un plazo determinado. Nos importa el ahora. Al diablo el futuro. Esto dificulta lo que el Dr. Barkley describe como orientar nuestro comportamiento hacia el futuro. Estamos mucho más preocupados por lo que va a pasar en los próximos cinco minutos que por lo que va a pasar en los próximos cinco días.

UN INCISO DE KIM

Para Penn, el tiempo es muy fluido. Él no percibe el tiempo. Si tenemos una sesión de grabación que se supone que debe comenzar a las 9:00 de la mañana, a las 8:58 estará en la cama viendo el Abierto de Australia, sin bañarse y sin rasurarse. Luego me dirá: «En dos minutos estaré listo». En su defensa, Penn puede hacer muchas cosas en dos minutos —como orquestar toda una pieza musical—, pero las leyes de la física son ineludibles. Para ciertas cosas se necesita tiempo de verdad, como para buscar unos pantalones limpios entre la ropa sucia y ponérselos. Sin alguien que lo motive a empezar, el tiempo no le parece más que una sugerencia. Por eso le ayudo a mantener el tren en marcha al hacer un seguimiento de sus progresos de vez en cuando, y recordándole cosas.

Tus diferencias cerebrales son reales. No solo afectan a cómo experimentas el mundo, sino que influyen en cómo te comportas cuando sales al mundo. En el siguiente capítulo, veremos cómo es vivir en el mundo con TDAH.

CAPÍTULO 4

LA EXPERIENCIA DEL TDAH

El mes pasado, íbamos en coche a la playa cuando me puse a cantar: «¿Llegará al altar?». Lo hice al estilo de la música *country* con una progresión de acordes en mi menor, do mayor, sol mayor y si mayor.

Kim me miró de una forma que he llegado a entender que significa: «¿Y eso de dónde salió?».

Le dije: «Ah, ¿viste ese mural gigante en un granero unos kilómetros más atrás? ¿El de una joven vestida de novia? Estaba sonriendo, pero tenía la sonrisa un poco apagada. Como si en realidad no fuera feliz. Me preguntaba si se estaba casando en una situación de la que le gustaría escapar. ¿Llegaría siquiera al altar?».

Para mí, aquello tenía todo el sentido del mundo. Era totalmente natural para mi cerebro improvisar una canción a partir de la historia que me había imaginado al ver a una mujer que habían pintado en un granero. Kim me dijo: «Me encantaría saber cómo ves el mundo, Penn Holderness. ¿Es como si fueran caricaturas con un montón de monitos cantando?».

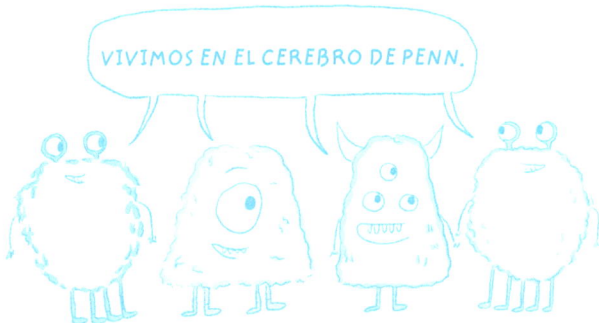

VIVIMOS EN EL CEREBRO DE PENN.

Obviamente, Kim no estaba pensando en el mural ni en vestidos de boda o progresiones de acordes. Incluso cuando estamos uno al lado del otro, nuestras mentes siguen sus propias direcciones. En nuestra relación hay una pregunta que siempre se repite: ¿hasta qué punto son diferentes los lentes que utilizamos para ver el mundo?

Hasta que Elon Musk ponga en marcha Neuralink, los seres humanos nunca seremos capaces de comprender lo que pasa dentro de las cabezas de los demás. Ya es bastante difícil entender lo que pasa dentro de la nuestra. No saber si alguien más experimenta el mundo de la misma manera que tú puede ser una causa de soledad y aislamiento. ¿Qué pasa si eres el único que se deja cáscaras de naranja en la secadora? ¿O que agarres el celular después del *pickleball* y te encuentras diez mensajes de un amigo que te pregunta, cada vez más enojado «¿Dónde estás? ¿Dónde estás?», porque se te olvidó que habían quedado para tomar un café? Pues adivina. No eres el único. Aunque la vida con TDAH depende del caso de cada persona, es reconfortante saber cómo el TDAH añade un sabor especial a las experiencias cotidianas de quienes lo padecemos.

En este capítulo, vamos a examinar cómo el TDAH influye en mi vida diaria, los altibajos y las sorpresas que conlleva. Solo soy una persona, pero espero que al leer sobre algunas de mis experiencias tengas la sensación de que no estás solo en el camino de vivir con TDAH.

EL TDAH EN CASA

Si nos dejan solos, no somos un grupo de amas de casa obsesivas, por lo que los hogares con TDAH no suelen ser los lugares más ordenados. Nuestros escritorios pueden estar desordenados, los clósets también, y podemos pasar semanas sin limpiar la cocina a fondo. A pesar de lo que parezca desde fuera, nuestro hogar es un lugar en el que refugiarse, un lugar en el que sentirnos libres para ser nosotros mismos y alejarnos de los juicios de otras personas cuando vemos que hemos dejado los bolígrafos en el cajón de los cubiertos y los paraguas en el costal de alimento para perro. Nuestras casas también son el telón de fondo para un magnífico bufet de comportamientos derivados del TDAH.

Rutinas diarias

Las rutinas diarias, aunque se desarrollen en la comodidad de nuestra casa, no siempre son sencillas para las personas con TDAH. Las cosas que las personas neurotípicas tienen automatizadas a nosotros no nos parecen tan evidentes. Salir de casa por la mañana supone una serie de obstáculos y distracciones que debemos evitar como si fuéramos un Pac-Man huyendo de fantasmas hambrientos.

Al ser una pareja casada en la que uno de nosotros tiene TDAH y el otro no, a veces sentimos que somos parte de un estudio longitudinal que compara vivir con TDAH y sin él. Durante estos diecinueve años juntos, nos hemos levantado para empezar el día juntos bajo el mismo techo, pero nuestras mañanas son muy muy diferentes. Para que te hagas una idea de cómo son las cosas en nuestra casa, aquí va un ejemplo cómo es una mañana normal.

Relato de dos mañanas

Penn

7:20: Me despierto. Kim tomó una taza de café y está lista para ponerse a trabajar en algunas cosas que le gustaría hablar conmigo antes de llevar a Lola a la escuela. Recorremos las ocho cosas que tiene apuntadas en la agenda. Vuelve a la planta baja, yo sigo durmiendo quince minutos más.

7:35: Escucho cómo la alarma se apaga en algún sitio de casa. ¡Me levanto! Si todo sale a la perfección, PC y yo llegamos a tiempo a la escuela. Me dirijo a su habitación para decirle que nos vamos dentro de veinte minutos, pero de refilón veo que mi vecino está sacando el reciclaje. ¿Hoy tocaba reciclar? Por cierto, ¿qué hacen con todo ese plástico derretido? Tengo que buscar información al respecto. Un momento, ¿dónde tengo el celular?

7:40: Localizo el celular (en el cesto de la ropa sucia) y leo por encima los correos electrónicos y mensajes. Después, me meto un momento en ESPN.com. Leo el resumen del partido de anoche entre Duke y UNC. Recuerdo que me manché de cátsup la camiseta la última vez que jugaron. ¿Alguna vez me la limpié? ¿Por qué la cátsup mancha tanto? ¿Recuerdas el quitamanchas Didi Seven? ¿Lo siguen fabricando? Lo busco en Google y luego veo un video en YouTube de un anuncio en el que todas las manchas de unas cortinas amarillentas desaparecen y vuelven a tener un reluciente color blanco. Tenemos que comprar algo así.

7:45: Bajo para preparar huevos y salchichas para PC y café para mí. Cuando enciendo la estufa para hacer los huevos, le digo a Siri que ponga una alarma para dentro de quince minutos para que me recuerde que apague el fuego. Nada de huevos quemados. Nada de quemar la casa. Miro el reloj y veo que voy con un poco de retraso. ¿Dónde está PC?

7:52: Mi hijo baja las escaleras. También entró a ESPN.com. Vemos un par de minutos de la reposición del partido mientras se enfrían los huevos. ¡Canasta! Tenemos que salir en cinco minutos. Parece que hoy desayunaremos rápidamente en el coche.

7:59: ¡Estamos en el coche! PC se come los huevos y las salchichas escurridizas en un plato inestable sobre su regazo.

8:00: La alarma que puse para acordarme de apagar la estufa se apaga. Me pregunto: «¿Seguro que apagaste la estufa?». Pues no estoy seguro. Dejo el café encima del coche para que PC no me lo vuelque mientras come como un chacal. Entro corriendo a casa. La estufa está apagada. Uf.

8:01: Vuelvo al coche. Se me olvidaron las llaves en casa. Vuelvo a entrar. Tomo las llaves. Vuelvo al coche otra vez. Arranco y empiezo a echarme en reversa.

8:02: ¡Nos vamos! (Por fin).

Kim

6:00: Suena mi alarma. Soy la primera que se levanta en casa, y disfruto de estos momentos de tranquilidad.

6:05: Me tomo el café mientras escribo lo que pienso en mi diario.

6:20: Bajo las escaleras. El zapato izquierdo de Penn está en un rincón de la sala y el derecho en el otro extremo. Dejó el sombrero en el suelo. Los cojines decorativos del sillón están en la mesa de la cocina. A veces, mis mañanas parecen un episodio de *CSI* porque reconstruyo escenarios mentalmente: «¿Qué pasó aquí? ¿Cómo acabó esto aquí?».

6:25: Lo recojo todo y preparo el almuerzo para mis hijos adolescentes. Podrían hacerlo ellos totalmente solos, pero me aferro a esta pequeña forma de demostrarles mi amor.

6:45: Me aseguro de que mis hijos tienen las botellas de agua y el almuerzo en la barra de la cocina, reviso las actividades deportivas que tienen hoy (que seguramente coincidan con nuestro plan de trabajo).

7:20: Vuelvo a nuestra habitación para recordarle a Penn, que todavía sigue medio dormido, que Lola tiene un partido esta tarde y las reuniones que tenemos planeadas para hoy. Espero que no siga durmiendo cuando yo vuelva de dejar a Lola. (¿Puedo admitir que ha habido días en los que me he molestado y los he dejado dormir para que aprendieran la lección?). Vuelvo abajo para revisar los correos electrónicos y responder a los comentarios de la publicación de ayer en el blog.

7:25: Escucho señales de vida arriba. Todo bien. Llevo a Lola a la escuela.

8:01: Llego al estacionamiento de casa justo cuando Penn sale con la taza del café en el techo del coche que sale despedida al suelo. Se rompe y los pedazos quedan esparcidos por todos lados. Sin duda, necesitamos tazas de aluminio.

Tareas del hogar

Mantener una casa es un trabajo. Para muchas personas con TDAH, nuestra lista de pendientes es una oda imprevista a nuestras mejores intenciones. No es que no queramos hacer tareas de casa. Simplemente, nos despistamos por culpa de nuestros cerebros extremadamente activos. Para que te hagas una idea, aquí tienes una transcripción de lo que me pasa por la cabeza cuando Kim me pide que me ocupe de una tarea:

Kim: Hola, cielo, ¿puedes doblar la ropa limpia?
Penn: ¡Claro!
TDAH: Hola, amigo. ¿Qué cuentas?
Penn: Por favor. Ahora no. ¿No oíste a Kim? Tengo que doblar la ropa.
TDAH (al son de *Hunger Strike*, la parte de Eddie Vedder): Estoy doblando la ropaaa.

Penn (retomando la parte de Chris Cornell):
¡Estoy doblando la rooooopAAAAAA!

TDAH: D. E. P. Chris Cornell.

Penn: Debe estar entre las cinco mejores voces de la historia.

TDAH: Toda la razón. ¿Quién más está entre esas cinco?

Penn: Luego lo pensaré.

TDAH: ¡Mejor ahora!

Penn: Bueno. Whitney Houston, sin duda. Johnny Cash...

TDAH: ¡El hombre de negro! ¿Te imaginas lo fácil que sería lavarle la ropa?

Penn: ¡Carajo, la ropa! Bueno, vete mientras hago esto.

TDAH: Pues que sepas que estaré por aquí preguntándome por qué los hombres tienen pezones.

(Pequeña pausa).

Penn: ¿Por qué los hombres tienen pezones?

TDAH: ¿Verdad?

Penn: No los necesitamos. No generamos leche. ¿Por qué están ahí?

TDAH: ¡Búscalo en Google!

Penn: Enseguida. Espera que termine de doblar...

TDAH: ¡Ahora!

Penn (lo busco): ¡Mira! Al parecer, tenemos pezones porque el cromosoma Y no se manifiesta hasta que pasan unas semanas de la gestación en el embrión. Todos tenemos pezones por si aparece el cromosoma Y.

TDAH: Quieres mirarte los pezones, ¿verdad?

(Kim entra. Penn se está mirando los pezones.
No ha doblado ni una sola prenda de ropa).

Y por eso nuestra casa acaba siendo un cementerio de tareas a medio hacer.

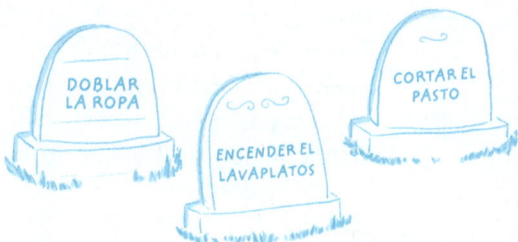

NUESTRO PADRE CON TDAH: ENTREVISTA A MIS HIJOS

Quería conocer la perspectiva de mis hijos sobre cómo es crecer con un padre que tiene TDAH. Para que se sintieran un poco más inclinados a hablar libremente, le pedí a Kim que se encargara de las preguntas. A continuación, periodismo puro y duro:

P: ¿Cómo es vivir con un padre que tiene TDAH?

Lola: Estoy muy acostumbrada a su comportamiento y sus formas. La verdad es que no lo pienso mucho. A veces puede ser olvidadizo —sobre todo con objetos, pero no tanto con cumpleaños u otras fechas—, pero lo compensa porque siempre tiene mucha energía y está muy centrado en ser buen padre. No creo que su TDAH afecte a nuestra relación. Es mucho más divertido y gracioso que los padres de mis amigos, y mucho más interesante. (¡Lo siento, chicos!).

Penn Charles: Tiene mucha energía. Les pierde la pista a las cosas, olvida las llaves encima del coche —esto es típico— o el control remoto en el refrigerador, o incluso la ropa interior en el refrigerador. Pero es cool. Me cae bien.

> *Nuestro verificador de datos duda de esta afirmación.*

P: ¿Tener un padre con TDAH tiene cosas buenas?

Lola: Tiene muy buen sentido del humor. Es divertido ver la televisión con él y criticar lo que emiten. También tiene muy buena actitud. Cuando perdió el equipaje de vacaciones, nos estuvimos riendo de él y él se reía de sí mismo. Habría sido horrible si hubiera tenido una actitud negativa.

P: Hablando de cosas negativas, ¿tener un padre con TDAH tiene alguna?

Penn Charles: Cuando se centra en algo, no hay forma de que lo deje. Si está escribiendo un mensaje y le hago una pregunta, me dice algo cómo: «¿Mmm?». Pero también, cuando hablo con él, a veces se hiperfocaliza en mí y hace que me sienta especial.

P: Si tuvieran la misma edad, ¿habrían sido amigos o te habría parecido pesado?

Penn Charles: No me parecería pesado. Habríamos sido amigos, sin duda.

Lola: Tengo claro que habríamos sido amigos. Por una razón: es muy inteligente. De hecho, eso sí que puede resultar pesado. ¿Dónde aprendió todas esas cosas? Pero por cómo dijo que era de niño, nos parecemos bastante. Quiero muchísimo a mi padre, es una persona increíble.

EL TDAH EN LA ESCUELA

Como apuntó en un seminario web el Dr. Greg Fabiano, el galardonado profesor de la Facultad de Educación de la Universidad de Búfalo, si a un científico malvado le encargaran diseñar un entorno con el propósito de arruinarle el día a alguien con TDAH, el científico lo lograría entregando el modelo del aula escolar típica. Desde una edad muy temprana, se espera que los niños entren en un salón repleto de estímulos como carteles, gises, pantallas y unos veinte niños más, se sienten en una silla incómoda durante aproximadamente siete horas al día y escuchen la clase impartida por un adulto sobre un tema que probablemente no le interese a ningún niño. Tienen muy pocos descansos y casi ninguna oportunidad de levantarse y moverse. Qué *aburrrrido*. Es el entorno perfecto para que se manifiesten los síntomas del TDAH.

Es muy fácil que cualquier niño que no esté interesado en la asignatura se distraiga, pero si ese niño tiene TDAH, simplemente no puede evitarlo. Trabaja de forma desordenada, pierde las tareas o las entrega sin terminar, y los ánimos se caldean cuando los compañeros de clase se molestan por las interrupciones y el desorden constantes. No es una situación agradable. Todo el que ha ido a la escuela sabe que destacar por algún motivo puede convertirte en un objetivo, y el TDAH no es una excepción.

Cuando era pequeño sufrí acoso escolar. No me malinterpretes. Sin duda, tenía amigos y me llevaba muy bien con ellos. Pero debido a mi TDAH no siempre estaba al tanto de las señales sociales que me daba la gente sobre cómo debía comportarme. Era un niño activo y alocado al que le encantaba llamar la atención. Supongo que algunas personas pensaban que era un bicho raro, así que casi todos los días desde segundo a quinto de primaria, se chupaban el dedo y me lo metían en el oído o me ponían bocabajo y me metían la cabeza en el escusado. Aquello me enfurecía.

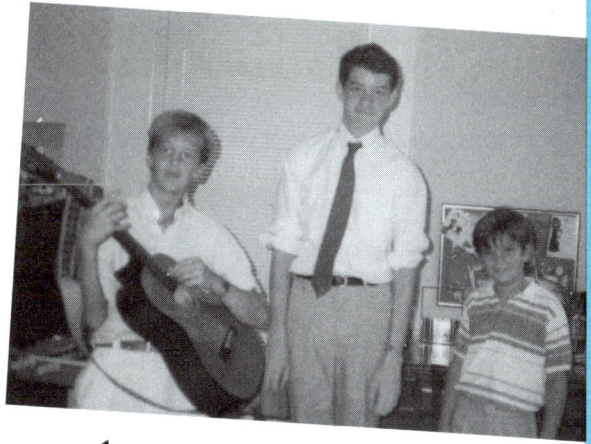

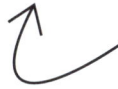

Fingiendo descaradamente. En aquel entonces no tenía ni idea de tocar la guitarra.

(Si no sabes lo que es todo eso, me alegro por ti).

Un día llegué a casa con el pelo mojado después de esa jugarreta y me encerré en mi habitación. Mi padre fue a ver cómo estaba. Fue amable, tranquilo y paciente como siempre, pero yo no quería amabilidad, calma y paciencia. Lo que quería era escuchar su plan de venganza contra el chico que me metió la cabeza en el escusado. Yo quería que me dijera: «Hablaré con sus padres y nunca más te volverá a pasar algo así, hijo». En cambio, mi padre me dijo: «Penn, ¿cómo dirías que le fue en el día a ese chico? ¿Crees que estaba teniendo un buen día?». Le dije que seguramente sí porque se estaba riendo como una hiena. Me sonrió y me dijo: «Te voy a decir una cosa. Los abusivos son personas que están teniendo un mal día. Les pasó algo malo y por eso se desquitan contigo. Quizás les pasó algo en la escuela o en casa. El acoso siempre es producto del dolor».

Quería que hiciera de Papá Oso y regañara al otro niño, pero en vez de eso, me hizo entender que la culpa de que me acosaran no era mía, sino del acosador. Esto es algo que espero que todos los niños, con o sin TDAH, recuerden si alguien los hace sentir mal por ser diferentes. No es culpa de ustedes. Es culpa suya, y probablemente sea porque hay algo que les preocupa en sus vidas.

EL TDAH EN EL TRABAJO

También sacarías muy buenas calificaciones en la escuela diseñada por un científico malvado si presentas un espacio de trabajo típico de una oficina. Más tiempo sentado. Más tiempo callado. Más tareas aburridas. Añadimos fechas de entregas, un poco de presión y proyectos complejos y de varios pasos y tienes garantizado un numerito de parte del cerebro con TDAH. Las personas con TDAH suelen incumplir fechas de entrega, posponer cosas, pasar por alto detalles importantes y tener problemas gestionando proyectos.

Dame a elegir entre ir al dentista, lijar la terraza de madera y estar sentado durante una videoconferencia de una hora con diez personas, y lijaré la terraza con los dientes antes de elegir la reunión. No se me dan bien las reuniones de grupos grandes en las que se habla del orden del día, sobre todo, si la reunión es en línea. Hay demasiados sitios a los que mi cerebro puede ir aparte de esa sala virtual. Prefiero tener diez reuniones individuales que una reunión de grupo porque así puedo hablar de un tema detrás de otro en vez de dosificar mi atención como si fuera un rociador de pasto.

Nadie lo sabe mejor que nuestra amiga y compañera de trabajo, Ann Marie Taepke. La habrás visto en nuestros videos como nuestra vecina Midwest Neighbor, pero es mucho más que eso. Es una socia creativa que gestiona el día a día en Holderness Family Productions. Enseguida vimos que, aunque adoro la parte creativa de mi cerebro, soy capaz de centrarme durante tres días en una canción e ignorar cualquier otro detalle. Ann Marie coordina todo nuestro caos, y me ayuda a centrarme.

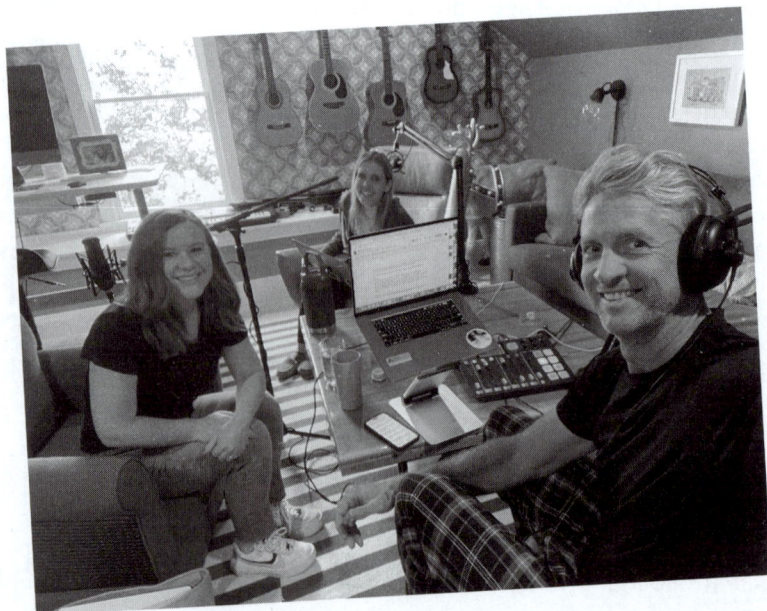

¡Por cierto! Esta es Ann Marie.

CÓMO ES TRABAJAR CON ALGUIEN QUE TIENE TDAH

Inciso de nuestra productora, Ann Marie Taepke

Me enorgullece decir que ya llevo una década trabajando con Penn y Kim. Antes de conocer a Penn fui a una conferencia de marketing sobre gestión de clientes. En una de las sesiones aprendimos a «crear leyendas» sobre los creativos de nuestra agencia para explicar sus peculiaridades a los clientes. Por ejemplo, si en una reunión hay un diseñador que se llama Bob y se pone a garabatear, se supone que debes decirle al cliente: «Cuando Bob garabatea es porque ya está pensando en el diseño de tu próximo proyecto. No quiere perder la visión que tiene». A veces era verdad, pero la mayoría de las veces Bob simplemente garabateaba porque estaba aburrido. Algunas de las personas más creativas del planeta son neurodivergentes, así que cuando trabajas en una agencia creativa, tienes que encontrar la manera de proteger a estos compañeros de trabajo. No los contratan para que acudan a las reuniones, sino para ser creativos.

De vez en cuando he tenido que «crear leyendas» sobre Penn por su TDAH. Es verdad que no le gustan nada las reuniones largas y con muchos clientes, pero, por desgracia, a veces tiene que ir sí o sí. Ahora mismo se me da muy bien diferenciar entre un Penn despistado porque está escribiendo una canción original en su cabeza y un Penn intentando escapar de allí.

Si está en modo creativo, puedo decirle delante del grupo: «Penn, ya estás escribiendo sobre esto mentalmente, ¿verdad?». Y dirá que sí. Entonces le dejo firmar y que siga siendo creativo. Si está en modo huida, le digo: «Penn, veo que quieres ponerte a trabajar. ¿Quieres firmar y empezar? Te puedo contar los detalles luego». Prácticamente firma más rápido de lo que puede decir adiós.

Cuando nuestro equipo trabaja en un proyecto complicado o en algo con un plazo de entrega muy ajustado, Penn utiliza su hiperfocalización para lograrlo. El TDAH de Penn es una de las principales razones por las que pudimos publicar un video todos los días en todos los canales de las redes sociales de The Holderness Family durante la pandemia. Todo el equipo se contagió de su energía y determinación cuando más las necesitábamos.

Los inconvenientes del TDAH de Penn son que se distrae y se agobia con facilidad. Penn y yo somos socios creativos, pero a veces tengo que llevar las riendas del proyecto para que sigamos por el buen camino. Penn puede distraerse con tareas que le parecen más interesantes que aquello en lo que debería estar trabajando. También puede agobiarse si tiene muchas tareas pendientes o no tiene claras sus prioridades. Si te encuentras en una situación parecida, a mí estos consejos me parecen útiles:

1. Revisen el orden en que deben terminarse las tareas y, cuando proceda, elaboren una lista de tareas que hay que ir tachando por partes.
2. Céntrense en las tareas más inmediatas y fijen un momento especial para hablar sobre los proyectos con plazos más largos.
3. Cambien de espacio de trabajo si ves que la persona con TDAH necesita ayuda.

Cuando Penn se agobia, le cuesta pedir ayuda, pero siempre agradece la que da nuestro equipo. No le preguntamos cómo podemos ayudarle; simplemente empezamos a ayudarle. Entramos en acción manteniendo una actitud positiva para fijar las prioridades y la carga de trabajo. Si conseguimos que Penn no tarde en volver a la normalidad, prácticamente es como si el obstáculo nunca hubiera existido. A veces, el TDAH de Penn hace que mi trabajo sea más complicado, pero son más las veces en las que hace que mi trabajo sea divertido y emocionante. El TDAH hace que Penn sea la persona que es y nuestro equipo no cambiaría nada al respecto.

EL TDAH EN ESPACIOS ABIERTOS

Hacer las compras

Me encantan los programas de televisión en los que un locutor británico describe a un guepardo acechando a una gacela. El narrador británico tendría mucho que decir si me viera a mí en un espacio abierto. Por ejemplo, imagíname a mí intentando abrirme paso por el supermercado para comprar unos aguacates, a pesar de todas las distracciones que me encuentro por el camino.

(Imagínatelo todo con un acento británico susurrado como el de David Attenborough).

«El hombre con TDAH empieza su recorrido por el supermercado, inconsciente de todas las trampas con las que se encontrará. Se fija en los productos, pero de repente el resplandor de unos lentes de sol de aviador le llama la atención. Se acerca. Los lentes de sol le recuerdan que todavía no ha visto *Top Gun: Maverick*. El DVD tan solo está a tres pasillos de distancia. De camino a la sección de cine, ve a un conocido que le pregunta si quiere ir a un partido de basquetbol con él. Eso le recuerda que necesita una aguja para inflar el balón de basquetbol de su hijo. Veinte minutos después regresa a su casa con una aguja para la bomba de aire, lentes de sol y un DVD de *Top Gun: Maverick*, aunque ya no tiene reproductor de DVD. Además, se le olvidaron los aguacates».

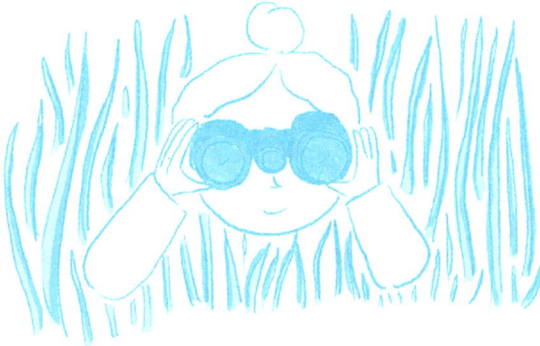

Transiciones

Las transiciones le cuestan a cualquiera, pero para los que padecemos TDAH, pasar de una actividad a otra o de un sitio a otro puede ser un suplicio. Entre terminar una actividad y pasar a otra, se nos presentan muchas oportunidades para que las cosas salgan mal.

El año pasado, nuestra familia decidió hacer un espacio para unas vacaciones breves en Florida: llegar, divertirse e irse. Pero tomar un descanso da mucho trabajo. Los días previos a la salida hay que trabajar más para poder justificar el tiempo libre. Luego hay que hacer la maleta, comprar algo para botanear en el viaje, descargar otra aplicación de la aerolínea en el celular, llevar a todo el mundo al aeropuerto, etc. Los aeropuertos no son el mejor sitio para las personas con TDAH. Hay mucho ruido, mucho ajetreo, demasiados estímulos, y están repletos de distracciones, como esos carritos de golf que pitan. Kim nos puso manos a la obra y se aseguró de

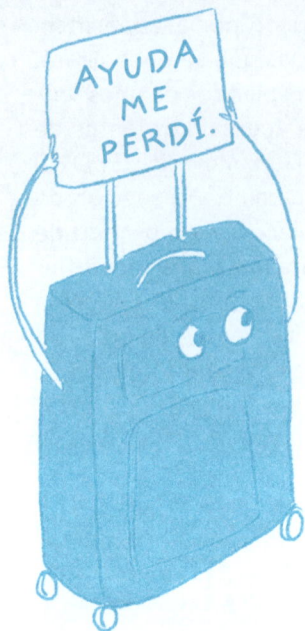

que todos estuviéramos donde teníamos que estar en el momento preciso. Decidimos ahorrar tiempo llevando solo equipaje de mano, y cada uno se encargó de su propio equipaje.

Mientras esperábamos nuestro vuelo, estábamos eufóricos. En un momento dado, PC se apoyó en la maleta, se cayó hacia atrás y una barrita de chocolate se le fue al otro lado de la puerta de embarque. Cuando llegó la hora de abordar, nos alegró poder salir de aquel caos y entrar en la relativa tranquilidad del avión. Como habíamos reservado en el último momento, nos habían desperdigado en asientos separados por todo el avión. Nos volvimos a reunir después de bajar del avión.

Mientras esperaba a que Kim bajara su maleta por la pasarela, tuve un momento tipo *Mi pobre angelito*. La vi con la maleta de ruedas y me di cuenta de que yo no llevaba nada. Ninguna bolsa. Ningún objeto personal. No llevaba nada. Sudé frío. «Mi amor —le dije— no subí el equipaje al avión». (Consejo profesional de TDAH: documenta el equipaje).

Kim estaba increíblemente tranquila y me pidió que repasara mis pasos. ¿Lo dejé en el control de seguridad? ¿Quizá en el Sky Club cuando fui por café? No me acordaba. Seguramente, pensaron que mi equipaje abandonado era una bomba.

Llamamos al aeropuerto de Carolina del Norte y localizaron mi maleta, pero yo estaba en Florida sin ropa ni artículos de aseo ni mi inhalador. Tuve que dejar a Kim con los niños mientras iba de compras para reabastecerme. Para viajar con niños siempre es mejor ser un equipo de dos defensas, por eso me supo fatal dejar a mi compañera de equipo sola en la pista.

Mi función ejecutiva se había estropeado. Con el estrés de las múltiples transiciones que exigen los viajes, las cosas básicas se quedaron por el camino. Eso es lo que pasa con el TDAH. En momentos verdaderamente caóticos, las cosas se te escapan de las manos.

EL LUGAR SEGURO DEL TDAH

Si estuviéramos a cargo del mundo, las personas con TDAH tendríamos algunas ideas para hacernos la vida más llevadera. He aquí algunos ajustes personales que me gustaría sugerir para que la vida sea más amable para quienes padecen TDAH:

1. **Nada de filas en las tiendas.** Las personas con TDAH odian las filas. En el país del TDAH, tú eliges qué quieres comprar, pagas con el celular y te vas. (Un aplauso para Starbucks y Whole Foods por ser de los primeros en darse cuenta de esto). No obstante, no dudes en dar las gracias a los trabajadores de la tienda que te hayan preparado la comida o sacado la Xbox nueva del almacén. Pero no hace falta que hagas fila para eso.

2. **Nada de reservar en restaurantes.** Te dan prioridad para sentarte si llegas y es la primera vez que comes allí. A la gente con TDAH se le da fatal reservar con semanas o meses de antelación. Nunca conseguimos mesa para el sitio de moda. Sin embargo, nos encantan las experiencias nuevas, así que aquí, en el país del TDAH, si es la primera vez que vienes, te sientas.

3. **Los coches se limpian solos.** Cuando bajas del coche, un montón de brazos robóticos al estilo de *Los supersónicos* lavan las tazas de café, doblan la ropa que tengas por ahí y aspiran los restos de papas fritas que hay debajo de tu asiento.

4. **Las clases escolares duran veinte minutos.** A las personas con TDAH de verdad nos gusta aprender. La mayoría de nosotros podemos concentrarnos durante un periodo breve al principio de las clases. Pero después, todo va cuesta abajo (a excepción de las asignaturas optativas, esas nos encantan). No obstante, cuando hay variaciones, es más probable que volvamos a concentrarnos, por eso hay que dividir la jornada escolar. Las clases más cortas se traducen en más descansos, lo cual le viene muy bien al cerebro con TDAH.

   Lo llamamos el «enfoque de aprendizaje *staccato*». Todos los que van a la escuela chocan los cinco y dicen: «Este es mi cerebro, y es increíble. ¡Estamos juntos en esto!». Las clases que exigen prestar atención continua a algo que no es inmediatamente relevante para la vida no se imparten siguiendo el libro de texto, con los alumnos frente a un profesor que parlotea sobre el New Deal, sino de una forma más dinámica. Tal vez, el profesor podría hacerse pasar por Franklin D. Roosevelt durante una semana o explicar ángulos jugando al billar.

El horario del TDAH perfecto según Penn

En mi Escuela para la Función Ejecutiva Diferenciada, la jornada escolar sería la siguiente:

9:00—Matemáticas
Descanso
9:25—Lengua
Descanso
9:50—Ciencias
10:15—Historia
Descanso
10:40—Plástica

11:00— Educación Física
11:40—Recreo
12:40—Matemáticas (otra vez)
Descanso
13:05—Ciencias (otra vez)
Descanso
13:55—Historia (otra vez)

5. **Cada producto viene con una garantía que cubre directamente perderlo.** Si pierdes algo, solo tienes que enviarle un mensaje a la empresa diciendo: «Oigan, volví a perder los audífonos/tenis/mochila». Y la empresa te dirá: «No hay problema. Enseguida le mandamos otro».

6. **En el golf hay nueve hoyos.** El golf es un juego estupendo, pero ¿por qué siempre hay que jugar dieciocho hoyos? Para eso necesitas unas cinco horas si la partida va rápido. Nadie necesita estar cinco horas al sol. Juguemos nueve rápidos y dupliquemos los puntos.

7. **Las atracciones de Disney dan más viajes y dejan entrar a menos gente.** Volvemos al primer punto. Odiamos las filas. Si Disney duplicara el número de viajes en las atracciones, aunque sean

exactamente iguales, tendríamos que esperar muchísimo menos y eso haría que nos sintiéramos mucho mejor al pensar en cuánto dinero nos gastamos allí. Tenemos la sensación de que Disney no caería en bancarrota si lo hicieran. Piénsenlo, creadores.

8. **Los descansos en deportes (descansos, tiempos fuera, momentos para pulir el hielo) duran menos.** Nadie en la historia del deporte ha asistido a un evento en directo y ha pensado: «Me habría gustado ver más tiempos fuera y pasar más tiempo viendo a alguien intentando hacer un tiro de media cancha por mil dólares. Acortemos estos periodos y volvamos a centrarnos en el evento principal.

9. **Los bufets están por todas partes.** Esta idea podría alarmar a quienes cuidan su salud, al imaginar comida caliente expuesta al público. Pero en el país del TDAH, cada restaurante es un buffet de comida fresca. Las combinaciones son infinitas: cada vez que comes, disfrutas de un platillo nuevo. Básicamente, puedes probar todo lo que hay en el menú sin esperar a que lo sirvan.

10. **Las películas no pueden proyectarse en cines si duran más de dos horas por tener epílogos y finales falsos.** Cineastas, saben que pueden reducir todo esto en la sala de edición, ¿no? Hoy en día no es raro ir a ver una película de Marvel que incluye veinticinco minutos de tráilers seguidos de dos horas y cuarenta minutos de acción y luego otros diez minutos de créditos que tienes que tragarte para ver el final de verdad. Si quieren que nos sepamos el nombre de todas las personas que trabajaron en la película, oblíguennos a leerlos antes de que compremos la entrada. No hagan que nos aguantemos la pipí durante tres horas. Simplemente, dennos el final de la película, por favor.

Actualización en tiempo real: no estoy bromeando, mi hijo acaba de venir a preguntarme si los cines alguna vez se plantearían «hacer un descanso de cinco minutos a mitad de película». Mi respuesta: «Sí, hijo, antes se hacía eso en el cine, y lo siguen haciendo en espectáculos de Broadway. Se llama intermedio». Se quedó asombrado y yo también: en Broadway hay un descanso de diez minutos, y eso que son espectáculos que ahora duran menos que las películas de Marvel. Mi hijo es un genio. ¡Que vuelvan los intermedios!

EL BINGO DEL TDAH

Todos los días el TDAH aparece de muchas formas. Ver que los síntomas se acumulan puede ser desolador. Para que sea un poco más divertido, a continuación tienes una tarjeta para que juegues al *Bingo del TDAH*.

Ahora que tienes una visión general de cómo influye el TDAH en cómo te comportas en el mundo exterior, profundizaremos en tu mundo interior. En el próximo capítulo, pasaremos de hablar de cómo el TDAH afecta a tu cerebro a cómo afecta a tu corazón.

TARJETA DE BINGO DEL TDAH

B	I	N	G	O
ROPA CERCA DEL CESTO, PERO NO DENTRO	OBJETO NO COMESTIBLE EN EL REFRIGERADOR	PENSANDO EN OTRA COSA MIENTRAS HABLAS	¿HACIA DÓNDE ESTOY CONDUCIENDO?	ESTA TARJETA DEL BINGO PARECE UN CALENDARIO (Y NO ME GUSTAN LOS CALENDARIOS)
DEJAR UN VASO DE AGUA SIN TOMAR EN TODAS LAS HABITACIONES	LLEVAR LAS LLAVES EN LOS PANTALONES DESDE HACE DOS DÍAS	QUEDARTE MIRANDO LA PÁGINA DE UN LIBRO DURANTE CINCO MINUTOS SIN LEERLA	PASAR UN FIN DE SEMANA ENTERO CON UN AMIGO Y NO ENTERARSE DE NADA NUEVO SOBRE ESA PERSONA	ZAPATOS SIN ATAR DURANTE UNA HORA
JUGUETEAR CON EL TENEDOR EN LA CENA	¿POR QUÉ VINE AQUÍ?	ESPACIO LIBRE	ESTE VIDEOJUEGO ES DIVERTIDO, DIOS MÍO, ¿QUÉ DÍA ES?	PERDER EL *AIRTAG* QUE USAS PARA EVITAR PERDER COSAS
QUEDARTE SENTADO PENSANDO EN LO GRANDE QUE ES EL ESPACIO	MASTICAR ALGO NO COMESTIBLE	LA PUERTA DEL GARAGE ABIERTA TODA LA NOCHE	BÁLSAMO LABIAL EN LA SECADORA	ESCUCHAR UN PÓDCAST QUE DURA UNA HORA Y ACORDARTE SOLO DE DOS MINUTOS
TARJETA DE CRÉDITO OLVIDADA EN LA CHAROLA DE LA CUENTA DEL RESTAURANTE	TODAS LAS HABITACIONES CON LA LUZ ENCENDIDA	¿TODO EL MUNDO VE EL COLOR VERDE DE LA MISMA FORMA?	LA LUZ DEL ÁTICO ENCENDIDA DURANTE UN MES	NO TERMINAR DE LEER ESTA TARJETA DEL BINGO PORQUE ESTÁS PENSANDO EN TUS COSAS

CAPÍTULO 5

EL LADO EMOCIONAL DEL TDAH

Las emociones nos hacen humanos. Son el resultado milagroso de las experiencias de nuestro cuerpo en el mundo que desencadenan bombardeos químicos en nuestro cerebro. Es bastante sorprendente que una combinación de células sea la responsable de que surja el primer amor, del gran alivio que sentimos después de que casi nos atropelle un camión o del éxtasis que experimentamos al ver a nuestro equipo deportivo favorito ganar un campeonato. Pero las emociones también pueden sobrepasarnos, sobre todo, si tienes un cerebro con TDAH.

Por ahora, los aspectos sobre los que hemos hablado de vivir con TDAH se agrupan en la categoría de la logística. Cosas con las que lidiamos en nuestro día a día: llegar a tiempo, no interrumpir, intentar no salir corriendo de la fila del cajero automático porque «Dios mío, ¿cómo es posible que alguien tarde más de dos segundos en teclear un NIP de cuatro dígitos?». Pero el TDAH también tiene un gran impacto en nuestras emociones, tanto en su magnitud como en la rapidez con la que estas cambian. En este capítulo veremos cómo el TDAH configura nuestro paisaje emocional, para bien y para mal.

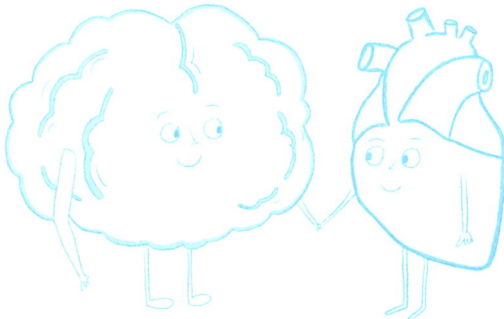

SENTIR NUESTRAS EMOCIONES

Quienes tenemos TDAH sentimos las cosas con intensidad. Las emociones, de la alegría a la tristeza pasando por la ira, son experiencias totalmente corporales. Quizás tardemos un poco más en ser conscientes de lo que sentimos, pero una vez que estamos en sintonía con esa emoción, no hay marcha atrás.

Esta es la parte desconcertante: nuestras emociones pueden cambiar de velocidad más rápido que un piloto de Fórmula 1. En un momento dado, estaremos en modo Hulk con las venas del cuello hinchadas por el enojo. Segundos después, cuando nos enteramos de que nuestro grupo favorito viene a nuestra ciudad, nos ponemos a dar saltitos por la emoción. Pero ¿cómo puede ser?

Nuestra amiga, la Dra. Caldwell, describió de forma excelente cómo funcionan las emociones en alguien con TDAH.

¿Te acuerdas de la pecera? La Dra. Caldwell señaló que las emociones de una persona con TDAH son como un tinte muy fuerte en el agua de la pecera. Al añadir un poco de colorante rojo a la pecera, no tarda en volverse de color carmesí. Mires donde mires, el agua es roja, y todo lo que veas a través de esa agua también es de color rojo. Pero entonces, si se añade otra gota de colorante al agua, el agua no tarda en cambiar a ese color. Ahora ya nada se ve rojo. Visto y no visto.

Supongamos que un amigo te deja plantado y no acude a tu fiesta de cumpleaños después de haberte prometido que estaría allí. Bum. Toda la fiesta se ve teñida por ese sentimiento de rechazo. Fiesta arruinada. El agua de la pecera está gris. Te gustaría que todo el mundo se fuera a casa. Probablemente ni siquiera quieran estar allí. Te hundes, incapaz de disfrutar hasta que... aparece por sorpresa otro amigo al que no ves desde hace dos años. Dependiendo de la química de tu cerebro, pueden ocurrir dos cosas. Una: estás tan envuelto por el agua gris que no puedes ver bien a esa persona increíble a la que normalmente adoras y te sientes como un imbécil por no estar más animado. Dos: «¡No inventes! ¡Qué increíble sentirse tan querido! ¡El agua de la pecera es amarilla como la luz del sol!». Ahora la vida es fabulosa, y el sentimiento de rechazo es tan mínimo que es como si nunca hubiera estado allí.

(¿Te reíste un poco con eso de «amarilla como la luz del sol» porque te recordó la pipí? Yo también).

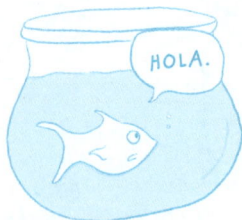

HOLA.

AMNESIA EMOCIONAL

Para mí, las emociones funcionan exactamente así. Puedo estar en las Bahamas frente a la playa más bonita que he visto en mi vida, y si recibo un mensaje diciéndome que he decepcionado a alguien porque se me ha olvidado que había prometido llamarle, mi estado de ánimo no tarda en desmoronarse. Ahora esa playa parece un basurero, y toda la alegría desaparece mientras me revuelco en mi triste y turbio mundo. También me pasa al revés. Puedo pasar de la depresión a la alegría en cuestión de segundos.

Es como si tuviera amnesia emocional y eso puede resultar inquietante para otras personas (como Kim). También puede hacerme sentir como un bicho raro.

Mi esposa lo interioriza todo. Puede romper a llorar de verdad tras leer un artículo sobre el derrumbe de un edificio en otro país, y esa sensación la acompañará durante horas o incluso días. Sin embargo, yo reconozco que es triste —no soy un robot—, pero enseguida puedo volver a preocuparme por el partido de tenis que tengo ese mismo día más adelante. No es que no me entristezca, es que no mantengo ese sentimiento.

Esto sucedió el año pasado cuando reaccionamos de forma diferente a los problemas de salud de mi madre. Es muy probable que a mi madre le quede poco tiempo de vida. Hace cuatro años le diagnosticaron alzhéimer. Si te dejaran elegir cómo morir, créeme, no elegirías el alzhéimer. Es horrible. Pasó de no acordarse de una palabra de vez en cuando a no poder hablar o comer, todo en menos de lo que se tarda en acabar una carrera universitaria. Es una forma de morir devastadora.

Experimenté sensaciones de tristeza por perder a mi madre de esta manera. A veces me sobrepasan y las siento en lo más profundo de mi ser. Pero parece que también puedo abandonar esa sensación más rápido que los demás. Puedo martirizarme a mí mismo al preguntarme «¿Qué te pasa, Penn? ¿Por qué no estás hecho pedazos llorando por esto? ¿Es que no quieres a tu madre?».

Seré sincero. Me preocupa que escribir esto me haga parecer un monstruo o como un insensible egoísta. ¿Está bien estar contento cuando todo el mundo me dice que debería estar triste? Entiendo que mi TDAH hace que mi forma de estar triste sea extraña. La presión por sentir algo que no estás sintiendo es muy tóxica. Quiero que entiendas que no eres un bicho raro si tus sentimientos cambian como un caleidoscopio. Tu cerebro funciona así. No significa que no sientas nada.

Lo haces y de forma intensa. Simplemente significa que tu cerebro puede pasar de todo a nada y de una emoción a otra más rápido que el de una persona neurotípica.

UN INCISO DE KIM

Hemos estado visitando a la madre de Penn con regularidad, y cada vez que la vemos es más impactante que la anterior. Noto cuando a Penn le afecta su declive. La semana pasada le dieron noticias sobre su madre y no eran buenas. Lo digirió todo y pude ver cómo el peso de la tristeza caía sobre él casi de forma física. Después, cuando pasaron unos minutos, se levantó y dijo: «Bueno, vamos a preparar los uniformes de los niños». Asumió las malas noticias, pero no se dejó llevar por ellas.

Nuestra forma de gestionar las emociones es diferente. Si hablamos de deshacerse del dolor físico o emocional o no dejarse llevar por un mal día, nadie lo hace mejor que Penn Holderness. Lo bueno de que sus emociones cambien tan rápido es que tiene una capacidad increíble para olvidarse de una discusión de forma sincera, no como yo, que te grito que te perdono y luego me voy enojada, y eso claramente indica que no te perdono. Sigo enojada con gente de la prepa.

He tenido que pasar años observando a Penn gestionar sus emociones de forma diferente a la mía para entender que su cerebro metaboliza las emociones más rápido que el mío. Dejé de pensar que está mal que el péndulo se mueva tan rápido, sobre todo, cuando pasa de estar mal a estar bien. La verdad es que antes me desconcertaba por completo, pero ¿quién soy yo para juzgar cómo transita alguien los malos momentos? Yo lidio con la partida de la madre de Penn comiendo helado, llorando y pasando el día en la cama, pero no creo que eso sea mejor, simplemente está socialmente más aceptado. A Penn no le funciona hundirse en la tristeza; a veces envidio su capacidad de sacarse a sí mismo de momentos duros. Intento respetar su proceso al igual que me gustaría que los demás respetaran el mío.

Durante la última visita que le hicimos a su madre, estaba sentado con ella en la cama, sostenía su mano y a él se le escapó un pedote. Su madre crio a dos hijos, así que está acostumbrada a estas payasadas. Aunque ya no puede hablar y pase más tiempo dormida que despierta, esbozó una sonrisa y refunfuñó. Notamos que intentaba reírse. De pronto, su dolor pasó a ser algo cómico. Hay algo maravilloso en ser capaz de encontrar algo de luz tan cerca de la oscuridad.

PERO ESPERA, ¡HAY MÁS! EL EFECTO DOMINÓ DE LAS EMOCIONES DEL TDAH

Ya es bastante difícil que el TDAH haga que navegar por la vida cotidiana sea más desafiante. Pero las frustraciones derivadas de sus síntomas —el tiempo de más que necesitas para terminar una tarea, luchar por evitar las distracciones o la intolerancia al aburrimiento— pueden parecer poca cosa en comparación con lo duraderas que son las secuelas emocionales de vivir con un trastorno incomprendido.

Desde que somos muy pequeños, la vida es más dura para quienes tenemos TDAH, y esas dificultades constantes son una carga. Es como si estuviéramos corriendo bajo la lluvia con un paraguas al revés en lugar de dar un paseo tranquilo por una banqueta vacía en un día de primavera. Llegamos a casa, pero estamos empapados.

Desde que eres pequeño, te piden que te adaptes a un mundo que no está diseñado para ti. Se espera que te sientes silenciosamente en una silla, escuches atentamente, tomes apuntes útiles, regurgites información cuando te lo pidan, reprimas tus impulsos, sigas instrucciones, seas amable con los demás, seas cortés y respetuoso y controles tus emociones. Nada de esto te resulta natural y hay gente que lo nota. Algunos no lo disimulan y lo dicen en voz alta cuando estás cerca. Es posible que te hayan etiquetado como un «alborotador» o un «niño problemático». Hay gente que te habrá llamado tonto o flojo, o te habrá dicho que no te esforzabas lo suficiente. Qué pérdida de potencial. Si tus compañeros de clase te consideraban

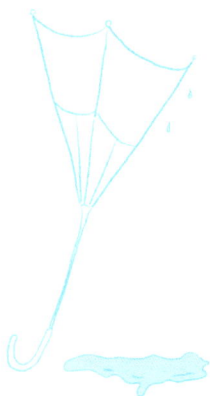

problemático o «demasiado», es posible que se alejaran de ti, deján-dote aislado y solo.

A medida que te haces adulto, las expectativas también aumentan. Llegar a tiempo a los sitios, organizarte bien y comunicarte con clari-dad. Triunfar en la vida. Por mucho que te esfuerces en cumplir lo que te exigen, es fácil sentirse derrotado cuando parece que tus esfuerzos no van a ninguna parte. Ver cómo tus compañeros se ponen objetivos y los cumplen con aparente facilidad te puede generar sentimientos de envidia. Sentirse fuera de lugar no es agradable. ¿Acaso es de extrañar que aproximadamente el 40% de las personas con TDAH hayan sido diagnosticadas con niveles clínicos de ansiedad?

Nuestros sentimientos hacia nosotros mismos están muy condi-cionados por cómo nos responden los demás. ¿Cuántas veces se ha reído alguien de ti por estar distraído? ¿O ha hecho un comentario sarcástico a tu costa? Las personas con TDAH son chivos expiatorios fáciles cuando las cosas no salen bien. Debido al sesgo de confirmación, cuando la gente se pregunta a quién se le olvidó algo, todo el mundo señala a la persona de la sala con TDAH. Cuando se acumulan demasia-das situaciones así, suponen una carga para tu autoestima. Interiorizas esas voces externas. Pasas de escuchar «La regué» a «Soy un desastre». Esto es lo que en el budismo se conoce como la segunda flecha. La primera flecha que te atraviesa es la secuela de un error. Pero es la segunda flecha —la vergüenza— la que deja una herida duradera.

¿Alguna vez dejaste una puerta abierta, se te escapó el perro, con el resultado de que tu familia se puso a llorar y todo el vecindario tuvo que dejar lo que estaba haciendo para ayudarte? Y cuando encon-traron al perro y te lo devolvieron, ¿te imaginaste a todo el mundo sentado en la mesa negando con la cabeza y diciendo: «Otra vez se les escapó el perro»? Sí, yo también. Ese pensamiento autodestructivo no solo es común entre nosotros, sino que es algo que podemos mejo-rar. Hablaremos de ello más adelante, pero la idea es esta: no llegar a tiempo a una cita porque tu cerebro tiene la función de gestión del tiempo afectada es una limitación real, no un defecto de tu personali-dad. Para otras personas esto puede ser muy difícil de entender, porque nuestras limitaciones son invisibles. Puede parecer que los que padece-mos TDAH no tenemos capacidades diferentes.

Recordar que no eres un desastre es una lucha constante. Simple-mente metiste la pata.

SENSACIÓN DE NO ESTAR CÓMODO

Estábamos a punto de mudarnos a otra casa en el mismo vecindario. Kim y yo decidimos que me llevaría a los niños a la playa un par de días para que ella pudiera terminar con energía su maratón de tres días dedicado a limpiar la casa para que estuviera lista para ponerla a la venta. Sí, Kim se dedicó a llenar un contenedor de basura que habíamos acumulado durante años y a hacer interminables viajes a la tienda de segunda mano, pero yo hice mi parte untando a Lola y Penn Charles con protector solar y evitando que se los comieran los tiburones.

El último día del viaje, les estaba quitando la arena de los pies a los chicos. Me felicité a mí mismo. «Lo estoy haciendo genial. Soy un superpapá. Solo me queda recoger y... Oh, no. Las llaves».

Los niños y yo miramos en todas las sillas plegables, cubetas, paraguas y refrigeradores. Durante un microsegundo, me animé al recordar el escondite de las llaves que había debajo del coche, pero entonces recordé que había usado esa llave la última vez que perdí las mías. A cada minuto que pasaba, más miedo tenía. Sabía lo que me esperaba. Iba a tener que llamar a Kim —dulce, dulce, y sudorosa, sudorosa Kim— y pedirle que dedicara cuatro horas de su agotador día arreglando nuestra casa para que pareciera que nunca habíamos vivido en ella y viniera a rescatarnos de unas vacaciones en la playa. Nivel de vergüenza ocho. (Diez no. Todavía no. El diez vendrá más adelante). Después de estudiar todas las opciones, al final me resigné y llamé a Kim para darle la noticia. Se hizo un silencio sepulcral al otro lado de la línea. Luego un gran suspiro, seguido de un lacónico «Está bien, ya voy».

> Dato curioso: si pones a un tiburón boca abajo, respira más despacio. Los músculos se le relajan y endereza la aleta dorsal, prácticamente queda indefenso.
>
> Penn

No me gusta nada decepcionar a mi esposa. Más cuando tiene que dejar de hacer lo que está haciendo para salvarme el pellejo. Dos horas más tarde, había pedido una *pizza* para mis hijos y los había sentado delante de la televisión cuando apareció el coche de Kim.

Incluso antes de que entrara en casa, la oí gritar: «Carajo, ¿es en serio?». (Utilizó una expresión mucho más apropiada para la ocasión que «carajo», pero me la ahorraré). Kim apareció en la puerta y me lanzó las llaves. Menos mal que tenía los brazos cansados de cargar cajas. Las había dejado encima del coche, a la vista de todos. Las vio allí en cuanto entró en el garage.

Y entonces el nivel de vergüenza llegó al diez. De hecho, fue peor que la vergüenza porque no era la primera vez —o incluso quizás la quincuagésima— que yo era el agente del caos que decepcionaba a todo el mundo. ¿Qué me pasaba? Quería ser un superpapá, pero sentía que era un inútil. ¿Por qué no podía hacer bien las cosas más sencillas? Sentí que estaba roto.

Pero no estoy roto. Tengo TDAH, y es una diferencia cerebral legítima que nos pone obstáculos. Tengo que recordarme a mí mismo que a veces la vida no es perfecta, y no pasa nada.

ME EMOCIONO MUCHO, MI AMOR

Sentir que estás roto es un círculo vicioso. El malestar contigo mismo estresa a las funciones ejecutivas y los síntomas empeoran, lo que genera más malestar.

Volvamos una vez más a la metáfora de la Dra. Caldwell. Si pensamos en el cerebro con TDAH como una pecera, veremos que tiene una capacidad limitada. Al regular tus emociones, te las arreglas para navegar entre las algas falsas y el castillo. Puedes salir a flote sin problema. (Lo siento, tenía que hacerlo). Pero si siguen cayendo más cosas en la pecera, te resultará más difícil avanzar. Si sigues añadiendo cosas a la pecera, al final estará demasiado llena y no solo será más difícil navegar por ella, sino que también te hundirás. Cuando hay demasiadas cosas en una sola pecera, las emociones se desbordan.

El hundimiento sucede cuando nos sentimos sobrepasados, ya sea por nuestras emociones o por exigirle demasiadas cosas a nuestras funciones ejecutivas.

HUNDIRSE

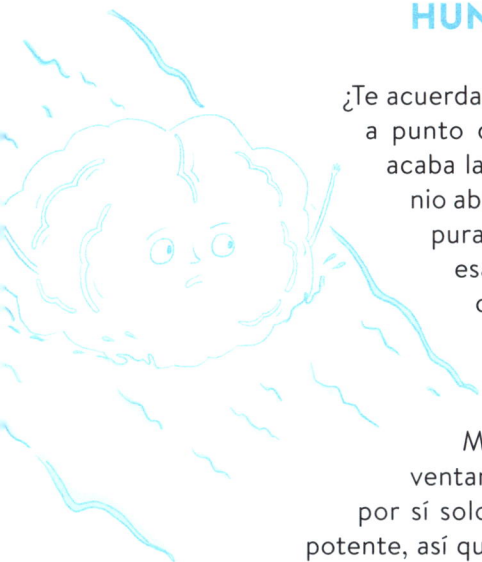

¿Te acuerdas de esos niños de 3 años que están a punto de tener una crisis cuando se les acaba la paciencia? ¿Y ves cómo el raciocinio abandona su cuerpo y una furia animal pura se apodera de ellos? Yo no superé esa fase hasta bien entrada la adolescencia. Hasta que fui adolescente, o quizá incluso un adulto joven, cuando algo me parecía injusto o me sobrepasaba, me desbordaba. Mi capacidad para razonar salía por la ventana, y sentía que el cuerpo se movía por sí solo. Soy un tipo grande con una voz potente, así que me puedo imaginar el miedo que podía dar cuando me pasaba eso.

Las emociones me invadían como un maremoto y anegaban todo mi córtex prefrontal. Subía a mi habitación y me ponía hecho una furia. Me revolvía y arrancaba los pósteres de la pared, haciendo un ruido enloquecedor mientras liberaba energía de una forma que no parecía humana. Arrojaba todo lo que tenía al alcance de mis manos: almohadas, libros y trofeos. Todavía hay marcas en las paredes de la casa de mi infancia por la violencia con la que tiraba los trofeos cuando estaba en ese estado. (Eran trofeos de matemáticas, eso sí, y medían casi medio metro de alto, a diferencia de mis trofeos deportivos que, por alguna razón, eran tan pequeños que me cabían en la palma de la mano). Nunca me lastimé ni amenacé con dañar a otra persona, pero todo era bastante intenso.

Cuando acababa, me olvidaba por completo de por qué estaba allí. Era como si me hubiera desmayado. De pie entre los escombros, le preguntaba a mi madre qué había pasado y ella me decía: «Bueno, te pedí que guardaras los zapatos en el clóset...». Algo tan insignificante me frustraba tanto que me dominaban las emociones. Actuaba como si estuviera enojado con ella, pero en realidad estaba enojado porque no era capaz de coordinarme para hacer algo tan sencillo como guardar los zapatos.

Para que conste, mis padres me dejaban hacer lo que necesitara hacer. No venían a decirme: «Deja de gritar. Los vecinos van a llamar a la policía». Me dejaban hacer hasta que me cansaba a la media hora. Después, entraban en mi habitación y decían: «Bueno, ¿y ahora qué?». De alguna forma intuitiva, debieron entender lo que nos dijo la Dra. Caldwell, y es que la gente que enloquece no quiere enloquecer. Simplemente, sucede.

Entonces, ¿qué podemos hacer? No podemos controlar si tenemos TDAH ni lo que los demás piensan de nosotros, pero sí podemos controlar lo que pensamos de nosotros mismos. Es hora de cambiar la idea de lo que significa tener TDAH, y eso es precisamente lo que vamos a hacer en la siguiente sección.

PARTE 2

CAMBIAR EL RELATO

Las historias que contamos son poderosas. Durante demasiado tiempo, lo que se ha dicho sobre el TDAH ha sido «Dios mío, esa gente es un desastre». Es hora de cambiar esa idea en una persona tras otra.

Un aviso importante antes de empezar: no intento ser un optimista empedernido. No me interesa dar la sensación de que vivir con TDAH es un gran espectáculo de fuegos artificiales. Los retos son demasiado reales como para maquillar los síntomas con brillantina y actuar como si el TDAH fuera lo mejor del mundo. Yo lo veo de dos formas. El TDAH es a la vez un gran golpe y una ventaja si aprendes a trabajar con él. Soy la última persona en negar el impacto que el TDAH ha tenido en mi vida. Mis síntomas me han puesto patas arriba, lo han puesto todo del revés, pero a medida que he aprendido a afrontar los retos del TDAH, he podido ver otra parte de la estructura tan única que es mi cerebro: una parte más brillante, más luminosa y más feliz.

En esta segunda parte, compartiré algunos pasos que dar a lo largo del camino no solo para que aceptes tu TDAH, los lentes que perdiste y demás, sino para que celebres las cosas buenas que implica tener un cerebro tan increíble.

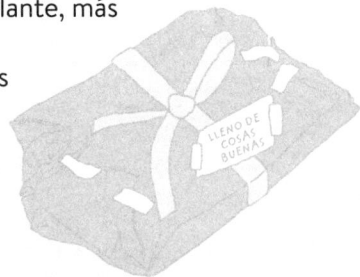

CAPÍTULO 6

VAS A ESTAR BIEN

Dejemos algo claro: **vas a estar bien.** Desde que empecé a notar los primeros síntomas del TDAH hace más de veinte años, he tenido muchas dudas y sensaciones de desasosiego, pero he llegado a un lugar en el que ya no me roba el sueño preguntarme si el TDAH me está arruinando la vida. He aprendido a entender mi cerebro con TDAH, a valorarlo e incluso a sorprenderme por él. Quiero que a ti te suceda lo mismo, pero también quiero que sepas que entiendo lo abrumador que puede ser el TDAH.

UN INCISO DE KIM

Una vieja amiga me llamó después de que a su hijo de 7 años le diagnosticaran TDAH. La noticia le produjo un ataque de pánico y tenía la voz entrecortada. Trabaja como gestora de proyectos y estaba decidida a gestionar este proyecto a las mil maravillas. Ya había creado archivos con referencias cruzadas en los que se detallaban los posibles medicamentos y los efectos secundarios conocidos, y había elaborado una lista con referencias de terapeutas que ofrecían tratamiento especializado y orientación para familias. Si una hoja de cálculo pudiera curar el TDAH, la patente sería suya. Después de contarme todo lo que había investigado, me pidió que le contara las estrategias que los padres de Penn emplearon para ayudarlo de pequeño porque quería investigar todos los recursos posibles. Sin duda, le estaba costando asimilar el diagnóstico. Sabía que no era la única que se sentía abrumada. Es desalentador pensar que tu hijo tiene que desenvolverse en un sistema que no está hecho para él. Que te digan que tu hijo tiene TDAH puede ser angustioso, sobre todo si consultas al Dr. Google y te pasas horas leyendo páginas en las que se enumeran todas las formas en las que el TDAH puede destrozarte la vida, algo que, sin duda, yo también hice.

En un momento de vulnerabilidad, mi amiga dijo: «Me da muchísimo miedo que no pueda conservar un trabajo o encontrar pareja. Me asusta pensar en cómo será su futuro». Me sentí muy reflejada como madre. Todos queremos lo mejor para nuestros hijos, y a veces puede parecer que lo mejor es el camino más llano posible, sin baches ni obstáculos a la vista. Sin embargo, por mi experiencia con Penn, sé que un camino llano no necesariamente es el mejor camino. Tener un cerebro con TDAH tiene muchas ventajas que hacen que viajar por ese camino lleno de baches valga la pena. Mi querida amiga no necesitaba otro enlace a recursos o un conjunto de instrucciones con pasos que seguir. Necesitaba oírme decir: «Todo saldrá bien».

Y es verdad. Todo saldrá bien. ¿Será complicado? Sí. Es complicado pedirle a alguien implementar herramientas para ayudar a alguien con TDAH a triunfar en entornos escolares y laborales convencionales. Pero como hemos aprendido Penn y yo, hay mucha gente que transita este extraño camino del TDAH. Llevan vidas increíbles, interesantes y apasionantes. Puede que te cueste un poco acostumbrarte al diagnóstico de TDAH, pero no hay por qué asustarse. Tú puedes.

Lo diré otra vez: vas a estar bien. Y, de nuevo, no quiero restarle importancia a las dificultades que conlleva vivir con TDAH porque están ahí. El TDAH es muy agotador. A veces, parece que un sistema de tormentas interminables siempre estará presente en tu vida. Otras, que no puedes hacer ni una sola cosa bien. Momentos en los que el TDAH arruina tanto las cosas que quieres tirar la toalla. Pero estoy aquí para decirte que vas a estar bien. Con la mentalidad y las herramientas adecuadas, aprenderás a controlar el TDAH y a ser mucho más fuerte gracias a él.

Avanzar

Lo bueno es que no podrías haber escogido un momento mejor para vivir con TDAH. Sí, todavía hay algunos negacionistas que creen que el TDAH no existe. (En serio, amigos. Estamos en 2025. Pónganse al día. Dios santo). No obstante, en general la sociedad ha avanzado mucho a la hora de reconocer la neurodiversidad. En una entrevista, el Dr. Edward Hallowell, especialista en TDAH, contó que cuando empezó a investigar el TDAH hace décadas, no había mucha información positiva al respecto. Todo lo que encontraba era muy negativo. Explicó que el énfasis en el lado oscuro del TDAH podría deberse, sobre todo, a que la mayor parte de la investigación sobre el TDAH surgió de un modelo médico, de una perspectiva muy centrada en la patología (averiguar cuál es la causa de los problemas). Tiene sentido porque cuando alguien busca ayuda médica, suele ser porque tiene problemas. Nadie acude a un terapeuta porque quiera presumir de lo creativo y enérgico que es. Pero centrarse exclusivamente en las deficiencias asociadas al TDAH genera un ambiente bastante negativo.

No obstante, durante las últimas décadas, la investigación se ha ido centrando, poco a poco, en analizar las ventajas del TDAH. El propio Hallowell se centra en las características positivas como la creatividad, la originalidad y la capacidad de emprender y de ser innovador. Se dio cuenta de que las personas con TDAH tienen una visión audaz. Somos soñadores por naturaleza. Somos intuitivos, amables y tenaces. Como él señaló: «Esas características no se pueden comprar ni aprender, y son muy valiosas. Los inconvenientes se pueden

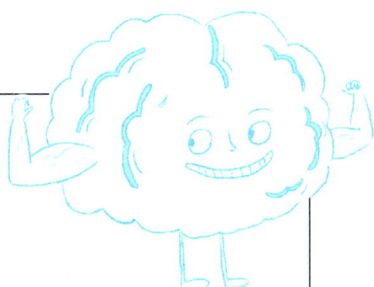

solucionar. Mi trabajo es maximizar las ventajas y minimizar los inconvenientes».

El Dr. Hallowell dijo que considera que tener TDAH es un don, quizás no uno que quieras tener, cierto, pero no deja de ser un don. Señaló que hay varias formas de corregir las desventajas del TDAH. Si de verdad te lo propones, puedes eliminar muchos hábitos derivados del TDAH, ya sea llegar tarde o ser caótico y desordenado, y a la vez celebrar cómo eres porque eres único. Sabemos mucho sobre cómo mejorar la vida de las personas con TDAH. Más bien, lo que necesitamos es tener la mentalidad que te dé permiso para aceptarte tal como eres.

LAS VENTAJAS Y DESVENTAJAS DEL TDAH

Ventajas	¿Se puede aprender?
Creatividad	No
Hiperfocalización	No
Visión audaz	No
Intuición	No
Determinación	No

Desventajas	¿Se puede gestionar?
Desatención	Sí
Impulsividad	Sí
Hiperactividad	Sí

ESTÁS BIEN RODEADO

Cuando tienes un mal día por el TDAH, puede parecer que las cosas nunca saldrán como tú quieres. Algo que me ayuda a animarme es acordarme de todas las personas con talento que también tienen TDAH. Estas personas también han pasado por días así de horribles, pero me recuerdan que tener TDAH no significa que no puedas llegar a lo más alto en lo tuyo. El camino que elijas para llegar hasta allí quizás no sea el típico y probablemente será mucho más interesante, aunque no tan directo. Si no fuera por personas con TDAH, no existirían el teléfono, el foco, el coche, el fonógrafo, las puertas automáticas ni la fotografía digital. Así es: sin esas personas, estarías sentado a oscuras sin música que escuchar y sin una forma de llamar a tu amigo para averiguar cómo sacar a tu caballo del garage y poder tomarle una foto con una de esas cámaras horribles que tienen trípode y cortinas raras bajo las que meterse. La cantidad de gente con talento e influyente que tiene TDAH es asombrosa, tremenda, diría yo.

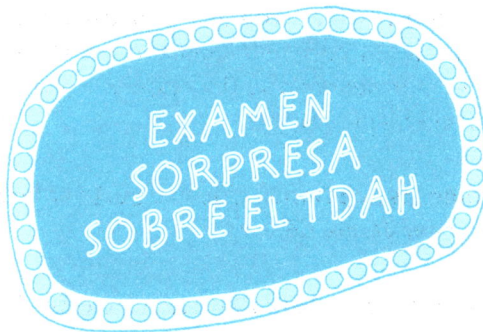

EXAMEN SORPRESA SOBRE EL TDAH

Es hora de poner a prueba lo que sabes sobre algunos de los miembros más conocidos de nuestra tripulación. (Además, ¿sabías que todas estas personas tienen TDAH?).

Michael Phelps, nadador olímpico que batió récords, consumía unas doce mil calorías al día mientras entrenaba. ¿Cuántos cafés con leche con especias de pastel de calabaza deberías beber para consumir tantas calorías?

    A. 2
    B. 7
    C. 15
    D. 25

D. 25.5 para ser exactos. Pero parece que a Phelps le gustaban tanto los manjares salados como los dulces. Según su libro *Beneath the Surface*, pedía «tres sándwiches de huevo frito, queso, lechuga, jitomate, cebolla frita y mayonesa; añadía una tortilla, un *bowl* de sémola y tres rebanadas de pan francés con azúcar glas; luego, tres *hot cakes* con chispas de chocolate». Para desayunar. Para él solo.

Debbie, la madre de Phelps, contó a la revista *ADDitude* que utilizaba su interés por la natación para ayudarle a no perder el interés en los estudios, y le hacía preguntas como: «¿Cuánto tardarías en nadar quinientos metros si nadas a tres metros por segundo?». (La respuesta es: ¡No mucho! ¡Soy Michael Phelps, amigo!).

De las siguientes opciones, ¿qué le gusta coleccionar al aclamado chef Jamie Oliver?

    A. Las almas de los concursantes que pierden los programas culinarios
    B. Madera flotante
    C. Sartenes antiguas
    D. Playeras interiores de Fruit of the Loom

B. Madera flotante. El célebre chef prefiere fabricar sus tablas de cortar con madera recuperada en lugar de desembolsar una pequeña fortuna comprándolas en una tienda elegante.

Además de TDAH, Oliver tiene dislexia y eso le hace pertenecer al 20 o 30% de personas con TDAH que tienen problemas de aprendizaje. Pero todo eso no le impidió entrar al Salón de la Fama culinario.

De los siguientes logros, ¿cuál puede atribuirse Solange Knowles?

A. Máxima goleadora del equipo de hockey de su preparatoria
B. Tener una obra de arte expuesta en el Museo Guggenheim de Nueva York
C. Primera artista femenina en ganar un Grammy por la mejor canción de R&B
D. Quedar entre los diez primeros en el concurso de comer más rápido los *hot dogs* de Nathan's

B. La polifacética Knowles presentó sus obras en alguna de las instituciones artísticas más importantes del mundo, como el Guggenheim de Nueva York, la Menil Collection de Houston y la Tate Modern de Londres. Cuando le diagnosticaron TDAH, la cantante pidió una segunda opinión porque, según declaró a BlackDoctor.org: «No creí al primer médico que me lo dijo, estaba convencida de que el TDAH era algo que se inventaban para hacerte comprar medicamentos».

De las siguientes palabras, ¿cuál tienen prohibido utilizar los empleados de JetBlue, la empresa cuyo creador y fundador, David Neeleman, tiene diagnóstico de TDAH?

A. Bola de fuego
B. Espíritu
C. Pasajero
D. Barato

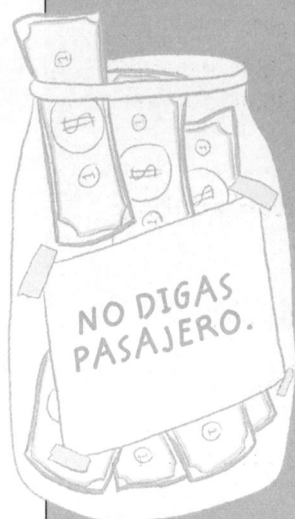

C. El manual de los empleados prohíbe a los miembros de la tripulación que usen la palabra *pasajero* porque, según Neeleman, «un pasajero simplemente es un equipaje». Los empleados deben referirse a la gente a bordo del avión como «clientes». Si se equivocan, los multan con un dólar.

Al igual que muchas personas con TDAH, Neeleman tiene una capacidad de resistencia impresionante. Según dijo a la revista *Inc.*: «En realidad, da igual lo que te pase en la vida, lo importante es cómo lo afrontas».

De las siguientes actividades, ¿en qué destaca Dave Grohl, del grupo Foo Fighters?

A. Tiro al blanco
B. Instalación de paneles de yeso
C. Imitando a Axl Rose
D. Bordado

¡Pregunta trampa! Es tocar la batería. Uno de los mejores baterías de nuestra época nunca fue a clase de percusión. Pero, por lo visto, tampoco se le da mal el tiro al blanco o jugar al *Whac-A-Mole*. Sin olvidar que también fue batería de Nirvana, mi grupo favorito de todos los tiempos.

Grohl le dijo a *Rolling Stone* que encontró un montón de viejos reportes escolares en casa de su madre, y en ellos se veía que, desde pequeño, siempre le había gustado entretener a la clase. A los que padecemos TDAH nos resulta demasiado familiar.

De las siguientes marcas, ¿para cuál cantó un *jingle* Justin Timberlake?

    A. McDonald's
    B. Kit Kat
    C. Kellog's
    D. Oreo

    A. McDonald's y su *I'm Lovin' It*. El señor Justin Timberlake colaboró con Pharrell Williams inspirándose en la campaña alemana de McDonald's *Ich liebe es*. Le pagaron seis millones de dólares por la grabación. Por cierto, ¿por qué hay tan pocos *jingles* hoy en día? (Nota al margen: acabo de escribir mentalmente uno para «¿Por qué hay tan pocos *jingles* hoy en día?»).

En 2016, el astronauta Scott Kelly batió el récord de días pasados en el espacio en un único vuelo espacial (340 días). Desde entonces, lo han superado Mark Vande Hei (355 días) y Frank Rubio (371 días). ¿A cuál de las siguientes personas llamó Kelly desde el espacio?

    A. Tom Wolfe, autor de *Lo que hay que tener*
    B. Su gemela, Melissa
    C. Britney Spears
    D. Al pintor Bob Ross

    A. Kelly llamó a Wolfe para que le recomendara la tecnología que utilizó para escribir libros. Wolfe le recomendó un lápiz, consejo que Kelly desoyó. Quizás porque sabía cómo centrarse en lo que de verdad importaba (el contenido, no la herramienta). Como le dijo a un reportero del noticiario *Dallas Morning News* sobre su TDAH: «Muchas veces, me di cuenta de que una de las cosas que se me daban bien en el espacio era establecer jerarquías y centrarme en las cosas que de verdad eran importantes. No me resultó difícil ignorar lo que no era tan importante y decir: "Eso me da igual"». (Y su gemelo se llama Mark).

¿Qué distinción recibió la canción de Will.i.am *Reach for the Stars*?

A. Primera canción emitida desde Marte
B. Premio People's Choice Award a la canción del año
C. Canción favorita de Barack Obama de 2012
D. Canción más descargada de 2012

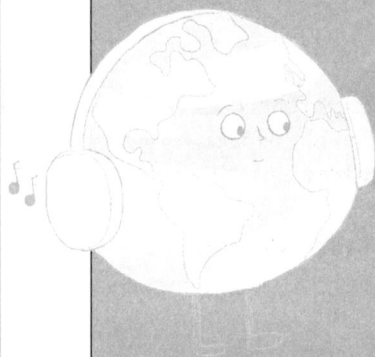

A. La canción viajó más de 240 millones de kilómetros desde el *explorador Curiosity* a través de una señal de radio hasta la Tierra. Will.i.am considera que tener TDAH le ha ayudado en su carrera, según declaró al *Daily Mirror*: «Sobre el TDAH aprendí que es difícil centrarte en algo y que no puedes estarte quieto, siempre estás moviéndote y pensando en un montón de cosas. Pero esas cualidades me funcionan bien en el estudio y en reuniones sobre ideas creativas».

De las siguientes opciones, ¿cuál es uno de los pasatiempos de Channing Tatum?

A. Ponerse musculoso
B. Caminar sobre una cuerda floja
C. Tejer
D. Esculpir

¡Otra pregunta trampa! A y D. Tatum, además de esculpir su cuerpo, también esculpe arcilla. Considera que el arte le ha ayudado a canalizar la frustración que sentía por cómo trataron su TDAH. Al *New York Times* le dijo: «El sistema no funciona. Si podemos optimizar una empresa multimillonaria, deberíamos ser capaces de ayudar a los niños que la pasan tan mal como la pasé yo».

¿En qué momento se le ocurrieron a Dav Pilkey, autor de las series *Hombre perro* y *Capitán Calzoncillos*, los personajes de sus exitosos libros?

    A. Durante largos paseos por la costa de Jersey
    B. Mientras instalaba el suelo de su baño
    C. Mientras estaba sentado el pasillo de la escuela a la que lo mandaban por no dejar de interrumpir en clase
    D. En un concierto de los Red Hot Chili Peppers

    C. Aprovechaba los tiempos muertos para garabatear, y fue entonces cuando se le ocurrieron las ideas para el *Hombre perro* y el *Capitán Calzoncillos*. Por suerte, sus padres guardaron los bocetos. Pilkey dice que el TDAH le enseñó a afrontar la adversidad, le preparó para seguir adelante cuando recibió los primeros rechazos de las editoriales. (Dav Pilkey es el autor favorito de mi hijo y de mucha más gente, ya que ha vendido más de 130 millones de ejemplares de sus libros).

¿Cómo describió Simone Biles la sensación de estar desorientada mientras estaba en el aire durante un ejercicio?

    A. Pérdida de la conciencia espacial o *twisties*
    B. Agitación
    C. Zambullida
    D. Vómitos

    A. Pérdida de la conciencia espacial. Su forma tan valiente de evaluar lo que sería mentalmente saludable para ella durante los Juegos Olímpicos no fue la primera vez que se convirtió en una heroína de la salud mental. En 2019, cuando dio positivo por Adderall (que tomaba como tratamiento de su TDAH), la medallista de oro olímpica tuiteó: «Tener TDAH y medicarse por ello no es nada de lo que avergonzarse».

De las siguientes opciones, ¿qué ha hecho la periodista de televisión Lisa Ling para un reportaje?

    A. Ir de incógnito como coordinadora médica en Corea del Norte
    B. Hacerse pasar por rescatista de perros
    C. Aguantar la respiración durante cuatro minutos en una inmersión en alta mar
    D. Ponerse implantes en la pantorrilla

    A. Para entrar en Corea del Norte, Ling afirmó formar parte de una misión humanitaria para ayudar a norcoreanos que tenían cataratas.

    A Ling el diagnóstico le llegó de una forma poco habitual. Estaba haciendo un reportaje sobre el TDAH y sintió que lo que describían los expertos le resultaba familiar. Se sometió a una evaluación y descubrió que, efectivamente, cumplía los criterios. Dijo: «Siento un poco de alivio porque, durante mucho tiempo, he estado luchando contra él y me frustraba mucho esta incapacidad para concentrarme».

Es todo un proceso llegar al punto en el que puedes ver tanto las limitaciones como el potencial que supone tener TDAH. En el siguiente capítulo identificaremos algunos obstáculos mentales y emocionales que quizás te estén afectando, después intentaremos despejar el camino para dar paso a un futuro brillante con TDAH.

CAPÍTULO 7

CARA A CARA CON EL TDAH

Una cosa es que te diagnostiquen TDAH. Otra cosa es aceptarlo e integrarlo en la imagen que tienes de ti mismo. ¿Ahora tienes que basar toda tu identidad en el TDAH? ¿Es algo a lo que deberías aludir con falsa humildad o deberías restarle importancia ante los demás para que no te encasillen? ¿Deberías sacar la carta del TDAH cada vez que algo salga mal? (*Spoiler*: ¡Ni lo pienses!). ¿Deberías abrir un canal de TikTok dedicado al TDAH? La visión que tienes del TDAH no será como la mía, y mi percepción tampoco será igual que la de tu mejor amigo con TDAH. Lo importante es que recuerdes que vivir con TDAH puede ser creativo y estimulante y estar repleto de aventuras; pero antes de que puedas vivir tu mejor vida con TDAH, tienes un montón de barreras que superar, empezando por el nombre del diagnóstico (el cual odio).

EL. PEOR. NOMBRE.

El trastorno por déficit de atención con hiperactividad es el peor nombre de la historia. Fíjate en qué palabras lo forman. Lo de «atención» no está tan mal, pero el resto de la frase son tres palabras negativas seguidas. El nombre es desalentador, y no sienta bien que lo usen para describirte.

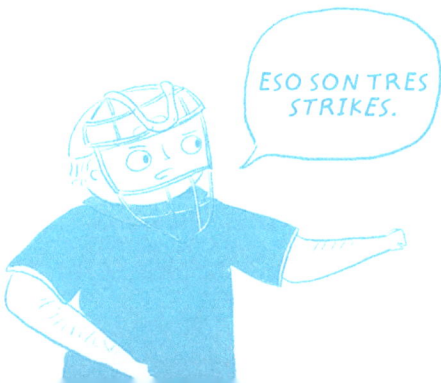

ESO SON TRES STRIKES.

Cuando me dieron el diagnóstico, el médico me mandó a casa con un papel en el que figuraba el acrónimo completo. No me gustaba nada ver esas palabras en el papel. En primer lugar, no creía que tuviera hiperactividad. Desde luego, no creía que tuviera un déficit, y simplemente no me gusta la palabra *trastorno*. El ligero alivio que sentí cuando me dieron el diagnóstico desapareció por las connotaciones negativas de las palabras utilizadas para describirlo. Para ser justos, podría haber sido peor. El médico podía haber utilizado el término original para referirse a esta afección: disfunción cerebral mínima.

¿Qué denominación del pasado es la peor para referirse al TDAH?

- Síndrome del niño torpe
- Síndrome del niño hiperactivo
- Síndrome de hiperexcitabilidad
- Trastorno hipercinético del impulso
- Reacción hipercinética de la infancia
- Disfunción cerebral mínima
- Defecto mórbido del control moral

Ojalá pudiera cambiarle el nombre. Como soy músico, se me ocurrió apodarlo *staccato* para describir cómo es la sensación de estar dentro de mi cerebro. Los músicos usan este término para describir notas agudas y cortas que a veces pueden ser desordenadas, pero que están llenas de energía y suelen ser muy alegres. ¿Quizás podríamos llamarlo así?

No soy el único que tiene problemas con el nombre. El Dr. Steven Kurtz dijo: «Si pudiera hacerle un regalo al mundo del TDAH, sería cambiarle el nombre por el de trastorno de modulación de la atención, en vez de trastorno por déficit de atención. Ya que, en la mayoría de las ocasiones, es un exceso de atención y no un déficit de atención». Eso es, Dr. Kurtz.

El Dr. Hallowell también está de acuerdo en que es necesario cambiarle el nombre. Según él, el nombre actual no es exacto y explicó que: «Rechazo el modelo de trastorno por déficit porque es erróneo y denigrante. Cuando se utiliza, empezamos con el pie izquierdo. ¿Querrías casarte con alguien a quien describen como "aburrido, tonto y feo"? El nombre actual dice algo parecido». Lleva mucho tiempo intentando cambiar el nombre a VAST que significa «atributo de estímulo de atención variable». Podría estar de acuerdo con este nombre. En realidad, diría que estaría de acuerdo con cualquier otro nombre.

Sin pensarlo demasiado, aquí van algunos nombres mucho mejores que el trastorno por déficit de atención con hiperactividad:

- Ventaja de enfoque selectivo;
- Retraso de la función ejecutiva;
- Hiperfocalización de altas aptitudes (¡Ja!);
- Diferencia del espectro de atención variada (diferente a VAS); (lo siento, no pude evitarlo);
- Síndrome de intolerancia al aburrimiento;
- En realidad, cualquier cosa sería mejor.

Generador de nombres nuevos para el TDAH

Instrucciones: utiliza el siguiente ejercicio para ponerle otro nombre al TDAH.

- Elige un adjetivo para describir el TDAH de tu tipo.
- Elige una de las siguientes palabras: mente, cerebro, regulación o función ejecutiva.
- Elige una palabra que digas cuando estás contento.

Ejemplo: Función ejecutiva desordenada, ¡viva!

_____ _____ _____

Creo que nunca llegaré a aceptar del todo el nombre completo de trastorno por déficit de atención con hiperactividad. Pero admito que me he acostumbrado a las siglas. Es como cuando conoces a un tipo calvo que se llama Harry, y de entrada piensas: «Vaya, ¡qué nombre tan feo!», pero, con el tiempo, acabas conociendo a Harry como esa persona a la que se le dan muy bien los dardos y que canta como nadie *Sweet Child O' Mine* en el karaoke. Al final, el nombre acaba siendo invisible. Ves a Harry por todo lo que aporta, no por ese nombre tan desafortunado. Hasta que consigamos cambiarle el nombre al TDAH, intentemos verlo como invisible. (Espera, ¿se puede ver algo invisible?). Centrémonos en las personas que hay detrás de esas cuatro letras en vez de dejar que esas cuatro letras nos definan.

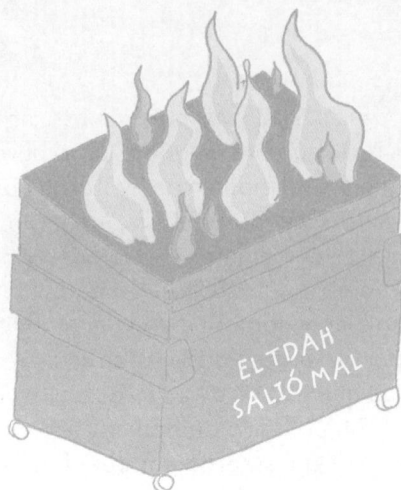

Ah, genial...

El nombre apesta, pero las estadísticas sobre cómo las diferentes formas horribles en las que el TDAH puede complicarte la vida apestan todavía más. Desde afectar a tu salud mental hasta problemas económicos, el TDAH está asociado a muchas dificultades. Es tentador taparte los oídos e intentar ignorarlas, pero saber a qué te enfrentas puede ser la mejor forma de protegerse. Seamos realistas y repasemos algunos datos que asustan.

Si padeces TDAH, tienes más probabilidades que las personas que no lo padecen de experimentar lo siguiente:

- Que te despidan del trabajo.
- Que sufras de ansiedad y depresión.
- Que tengas problemas de aprendizaje.
- Recibir hasta un 80% más de críticas a lo largo de tu etapa escolar.

- Divorciarte.
- Tener problemas de drogas o alcohol.
- Repetir año escolar.
- Morir antes.
- Tener falta de sueño.
- Abandonar la preparatoria.
- Ir a la cárcel.
- Sufrir un accidente.
- Que te multen por exceso de velocidad.
- Tener deudas.
- Ganar menos dinero.
- Tardar más en cumplir hitos del desarrollo.
- Ser sexualmente activo antes.
- Tener un embarazo no deseado.
- Contraer enfermedades de transmisión sexual.
- Necesitar tratamiento odontológico.
- Tener sobrepeso.

¡Uf! Es una lista dura. Parecen los efectos secundarios de un medicamento raro que no tiene la aprobación de la agencia nacional de medicamentos. Pero no puedo dejar de enfatizar que las estadísticas no son el destino. Que haya una probabilidad estadística más alta no necesariamente significa que sea más probable que te pase precisamente a ti. Tienes la capacidad y el poder de controlar tu futuro.

Ya tienes la lista. Ha llegado el momento de demostrarle a esa estúpida lista que se equivoca.

CINCO CREENCIAS FALSAS SOBRE EL TDAH QUE DEBES EXTIRPARTE DEL CEREBRO

Incluso aunque tengas un sentido de la autoestima del tamaño de Shaquille O'Neal, una buena cantidad de creencias falsas puede plantar las semillas para que dudes de ti mismo. El siguiente obstáculo que vamos a superar son esos fastidiosos mitos que se calcifican en el cerebro y que te impiden vivir tu mejor vida con el TDAH si los dejas reposar ahí sin molestarlos.

1. Un diagnóstico de TDAH significa que soy defectuoso

Hasta la palabra diagnóstico parece un dedo enorme que te señala y te dice: «Esta persona es defectuosa». **Pero un diagnóstico no es una crítica. Simplemente es una descripción.** Piensa en «1.85 m» en lugar de «gigantesco», o «cuesta un millón de dólares» en lugar de «excesivamente caro». El diagnóstico de TDAH lo único que te dice es que tu cerebro es así, sin ningún juicio de valor.

2. Soy la única persona que está pasando por esto

Otro pensamiento al que tendrás que enfrentarte es la creencia de que eres la única persona en el mundo que está librando estas batallas. Lo entiendo. Me acuerdo de un día de 1993 cuando estaba en la universidad. Un profesor de psicología muy creativo llamó a un estudiante para que se pusiera delante de la clase y le dio unos audífonos que cancelaban todo el sonido, incluso el de su propia voz. (Esto fue antes de que los audífonos con cancelación de ruido fueran omnipresentes). De repente, ¡no podía decir ni una palabra! La mayoría de la gente se rio y se olvidó del tema, pero al ser aspirante a músico, me quedé fascinado. ¿Cómo funcionaban esos audífonos? ¿Se podría reproducir música u otro tipo de audio a la vez que se cancela el ruido de fondo? ¿Se podían comprar en grandes almacenes? ¿Podría utilizar la misma tecnología para anular el sonido ambiente cuando grabara varias pistas en mi equipo de grabación de música? ¿Cuánto costarían unos audífonos así? (Alerta de *spoiler*: mucho).

De repente, la clase se había acabado. Me perdí la última media hora y, como resultado, reprobé el examen del día siguiente y eso que mis amigos dijeron que fue uno de los exámenes más fáciles que habían hecho en su vida. Unos siete años después, los audífonos con cancelación de ruido QuietComfort de Bose llegaron al mercado y con el tiempo hicieron ganar mucho dinero a Bose, Beats y Dr. Dre. Lo único que me gané yo fue un reprobado con todas las letras.

El TDAH puede aislarte o, cuando menos, hacer que te sientas como el patito feo en una canasta llena de pequeños patitos

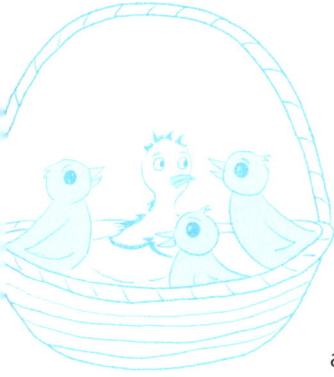

preciosos. Pero no estás solo, ni muchísimo menos. Aunque parezca que todo el mundo tiene un cerebro neurotípico, no es cierto. Aproximadamente, entre el 15 y el 20% de las personas tienen algún tipo de neurodivergencia. Si nos absorbieran a todos los neurodivergentes y nos enviaran a un planeta alienígena, la Tierra sería bastante aburrida. Todas las cosas interesantes ocurrirían en esa gran fiesta espacial.

3. Los comportamientos del TDAH son una elección

Error, error, error. Este es uno de los mitos más perniciosos y frustrantes sobre el TDAH porque nos hace parecer los culpables de nuestros problemas. Tal y como señalan el Dr. Edward Hallowell y el Dr. John Ratey en su libro *Driven to Distraction*, el TDAH es «una afección neurológica que escapa al control de la voluntad individual». No elegimos estar en Babia igual que una persona sorda no elige no escuchar. Los actos voluntarios precisan un pensamiento consciente y una toma de decisiones constante. Incluso las cosas que parecen totalmente automáticas, como lavarse los dientes, son comportamientos voluntarios porque puedes decidir no hacerlos (incluso aunque sea muy mala idea). No sucede lo mismo con comportamientos involuntarios como la digestión y que nos lata el corazón, ya que nuestros sistemas dictaminan dichas acciones. Los comportamientos derivados del TDAH son involuntarios.

Como explicó la Dra. Norrine Russell, experta en función ejecutiva y *coaching* del TDAH, los comportamientos del TDAH son manifestaciones de nuestro trastorno del neurodesarrollo. La palabra que usamos para describir dichos comportamientos es *síntomas*. Igual que una nariz que moquea y el picor de ojos son síntomas de alergia al polen, estar inquieto en la silla, interrumpir o desconectar son síntomas del TDAH. La doctora señaló que cuando alguien con alergia estornuda, no insistimos en que se calme y deje de estornudar de una vez por todas. No, reconocemos que estornudar es un síntoma y lo tratamos como tal. Decirle a alguien con TDAH que preste atención es como gritarle a alguien que tartamudea que no lo haga.

DIFERENCIAR ENTRE ACCIONES VOLUNTARIAS E INVOLUNTARIAS

Voluntarias	Involuntarias
Pedir una chalupa en Taco Bell	Digerir después de comer en Taco Bell
Ver *Parque jurásico*	Asustarte (inmediatamente) cuando aparece un velocirraptor
Beber agua después de *pickleball*	Tener hipo
Estudiar para el examen de Matemáticas	Que se te acelere el corazón al ver la calificación en Matemáticas
Reírse de los chistes de padres	Comportarte como alguien con TDAH

UN INCISO DE KIM

Me cuesta admitirlo, pero tuvo que pasar mucho tiempo para que aceptara que los síntomas de Penn son involuntarios. Tuve una tía con polio. Usaba silla de ruedas para moverse. Para mí tenía todo el sentido del mundo que necesitara instalar una rampa en su casa y utilizar una pequeña pinza plegable que llevaba consigo. Para todo el que la veía era obvio que aquello era esencial para ella. Con el TDAH de Penn no siempre lo pienso, y por eso a veces me cuesta no suspirar desesperada cuando deja todos los cajones de la cocina abiertos. Pero recordarme a mí misma que no puede evitarlo me frustra aún más. ¿Me encantaría que cerrara los dichosos cajones? Por supuesto. Pero sé que no es su culpa. Al igual que mi tía, necesita algunas adaptaciones.

4. No hay nada que pueda hacer

El TDAH es una diferencia cerebral y eso quiere decir que no puedes eliminarlo. No hay «cura», pero el cerebro es increíblemente flexible. El cerebro puede cambiar y crecer de formas increíbles, un fenómeno conocido en neurociencia como neuroplasticidad. Incluso el Dr. Russell Barkley que siempre habla claro en cuanto a los aspectos negativos del TDAH, dice que el TDAH es «el trastorno más tratable en psiquiatría». Si tienes TDAH, es probable que tengas algunas debilidades en ciertas áreas o un retraso a la hora de desarrollar ciertas habilidades, pero eso no significa que carezcas de ellas. Si puedes incorporar estrategias en tu vida —como sistemas y hábitos que te ayuden a seguir estable para hacerlo todo lo mejor posible—, podrás potenciar tus habilidades. En las últimas décadas, he usado estrategias para afrontar el TDAH que me han servido para escuchar mejor y para evitar seguir perdiendo el celular y las llaves. Enseguida ahondaremos en esto.

Los síntomas son involuntarios, pero su dureza y frecuencia pueden gestionarse. No estás totalmente a merced de tu TDAH. Al igual que hay cosas que puedes hacer para regular la respiración y el ritmo cardiaco, hay estrategias para controlar los síntomas de tu TDAH. (En la tercera parte, te daré algunas técnicas para fortalecer tus habilidades y gestionar tus síntomas).

5. Tener TDAH es algo de lo que avergonzarse

Quizás te hayas acostumbrado a que se te perciba como «menos que» o «diferente». Incluso puede que hayas llegado a pensar eso de ti mismo. No te culpo. He tenido muchos detractores y eso me ha hecho dudar bastante de mí. Abandonar esa creencia puede ser un cambio profundo y profundamente liberador. El primer paso es reconocer que **el TDAH no es una elección y, por lo tanto, no es algo de lo que debas sentirte responsable.** Si tienes alergia a los cacahuates o diabetes de tipo uno, no debes avergonzarte por ello, al igual que no deberías avergonzarte por tener TDAH. No es tu culpa. No lo has pedido ni te has acercado demasiado a alguien con TDAH para que te lo pegue. Así naciste, cielo.

Deshacerse del estigma ligado al TDAH es el primer paso para vivir una vida auténtica y propia de una persona tan excelente como tú, que no tiene que disculparse por ser diferente (a no ser que eso afecte a la salud o felicidad de otra persona, no es una carta para salir de la cárcel). Ha llegado la hora de transmitir el mensaje de que el TDAH no es algo de lo que avergonzarse.

Y ALGO QUE ELIMINAR DE LA MENTE DE OTRAS PERSONAS: «NO PASA NADA...»

UN INCISO DE KIM

La respuesta que recibimos a través del contenido que hacemos sobre el TDAH es sumamente positiva. Al parecer, la gente agradece aprender sobre la vida con TDAH desde un punto de vista auténtico y positivo. Pero no deja de ser internet, así que también hay detractores. Recuerdo que una vez publiqué una historia en Instagram en la que decía cuánto me gustaban las toronjas y a las pocas horas recibí mensajes cuya respuesta era: «Pero ¿y las fresas? Ahora están buenísimas, deberías estar hablando de fresas». Y eso que solo era fruta. Cuando se trata de algo tan complicado como el TDAH, la gente tiene muchísimas opiniones encontradas entre las que están las de aquellos que rechazan activamente el diagnóstico por considerarlo una excusa.

La gente escribe cosas sobre Penn del tipo «¡Por Dios, ya cálmate!» como si estuviera fingiendo su personalidad exuberante y vivaz. Sé que eso puede hacerle daño. ¿Eso de hacer un ritmo de *jazz* con las manos? ¿Tener siempre mucha energía? No es algo que haya inventado para Facebook. Ese es mi marido. Simplemente es así. Cuando estamos en el coche y suena una canción que le gusta, baila con tantas ganas que el coche rebota como si tuviéramos un sistema hidráulico. Me encanta que sea así y estoy orgullosa de él cuando sale del paso después de un comentario sarcástico y deja que su creativo cerebro con TDAH haga su magia. A volar, detractores. Penn tiene una autoestima bastante sana, sé que puede recomponerse cuando alguien se porta como un imbécil como respuesta a sus payasadas. Pero me enojo muchísimo cuando leo comentarios que niegan rotundamente la existencia del TDAH.

Alguien comentó que es «alergia al aburrimiento»; otro dijo que «los padres buscan la manera de tratar a sus hijos de forma especial». Lo que me saca de quicio de todo esto es que nieguen de forma categórica las experiencias de otra persona. Si me dices que ver *Una pareja de idiotas* te mata de la risa, quizás yo no tenga la misma experiencia, pero para mí no tiene sentido invalidar lo que opinas de Jim Carrey y su corte de pelo tan horrible. (¡Dato divertido! Jim Carrey tiene un diente delantero astillado de forma natural. Tan solo se quitó la cubierta para la película para tener ese aspecto). Negarse a aceptar que una persona es el relato más fiable de su propia vida demuestra una falta de empatía. ¿Por qué no concederle a todo el mundo el beneficio de la duda?

Después de ver de cerca y de forma personal cómo es el TDAH durante los últimos veinte años, puedo atestiguar que no solo es una aversión al aburrimiento. Todos estamos programados para evitar el malestar que provoca el aburrimiento. Pero el TDAH es mucho más que un grupo de gente a la que no le gusta tener reuniones por videollamada. Todos los días veo a Penn luchando con el TDAH. A veces, me doy cuenta de que la pasa muy mal. Si tuviera que inventar una enfermedad, sería una mucho menos dolorosa.

Ignorar la existencia del TDAH disminuye las posibilidades de que la gente actúe entendiendo cómo se comporta una persona con TDAH, cosa que solo hace que sus vidas sean más difíciles. Debimos normalizar la aceptación.

Cuando le preguntaron al Dr. Stephen Hinshaw, profesor distinguido de Psicología de la Universidad de California en Berkeley y expresidente de la Sociedad de Psicología Clínica Infantil y Adolescente, qué le gustaría que la gente entendiera sobre el TDAH, simplemente dijo: «Es real. —Y añadió—: No es que las personas con TDAH no se esfuercen. De hecho, se esfuerzan mucho, pero con estrategias ineficaces».

Conclusión: el TDAH existe, gente.

EL TDAH ES GENIAL

Abrazar tu TDAH te da la llave para apoyarte en tus puntos fuertes mientras trabajas para apuntalar tus puntos débiles. Pero antes, tienes que entender bien qué es el TDAH.

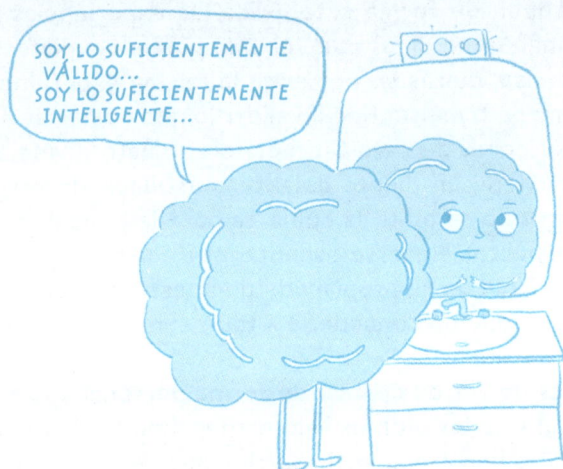

CAPÍTULO 8

OPERACIÓN: CAMBIAR DE MENTALIDAD

Cambiar lo que piensas sobre el TDAH no es fácil. Cuando la gente malinterpreta tus dificultades pensando que eres flojo o maleducado, puede parecer que todo el mundo forma parte de una campaña para convencerte de que estás destinado al fracaso. Puedes tener la misma sensación cuando el sistema sanitario opta por centrarse únicamente en tus problemas y no en tus capacidades.

El Dr. Hallowell les dice a sus pacientes: «Yo no trato discapacidades, yo ayudo a las personas a descubrir sus dones». Los pacientes suelen responder: «Si es un don, ¿dónde puedo devolverlo?». Se han acostumbrado a centrarse únicamente en los síntomas del TDAH que les causan frustración en sus vidas, lo cual es una pena. Si la gente supiera en qué fijarse, vería que el TDAH tiene muchas cosas buenas.

Es hora de dejar de decirte a ti mismo: «Voy a superar todo esto». En vez de eso, prepárate para tu propio diagnóstico. Tienes TDAH. Puede ser increíble, de verdad.

> «La necesidad más grande ahora mismo no es más ciencia —aunque para nosotros siempre será necesario seguir avanzando a ese respecto—: es publicidad. Cambiar la imagen, deshacerse de la estigmatización y dar a conocer historias de éxito».
>
> Dr. Edward Hallowell

LAS CINCO ETAPAS PARA ADUEÑARTE DE LA IDENTIDAD DE TU TDAH

La persona que hace nuestras metáforas favoritas y experta en TDAH, la Dra. Marcy Caldwell, dedica buena parte de su trabajo a que sus pacientes asimilen sus diagnósticos de TDAH. La doctora señala que hay cinco etapas por las que pasan las personas mientras lidian con lo que la identidad del TDAH significa para ellas. Las primeras etapas son las más difíciles, ya que nosotros, los neurodivergentes, no tenemos una buena imagen de nosotros mismos. Normalmente, el camino hacia la aceptación pasa por las siguientes etapas de creencias:

1. **Lo neurotípico es lo correcto.** Lo neurotípico es la norma y así debemos ser. Todo el mundo debe comportarse como si tuviera un cerebro neurotípico, incluido yo. Al final, no hay duda de que el mundo parece estar diseñado para cerebros neurotípicos. Por eso, si quiero triunfar, más me vale actuar como si yo también lo tuviera.

2. **Oh, oh. Parece que no tengo un cerebro neurotípico.** Esto es más difícil de lo que pensaba. Más me vale que intente solucionarlo para encajar. Veamos cómo puedo modificarme a mí mismo para encajar en el mundo que me rodea.

¿ENCAJO YA O NO?

3. **Mmm. Parece que cambiar quién soy no funciona.** Sin importar lo que haga, parece que no consigo eliminar las fallas de mi cerebro. Es como si no tuviera «solución». Qué lata.

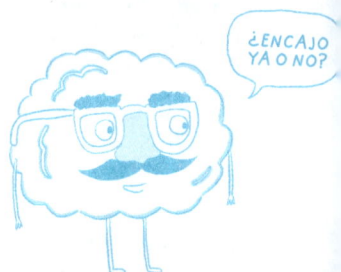

   Después, en las dos últimas etapas, aceptamos quiénes somos y acertamos al darnos cuenta de lo siguiente:

4. **Este es el cerebro que tengo. Debo aprender a trabajar con él.** Bien, intenté cambiar quién soy, pero no salió bien. Quizás no hace falta que cambie nada. De hecho, quizás este cerebro que tengo sea bastante *cool*.

5. **Tengo mis fortalezas y mis debilidades; tú tienes tus fortalezas y tus debilidades; todos tenemos fortalezas y debilidades.** Las mías son diferentes a las tuyas, pero eso no hace que sean mejores o peores, simplemente, son diferentes. ¿Cómo puedo

fomentar mis fortalezas y superar mis dificultades? ¿Qué puedo hacer para celebrar las fortalezas de los demás y apoyarlos en sus dificultades?

Me ha costado llegar hasta ahí, pero me alegra decir que, sin duda, estoy en la quinta etapa. **Si me sentaras en una mesa en la que tuviera delante de mí un botón para hacer desaparecer mi TDAH, no lo presionaría.** Mi TDAH es una parte de mí, una gran parte de mí. Es la parte que me ayuda a concentrarme durante horas a la hora de escribir letras de canciones que hacen sonreír a millones de personas. Me ha permitido tener mucha perspectiva, la capacidad de reírme de mí mismo, empatía, y una cantidad ingente de curiosidad. No cambiaría mi cerebro por el de nadie.

UN INCISO DE KIM

Penn ha recorrido el camino del TDAH durante mucho tiempo hasta llegar a la aceptación. Todos los días encuentra una idea nueva. Estoy orgullosa de que haya aceptado su cerebro de tal forma que inspira a otras personas a aceptar el suyo.

CUATRO MANERAS DE ADAPTAR TU ACTITUD AL TDAH

El director James Cameron dijo: «No te pongas límites a ti mismo. Ya lo harán otras personas por ti». (Nota al margen: ¡él no le pone límites al presupuesto de sus películas, sin duda!).

Sí, es necesario reconocer los posibles inconvenientes del TDAH, pero no es necesario dejarse llevar por ellos de forma obsesiva. La negatividad es un hábito mental. También es un círculo infinito. Puede calar hondo y contaminar lo que sientes por ti mismo, y eso te puede generar estrés, y eso puede empeorar tus síntomas, y eso puede hacer que te sientas peor contigo mismo, y eso te puede generar estrés, y eso puede empeorar tus síntomas. Ya me entiendes.

Aquí tienes cuatro técnicas que puedes probar para mejorar tu actitud hacia el TDAH.

1. Cambia la forma de hablarte a ti mismo

Cuando algo sale mal, ¿cuál de las siguientes frases resume mejor lo que te pasa por la cabeza?

1. *Uf, qué error. ¡El TDAH me la volvió a aplicar!*
2. *¿Cómo pude hacer semejante tontería? Soy idiota.*
3. *No fue mi culpa. El mundo está contra mí.*

Sé que es como uno de esos cuestionarios de las revistas femeninas en los que es insultantemente transparente que la persona que hizo el cuestionario intenta que descubras algo sobre ti mismo. Quiero que veas que la forma en que hablas contigo mismo sobre los síntomas del TDAH influirá en la forma en que los percibes, lo cual influirá en cómo te ves a ti mismo.

Nuestra imaginación es asombrosa. Podemos usar nuestra mente para imaginar cómo sería construir un castillo de arena en Saturno o comer espaguetis con salsa de guayaba, o qué se siente al ser un guerrero azteca defendiéndose de Cortés, pero la imaginación también tiene sus trampas. Nuestro increíble cerebro puede imaginarse situaciones maravillosas, pero también generarnos malestar innecesario.

Digamos que estás en una conversación y te das cuenta de que acabas de hablar por encima de alguien que estaba compartiendo algo personal. Oh, oh. Es probable que le haya sentado mal. De repente, notas que se te acelera el corazón a la vez que tu cerebro registra la amenaza de un probable aislamiento social cuando el resto de las personas de la conversación se miran y dicen: «Pero ¿a este qué le pasa?».

Como especie, dependemos los unos de los otros para sobrevivir. Como resultado, nuestro cerebro interpreta el aislamiento social como una amenaza tan real como el fuego. Aquí es donde nuestros cerebros se topan con un obstáculo. En lugar de reconocer que no hay ninguna amenaza real después de meter la pata en una conversación, nos obsesionamos con lo que pasó y recreamos la situación en nuestra mente. Nos dejamos llevar por el pánico al pensar en varias situaciones como: «¿Qué pasa si creen que soy un idiota? ¿Y si me sacan de la conversación? ¿Y si le dicen a todo el mundo que no me vuelva a hablar?». Estos pensamientos lesivos pueden llevarnos di-

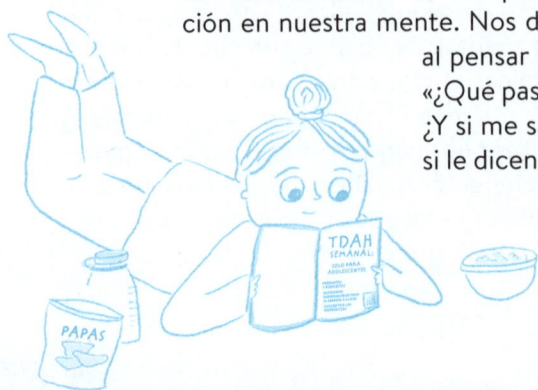

rectamente a la autocrítica. «¿Por qué dije eso? ¿Qué me pasa? Soy un completo idiota».

Es importante señalar que no somos las únicas criaturas del planeta que hacen esto. Nunca verás a un gato diciendo: «Gracias a Dios que esos bomberos llegaron en el momento adecuado. Me habría pasado toda la noche en ese árbol. ¡Por suerte me salvaron de mi propia estupidez!». Nada más volver a tierra firme y sentirse a salvo otra vez, se van a perseguir ardillas sin recriminarse nada a sí mismos.

Cuando eres crítico contigo mismo, te estás haciendo *bullying* a ti mismo, básicamente. Tu voz interior es el imbécil que no deja de hacerte daño insultándote. Intenta cambiar esa voz dañina por una que te anime: alguien que te cubra las espaldas, que interprete de la forma más cariñosa posible tus acciones, que no te juzgue cuando la estés pasando mal y que celebre tus logros. Tu propio cerebro debería ser un lugar seguro, un refugio, un lugar en el que escapar de la negatividad que te rodea en el mundo.

Nuestro cerebro es tan capaz de imaginar situaciones buenas como malas; por eso, la próxima vez que tengas la tentación de castigarte a ti mismo, mejor prueba con estas cuatro erres.

Las cuatro erres de la reformulación

- **Recalibra.** Pregúntate a ti mismo si de verdad ha sido tan horrible. Imagina que estás viendo cómo esa situación se arruina en un video por internet. ¿Te quedarías viendo el video hasta el final o pasarías a ver otra cosa porque es un error muy común?
- **Recuerda: no te pasa solo a ti.** No hay ningún pensamiento negativo que hayas tenido sobre ti mismo que alguien con TDAH no haya pensado también sobre sí mismo.
- **Recuérdate a ti mismo: no soy yo, es mi TDAH.** Eres muchísimo más que tu TDAH. El TDAH es parte de ti, pero no te define por completo.
- **Recompénsate por ser empático contigo mismo.** Al entrenar a tu cerebro para que tenga hábitos de empatía hacia ti mismo, utiliza el refuerzo positivo. ¿Te hiciste de la vista gorda por llegar cinco minutos tarde?

> Cómete un dulce. ¿Lograste salir del paso diciendo que jugarías con tus tenis cuando se te olvidaron tus mejores pares para una cascarita improvisada? Primero elige a tus compañeros de equipo. ¿Tuviste el acierto de pensar que lo harías mejor la próxima vez cuando se te mezclaron las diapositivas de la presentación? Date un paseo de cinco minutos por tu vecindario para desahogarte.

Ya recibimos suficientes insultos como para añadir más a la colección nosotros mismos.

2. Acepta tus diferencias

El Dr. Hinshaw nos anima a que tengamos una mentalidad de aceptación radical en cuanto al TDAH, y hagamos hincapié en lo de radical. Cuando algo es radical es que está fuera de la norma, puede asustar un poco e incluso es probable que altere el orden de las cosas. Sí. Eso es el TDAH. Me encanta la idea de la aceptación radical porque lo contrario a la aceptación radical es el rechazo radical. Ya recibimos bastante rechazo por parte de los demás, ¿por qué imponérnoslo a nosotros mismos?

Me gusta pensar en la aceptación radical como la analogía a criar un hijo que no se parece a ti. Si eres esa persona que es el alma de la fiesta, quizás estés deseando perseguir a tu hija por el parque mientras va del pasamanos al arenero y haciendo amigos jugando a las atrapadas. Si, después de que naciera tu hija, te das cuenta de que disfruta más escondiéndose debajo del pasamanos que jugando con él, tienes dos opciones: pasarte cada visita a la guardería diciéndole que se la pase bien y que hable con otros niños y se tire por el tobogán más alto o puedes dejar que siga siendo así y sentarte a su lado mientras hace burbujas tranquilamente. Si eliges lo primero, te enfrentarás a un futuro de discusiones y lágrimas porque le estás imponiendo la idea de cómo debería ser jugar, en lugar de aceptar qué significa para tu hija estar contenta jugando. Tienes que deshacerte de la idea que tenías de cómo sería tu hija y empezar a prestar atención a cómo es realmente. Deshacerse de la idea de cómo creías que sería su vida o la de otro ser querido tras un diagnóstico de TDAH es un paso doloroso pero necesario.

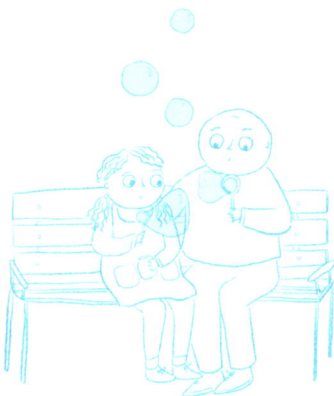

Todas y cada una de las personas de este planeta nacieron con limitaciones. Quizás no puedas leer música a primera vista, necesitas un banco para llegar a las cosas que hay en el último estante o pareces un tarado cuando intentas enrollar la lengua. Las limitaciones son reales, y a veces son muy molestas. Sin embargo, luchar contra ellas solo te servirá para complicarte las cosas.

Quiero ser cuidadoso y aclarar que aceptar tus diferencias no significa sucumbir a ellas. Junto a la aceptación está el compromiso radical de abrirse, de recibir la ayuda necesaria y de probar nuevas herramientas y estrategias. Nadie te está diciendo que no uses reloj porque, de todas formas, vas a llegar tarde. Pero antes de que te tomes en serio lo de ser puntual, primero tienes que reconocer que a veces pierdes la noción del tiempo. En la tercera parte, analizaremos cómo puedes mejorar tus puntos débiles y organizar tu vida para prosperar; pero, por ahora, empieza por darte permiso para aceptar que tu cerebro es diferente.

3. Repite conmigo: la comparación lleva a la desesperación

Prácticamente todos los libros sobre TDAH mencionan esta cita atribuida (por error) a Albert Einstein: «Todo el mundo es un genio. Pero si juzgas a un pez por su habilidad para trepar un árbol, vivirá toda su vida creyendo que es estúpido». Es el equivalente para hablar sobre TDAH de frases como «No hay lunes malos, solo cafés poco cargados» que te encontrarías en una cafetería.

Es un buen mensaje. Si eres un pez, no debería preocuparte poder trepar un árbol o no. Nunca treparás a un árbol mejor que un mono, un petigrís, un gato o una ardilla rayada. En lugar de malgastar tiempo y energía deseando ser un mono, ¿por qué no alegrarte de ser un pez? Los peces pueden respirar debajo del agua —la sustancia que cubre el 71% de la superficie terrestre— por el amor de Dios. Habría que ver a un mono hacer eso. Al igual que un pez, tienes muchísimos dones que son únicos. Eres un visionario, rebosas creatividad, estás dispuesto a arriesgarte de vez en cuando y tienes la habilidad de pensar de forma creativa e innovadora, algo con lo que sueña mucha gente.

De acuerdo, sí, no se te da muy bien organizar los zapatos, y tal vez no siempre te acuerdes de tirar los pañuelos a la basura. Pero ¿acaso ser el mejor organizando zapatos o el número uno en tirar pañuelos es algo que te gustaría ser? ¿Alguien quiere el trofeo al coche más limpio? ¿No prefieres sentirte realizado e impulsado por tu increíble creatividad?

El mundo es un lugar mejor gracias a la neurodiversidad. Gracias a la variedad de formas en las que está configurado nuestro cerebro, hay muchas maneras de experimentar el mundo y relacionarnos con él. No existe un único camino «correcto» para todo el mundo. El único camino correcto es el que te funciona a ti.

Algo que te servirá para mejorar tu actitud es evitar compararte a ti mismo con los demás, tengan TDAH o no. La comparación es insidiosa. Se te mete en la cabeza y afecta a tu felicidad. No puedes celebrar tus victorias porque la comparación aparece y te dice: «Sí, ese cuadro te salió bien, pero no se te da escuchar para nada».

De hecho, las únicas situaciones en que las comparaciones directas entre las habilidades de dos personas tienen sentido es en competencias de natación, atletismo, esquí o ajedrez. Por eso, a no ser que seas atleta profesional o aspires a ser el mejor del mundo en ajedrez, deja de compararte con los demás y recuérdate a ti mismo lo increíbles y únicas que son tus fortalezas.

Cuando me sorprendo a mí mismo comparándome con alguien, recuerdo lo que el Sr. Rogers dijo: «Solo hay una persona en todo el mundo como tú, y la gente puede quererte tal como eres porque tú eres tú». No necesito ver en qué destaco respecto a los demás. Soy el número uno siendo yo. Gracias, Fred.

4. Pon las cosas en perspectiva

Cuando algo se descontrole y sientas que te invade el cosquilleo de la vergüenza, pregúntate: «Ahora mismo, en este preciso momento, si aíslo esta situación, ¿es para tanto? ¿Se va a morir alguien? ¿Alguien va a perder una pierna? ¿Y un dedo?». La mayoría de las veces, el error no es para tanto si no haces que lo sea. Normalmente, tenemos hipo, no un ataque cardiaco. Cuando tienes la mandíbula apretada por el cortisol, puede ser difícil recordar lo anterior. Por eso, si empiezas

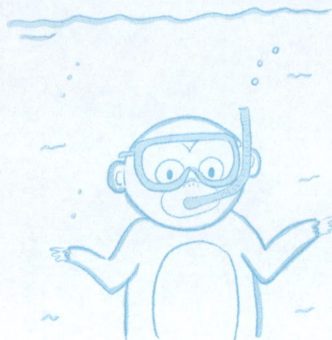

a escuchar esa vocecita en tu cabeza que te castiga por olvidarte de una cita o por haber dejado el celular en casa, en vez de hacerle caso, pregúntate: «¿Luego me reiré de esto?». Casi siempre, la respuesta es que sí.

PARA CUANDO VUELVAS A METER LA PATA

Si se te olvidó...	Deberías...
Una cita médica	Pedir otra y poner un recordatorio
El celular en casa	Volver a casa por él
El cumpleaños de tu mejor amigo	Hacer que el día siguiente sea especial (y si son tus mejores amigos, seguro que a estas alturas ya te entienden)

EL JUEGO DE LA REFORMULACIÓN

Si de verdad quieres integrar el TDAH como parte de tu identidad, necesitarás reformular qué piensas sobre las particularidades que conlleva. **Puedes pensar en tu TDAH como una bendición o una maldición. Si puedes elegir, ¿por qué no verlo como una bendición?**

Tu forma de pensar moldea tu experiencia y depende de en qué decides centrarte. Si percibes una particularidad del TDAH como un verdadero dolor de cabeza que hace que tu vida sea horrible, la vas a percibir como algo negativo, aunque tenga un lado bueno (muchas gracias, sesgo de confirmación). Pero si puedes centrarte en lo positivo y buscar pruebas que lo atestigüen, tendrás un hábito que te ayudará bastante a cambiar lo que piensas sobre el TDAH. El truco es entrenar al cerebro para que detecte lo positivo y se aferre a ello en lugar de dejarse llevar por lo negativo. Cuando ahondas en las cosas positivas, le estás cambiando el color a la pecera.

Para empezar, aquí tienes una visión diferente de algunos rasgos del TDAH.

Hiper → Enérgico

Imagina que te sientas a leer un libro. Te tiembla la pierna. Mueves la cabeza a un ritmo imaginario. Cuando pasan unos minutos, te levantas del asiento para revisar si esta mañana regaste las plantas, luego vas a la cocina para beber un poco de agua. A muchas personas con TDAH les llaman la atención por no poder estarse quietas. Si tienes un TDAH que combina hiperactividad e impulsividad, puedes sentir que tu cuerpo tiene que estar en constante movimiento. El movimiento constante no es algo malo. Al contrario: se ha demostrado que un estilo de vida sedentario aumenta la probabilidad de padecer ciertos cánceres, tener la presión arterial alta y diabetes. Además, ser sedentario hace que quedarse dormido sea más difícil.

Mover el cuerpo es bueno para tu salud física y mental. El movimiento mejora la memoria y reduce la probabilidad de tener problemas de salud mental como la depresión. Además, te mantiene en forma. Un estudio descubrió que moverse de forma nerviosa puede quemar hasta 350 calorías al día.

En una sociedad en la que la mayoría de gente se queja de que le falta energía, disfruta de la tuya. Puede ser una alegría ir por la vida haciendo los ruiditos de *Sonic: La película* mientras los demás juegan una partida aburrida al *Space Invaders*. Además, tu energía atrae a los demás. Muchas personas tranquilas se sienten atraídas por la energía deslumbrante de quienes tienen TDAH.

Aburrirse con facilidad → Ganas de probar cosas nuevas

Las filas. El tráfico. Hacerte esperar. El material del que están hechas las pesadillas para quienes tienen TDAH. Todos sabemos que la paciencia es una virtud, pero lo mismo sucede con la sed de conocimiento. El motivo por el que eso nos vuelve locos es porque nuestro cerebro está deseando recibir estímulos. Por suerte, necesitar esta estimulación constante nos hace buscar nuevas situaciones en vez de vivir de la misma forma aburrida y estática.

Personalmente, experimento una sensación de ansiedad opresiva si no está pasando nada nuevo. Mientras que hay gente que se asusta si abandona la rutina, yo siento lo contrario. Sentir que no estoy avanzando es algo que me provoca ansiedad. Me gustan las cosas que son nuevas y suponen un reto, cosas que puedo conquistar o superar. Por eso, salir de mi zona de confort —algo que prácticamente cualquier experto en comportamiento te dirá que es necesario para crecer— me hace sentir paz. Una situación estresante para algunas personas —situaciones en las que estoy fuera de mi elemento y tengo que solucionar cosas sobre la marcha—, a mí me proporcionan paz porque mis neuronas van a tope. Como resultado, siempre estoy aprendiendo cosas nuevas.

Inadaptado → Inconformista

Muchos de los que tenemos TDAH no es que vayamos al compás de nuestro propio ritmo, sino que nos salimos del desfile. Seguir un camino establecido en el que alcanzamos las metas e hitos esperados en un calendario riguroso no está para nada en nuestros planes. Tendemos a hacer las cosas a nuestra manera. Quizás llevemos un traje azul a la graduación, nos demos un año sabático o decidamos olvidarnos por completo de la educación tradicional.

Tal vez te sientas como un marginado al ver a otras personas que siguen un ritmo de vida tradicional, pero las cosas interesantes pasan fuera de ahí. Cuando la mayoría de la gente va en zigzag, nosotros nos quedamos en el *zag*, nos tambaleamos y volvemos sobre nuestros pasos. Ahí residen la innovación y lo diferente. El mundo sería una roca dura mortalmente aburrida sin personalidades arrolladoras e innovadoras que aportan variedad e ilusión para ponerlo todo patas arriba. Como dijo el brillante músico de *jazz* y compositor, Thelonious Monk: «Un genio es el que más se parece a sí mismo». No sigas a los demás. Sé un genio.

Problemático → Divertido

Quienes tenemos TDAH no solemos quedarnos rezagados en los rincones de una habitación para poder apoyar la espalda y observarlo todo tranquilamente y luego apuntarlo en una libreta. Normalmente, son otras personas las que nos observan a nosotros. Somos encantadores, divertidos, el alma de la fiesta. Ansiamos divertirnos y eso hace que seamos muy divertidos. ¿Quién quiere pasarla bien? Nosotros, sin duda. Estamos preparados para acercarnos a un desconocido y empezar a charlar. Somos los primeros en preguntar: «Hola, ¿puedo ver eso?» cuando hay un juguete nuevo que investigar. Nos subiremos a la montaña rusa más alta o nos presentaremos como voluntarios para ser la persona que los magos cortan por la mitad. Habría muchísima menos diversión espontánea si no fuera por quienes tenemos TDAH. Además, la vida sin meterse en problemas de vez en cuando sería un festival de bostezos.

Impulsivo → Creativo

Tal y como señaló el Dr. Hallowell, en una entrevista sobre su libro: «¿Qué es la creatividad sino impulsividad acertada?».

Según él, no planeamos tener nuevas ideas. No decimos «Son las once: ¡hora de una lluvia de ideas!» y esperamos a que nos venga a la mente una idea magnífica. No. Las ideas aparecen espontáneamente como resultado de la tendencia de nuestro cerebro a seguir sus impulsos, incluidos esos que un cerebro más inhibido podría frenar.

La impulsividad me ha dado algunas soluciones creativas para resolver problemas en mi vida. En el verano de 2023, nuestra familia tenía dos objetivos importantes: poner a nuestros hijos en forma para los partidos universitarios de otoño y hacer maratones para ver tantos episodios de *Suits* como pudiéramos. *Suits* es una serie de televisión por cable, algo chafa, sobre derecho empresarial. También es sumamente adictiva, por eso mi hijo se queda pegado a la televisión y no hace las cincuenta flexiones que su entrenador le dijo que hiciera todos los días. En mitad de un episodio, le dije impulsivamente:

—¡PC! ¡Tienes que hacer diez flexiones ahora mismo!

—¿Por qué diez flexiones?

Tenía que pensar en alguna razón.

—Porque Harvey acaba de darle a ese tipo una carpeta azul.

—Eso pasa muchas veces. ¿Tengo que hacer diez flexiones cada vez que pase?

Más impulsividad.

—¡Sí! También cada vez que Louis se salga de sus casillas, cada vez que Harvey mire por la ventana para pensar, y cada vez que alguien diga: «¡No habrás venido hasta aquí solo para darme eso!». (Cosa que pasa en todos los episodios).

A PC le encantó. Pasó de hacer cincuenta flexiones al día a hacer unas cien. Se está dando un atracón de televisión basura. La creatividad depende de la falta de inhibición. Alguien que piensa de forma rígida lo hace todo siguiendo las normas y sopesando cuidadosamente su comportamiento, y de esta manera, no se crean las condiciones ideales para dejar paso a una nueva idea o pensar las cosas de otra forma. Por eso, la gente cuadriculada rara vez tiene ideas nuevas. Están demasiado ocupadas teniendo en cuenta las barreras como para que se les ocurra algo nuevo. Quienes tenemos TDAH solemos pensar «Claro, ¿por qué no?». (Hablaremos más sobre creatividad en el capítulo nueve).

Asumir riesgos → Ser valiente

Unos cuantos moratones, callejones sin salida, rechazos de desconocidos atractivos... son el pequeño precio que pagar por las posibles ventajas de ser una persona que asume riesgos. Cambiaría unas cuantas visitas a urgencias por cosas que no son graves por la emoción que produce arriesgarse un poco. Necesitamos exploradores, pioneros, gente que rompa barreras y que llegue hasta el final para que la cultura y la sociedad sigan avanzando. También para matar serpientes y hacer frente a nuestros amos robots cuando amenacen con apoderarse del mundo. Como escribió T. S. Eliot: «Solo aquellos que se arriesgan a ir demasiado lejos podrán descubrir hasta dónde es posible llegar».

Exagerado → Sensible

Nuestros repentinos cambios de humor pueden ser volátiles. Tal vez reaccionemos de más cuando nos sintamos denigrados o tratados de forma injusta, pero también podemos verlo desde la sensibilidad. Expresamos nuestras emociones en lugar de reprimirlas, y es una forma auténtica —y sana— de vivir.

Inconformista → Pensador independiente

Ignorar las reglas puede meterte en muchos problemas. No es casualidad que a las personas con TDAH les pongan más multas por exceso de velocidad o, incluso, ups, vayan a la cárcel con más frecuencia que quienes no tienen TDAH. Tampoco somos ese tipo de persona que siguen órdenes sin rechistar. Pensamos de forma independiente, cuestionamos la autoridad y protestamos ante las injusticias cuando la autoridad se pasa de la raya.

Impredecible → Flexible

Vivir con TDAH no deja de darte sorpresas, y eso es algo bueno porque para nuestro cerebro lo predecible es la muerte. Como no siempre se nos da bien seguir el camino establecido, acabamos en situaciones que nos obligan a pensar rápido e improvisar. A veces, eso da lugar a aventuras y alegrías.

Un buen ejemplo de esto fue cuando, hace poco, toda la familia nos fuimos de vacaciones a esquiar. Mi hija Lola y yo fuimos por donde no era y nos perdimos. Estábamos en un país extranjero en el que muy poca gente hablaba inglés, y las señales eran increíblemente confusas. Podríamos haber entrado en pánico, enterrarnos en un montón de nieve y esperar hasta que la patrulla del esquí nos rescatara. En vez de eso, improvisamos. Supimos que nos habíamos salido del centro de esquí cuando tuvimos que quitarnos los esquís, cruzar la calle y seguir esquiando. Nos reímos cuando pasó, y nos reímos todavía más cuando acabamos en otro pueblo diferente al que habíamos llegado cuando nos bajamos del teleférico. Sin duda, nos sentimos tontos llevando nuestros esquís por el pueblo mientras buscábamos otro teleférico, y aún más tontos cuando encontramos una y la tomamos para subir a la cima de la montaña con un montón de gente que no iba vestida para esquiar, pero preferimos reírnos de nuestra propia estupidez. Cuando llegamos a la cima de la montaña y encontramos un mapa para volver, fue como terminar un rompecabezas que parecía imposible. Estábamos eufóricos. La actitud lo es todo en momentos así. Celebrar lo inesperado es bueno, y aprender a hacerlo me ha permitido ser más flexible cuando surge algún problema.

Distraído → Curioso

El Dr. Hallowell cree que otra cara de la moneda de estar distraído es la curiosidad. La mente con TDAH es como un cachorro que tiene que perseguir cualquier ruido o crujido no solo porque sí, sino para averiguar: «¿Qué es eso? ¿Qué es eso? ¿Qué es eso?». Hallowell señaló que las personas con TDAH no nos limitamos a responder a un estímulo, sino que queremos llegar al fondo de las cosas, descubrir cómo funcionan. Es cierto que la curiosidad infinita puede meterte en problemas si te metes donde no te llaman —esos crujidos podrían venir de mofetas o escorpiones—, pero la curiosidad es lo que lleva al descubrimiento.

Tener una mente que pasa de un tema a otro como si fuera una Roomba —saltando de una idea a otra, volviendo a otra, dando vueltas, y revisando otra más— te lleva a sitios a los que un chismoso que busca información de forma más convencional nunca llegaría.

Te contaré una historia sobre algo que me pasó ayer, y cuando leas esto, se habrá convertido en un programa de televisión o en nada de nada. Kim y yo hemos estado trabajando con gente bastante impresionante en Hollywood para proponer un concurso de televisión que ludifica y musicaliza todos los aspectos hilarantes de la vida familiar. Parte de la reunión para proponerlo consistió en demostrar lo rápido que podíamos crear contenido. Por eso, cuando terminó la reunión, escribimos y grabamos una canción sobre esa misma reunión y se la mandamos al cabo de media hora.

Sé que parece muy complicado, pero te diré algo, como mi cerebro va de una cosa a otra, fue más fácil que hacer la cena. Mientras la reunión transcurría a un ritmo muy predecible, mi cerebro detectó detalles como el productor que se conectó por Zoom, que se bebió dos cafés en cuarenta minutos, el agente que apagó la cámara de forma misteriosa durante diez minutos y luego volvió, y la ejecutiva de la cadena que de repente mencionó que usa la corteza de las croquetas de papa para hacer quiches. La canción que le enviamos enseguida no hablaba tanto de una reunión de presentación estándar como de las extravagancias de su día a día. Tuvo muy buena acogida porque en palabras de uno de los ejecutivos: «No sé cómo se les ocurren cosas tan creativas sin esforzarse».

¡Gracias, cerebro inquieto!

Descuidado → Centrado en lo importante

Detalles, detalles. Cuando empezamos, podemos pasar por alto las pequeñas cosas. Puedes pensar que esto es pasar por alto minucias importantes o, puedes darle una vuelta y animar a tu mente con TDAH cuando se fije un objetivo y avance hacia él con pasión. La pasión no se puede aprender. Sin duda, algunas cosas muy pequeñas pueden pasar inadvertidas, pero la capacidad de progresar en vez de estar comprobándolo todo constantemente y quedarte atrapado en la trampa del perfeccionismo es increíblemente valiosa. Los seres humanos inventaron el corrector ortográfico por algo.

El perfeccionismo no me hace sufrir. De hecho, hay veces en las que me gustaría poder editarme a mí mismo o dejar que las cosas se cocinen a fuego lento un poco más en lugar de anunciar «¡Terminamos!» mientras me apresuro a cruzar la línea de meta. Pero no quedarme atascado en cada pequeño detalle me permite ser más productivo.

———

Ignorar tus dificultades o intentar borrarlas con una manguera que lanza rayos de sol y arcoíris no te ayudará a sentirte mejor cuando el TDAH te desanime, pero recordar de vez en cuando que tus problemas van de la mano de algunas capacidades bastante increíbles te protegerá contra el ataque de la negatividad. Los dos capítulos que vienen a continuación se centrarán en algunos de los beneficios más sorprendentes del TDAH, las cosas que deberían hacer que quieras lucir con orgullo la insignia del TDAH.

CAPÍTULO 9

LOS BENEFICIOS DEL TDAH PARA TI

¡Has llegado a la mejor parte! Sé que has necesitado algo de paciencia, y quizás has tenido que leer algunas cosas más de una vez, pero ahora ya estás listo para LO BUENO.

Penn

Quizás lleves bastante tiempo sospechando que en tu interior te esperan dones por descubrir o valorar. Tal vez, seas de esas personas rápidas que hace comentarios ingeniosos, o tal vez te conozcan por ser el conejito de Energizer del grupo o tu capacidad para seguir moviéndote mucho después de que los demás hayan decaído. Tal vez te veas a ti mismo transportado a un nivel superhumano cuando estás muy centrado en hacer una tarea. Bienvenido a los beneficios del TDAH. Son incontables y son increíbles. En este capítulo, hablaré de los que más me entusiasman: creatividad, hiperfocalización y capacidad de diseñar una vida propia e increíble.

CREATIVIDAD

«El hombre que no puede visualizar un caballo al galope sobre un jitomate es un idiota».

André Breton, *Break of Day* (1934)

Uno de los mejores dones de tener un cerebro con TDAH es el pensamiento creativo que despierta. Aunque a quienes tenemos TDAH no se nos dé especialmente bien ejecutar, iterar y perfeccionar, se nos da super-bién generar ideas y somos maestros en hacer lluvia de ideas.

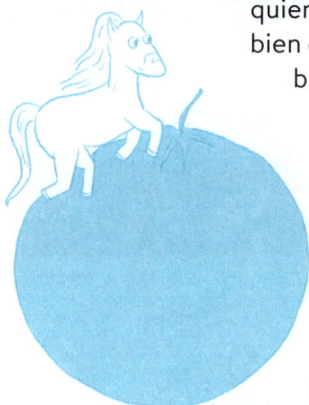

Vemos la vida desde nuevos puntos de vista, resolvemos problemas de formas nuevas e inteligentes y no estamos tan encorsetados por la tradición como las personas sin TDAH, lo que da lugar a inventos, arte e ideas empresariales increí-bles. Algunas de las mentes más creativas de la historia eran neurodivergentes. Hay quienes creen que incluso Einstein y Mozart tenían TDAH. Nuestra mente es como un perro sin correa, libre para explorar en lugar de obedecer. Si nos dejan divagar, los límites de nuestro pensamiento se expanden.

El estereotipo de alguien que es creativo es el del artista o músico que viste a la moda y vive en un departamento que también es una galería de arte, pero la creatividad se manifiesta de varias formas, como en la de un padre que vive en las afueras y rapea y canta cancio-nes en internet.

Además de impulsar a actores, músicos y artistas de todo el mundo, la creatividad puede aparecer como

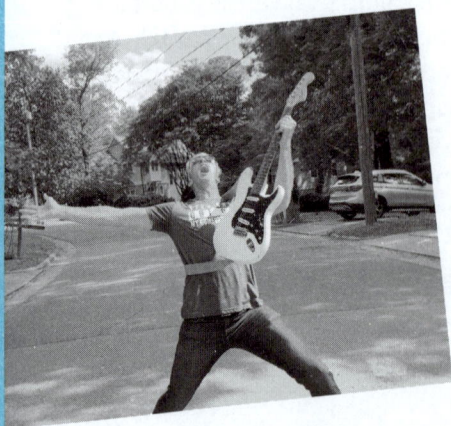

Mis vecinos deben de pensar que estoy loco.

la capacidad de mantener la atención del público durante una presentación, una buena idea sobre cómo dividir el espacio del clóset del cuarto o un truco para resolver problemas para los que durante años nadie tuvo respuesta.

ORIGINALIDAD

La capacidad de tu cerebro con TDAH de teletransportarse de un pensamiento a otro en vez de transitar por los caminos esperados significa que tus pensamientos están empapados de mucha originalidad. Digamos que estás pensando en qué regalarle a tu madre por su cumpleaños. Tal vez recuerdes que le gusta la ornitología, y dos segundos después te distraigas mirando la curva del asa de la taza hecha a mano en la que te estás tomando el café. Mmm. Segundos después, estás buscando en internet clases de cerámica en tu zona para que tu madre haga su propio bebedero para aves en vez de comprarle otros binoculares o una sudadera con un halcón peregrino.

UN INCISO DE KIM

A Penn se le da verdaderamente bien hacer regalos creativos.

Cuando nos casamos, teníamos muy muy poco dinero. En la primera Navidad que pasamos juntos después de mudarnos a la ciudad de Nueva York, el límite del presupuesto para hacer regalos eran cinco dólares. Penn se presentó con un regalo que pesaba bastante y estaba envuelto de una forma extraña. Lo abrí y dentro encontré un montón de rocas. Al principio, estaba desconcertada. «Gracias, supongo». Pero luego me di cuenta de dónde venían las rocas, y me derretí.

Cuando llevábamos unos diez meses y seguíamos viviendo en Florida, visitamos la ciudad de Nueva York juntos. Conseguí trabajo en la ciudad, y entre las visitas a varios departamentos, dimos un paseo por Central Park. Estábamos en un momento de nuestra relación en el que habíamos hablado de formalizar y dar el siguiente paso, pero no fue porque mis amigos lo miraran raro porque todavía no me había propuesto matrimonio ni nada por el estilo.

Mientras paseábamos por el parque, Penn estaba muy saltarín, más de lo normal, la verdad. Le sudaban muchísimo las manos. Yo estaba disfrutando de un precioso día de verano, totalmente ajena a lo que estaba a punto de pasar. Nos detuvimos delante de una roca enorme y trepamos por ella, algo nada fácil si llevas sandalias. Cuando llegamos a la parte más alta, Penn se arrodilló.

No podía creer lo que estaba pasando. Intentó dar un discurso, pero le salió algo desordenado. Se me escapó una risita porque el Penn que yo conocía normalmente era muy extrovertido y seguro de sí mismo. Desde que estábamos juntos, lo había visto hacer el paso del gusano delante de muchas salas llenas de desconocidos, pero cuando intentaba decir algo vulnerable o tan sincero, hablaba despacio y balbuceaba. Fue muy dulce.

Avanzamos dos años. Lo que tenía entre las manos aquella Navidad era un trozo de esa roca. Se había escabullido, había tomado un cincel y —seguro que de forma totalmente ilegal— había cortado parte de la roca donde nos habíamos comprometido. Mucho mejor que un tostador nuevo.

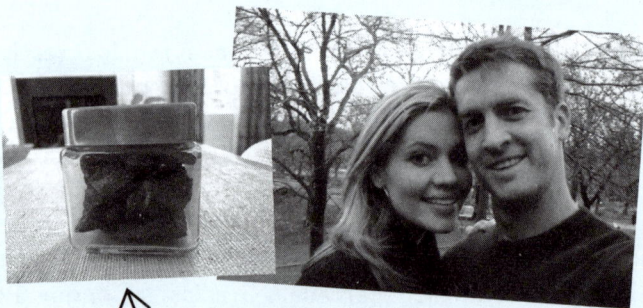

Hoy en día, sigo teniendo en casa este frasco.

RESOLUCIÓN DE PROBLEMAS

Tengo un trabajo en el que debo crear sin parar, y mi cerebro con TDAH me ayuda a ello. Una de las formas en las que pagamos las cuentas es haciendo colaboraciones musicales con empresas. Cruzan los dedos y esperan que podamos idear el unicornio digital, que es un video viral. El video tiene el objetivo de transmitir el mensaje que intentan difundir que, normalmente, es: «¡Por favor, compren nuestro producto y hágannos ricos!».

Hace un par de años recibimos una llamada de Velcro Companies con una petición un tanto diferente. Querían que ideáramos un *pitch* para una campaña que convenciera a la gente de que dejaran de usar la palabra *velcro* para referirse a los cierres autoadhesivos. Al parecer, si las marcas se convierten en el sinónimo de su producto más conocido y el nombre de la marca sustituye al producto en el léxico, la empresa de la marca a la que se hace referencia puede perder su identidad. Es lo que se conoce como genericidio.

Volamos a Boston para reunirnos. Nuestro equipo llegó a la sala de reuniones, la salsa se parecía a cualquier otra en la que ya había estado, había una mesa, sillas, pizarrón blanco y botellas de agua. Nos pusimos cómodos y nos explicaron el problema. Querían que evitáramos que Velcro Companies pasara por un genericidio.

> Ha habido muchas víctimas de genericidio... Aspirin, Escalator, Yo-Yo, Thermos y Zipper. Todos solían ser nombres de marcas. Ahora son productos.
>
> Penn

Nada más oír lo que querían, en mi cerebro las ideas empezaron a explotar como si fueran palomitas. Dejé de mirar a los ejecutivos de la mesa y mi cabeza no dejaba de pensar a toda velocidad. Luego, mis compañeros de trabajo me dijeron que era como si me hubiera ido de la reunión. Al parecer, los tipos Velcro Companies se miraban entre ellos con una expresión en la cara que parecía decir «¿Qué le pasa a este tipo? ¿Por qué es tan maleducado? ¿Dijimos algo que no debíamos?». Pero mis compañeros sabían lo que estaba pasando: me había lanzado al espacio creativo.

Cuando la reunión terminó de verdad y nos despedimos y dijimos que estaríamos en contacto, las puertas del ascensor apenas se habían cerrado cuando le dije a mi equipo: «Ya lo tengo». La idea que se me ocurrió era una parodia del video de *We Are the World* de 1985. Quería que la campaña tuviera la apariencia y diera la sensación de ese video, pero en vez de un grupo de estrellas del pop cantando sobre unirse para ayudar a los más necesitados, quería que hubiera un grupo de abogados elegantes suplicándole a la gente que por favor dejara de llamar «velcro» a su producto. Nos subimos a un taxi y, cuando llegamos al aeropuerto, la letra ya estaba escrita.

Una vez en casa, compuse la música en quince minutos y se la mandé a mi equipo. Les encantó, pero me dijeron: «Sabes que todavía no podemos enviarlo, ¿verdad? Los ejecutivos de Velcro Companies pensarán que fue demasiado fácil como para justificar la tarifa acordada».

Pero ese es el tema: por cómo están organizadas las moléculas de mi cerebro y cómo proceso las cosas, fue fácil. Por ejemplo, al igual que en una clase de cerámica, mi mente fue en una dirección única, y yo le permití que así fuera. Cuando entendí el humor inherente a Velcro Companies, un negocio multimillonario que le pedía a la gente que dejara de usar la palabra *velcro*, me puse a pensar en la forma más divertida y autocrítica de representar un problema del primer mundo. Lo primero que se me vino a la cabeza fue el famoso meme de «problema del primer mundo» que estaba por todo internet: una mujer agarrándose la sien y llorando por algo trivial como la necesidad de contratar a un nuevo paisajista. Después, pensé en un problema de verdad (el hambre en el mundo) y eso me transportó de inmediato al video de USA for Africa que me encantaba cuando era un adolescente. Uní esas dos cosas en mi cabeza.

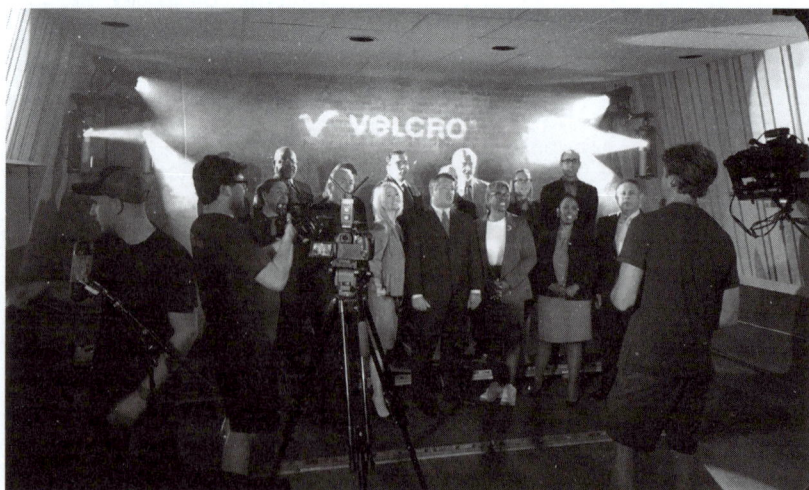

Nuestro trabajo con Velcro Companies fue nombrado una de las campañas más exitosas de su categoría.

Estaba en otro nivel de conciencia, concentración y creatividad.

Un clásico del TDAH. Puse incómoda a la gente por mi comportamiento aparentemente antisocial en la reunión, pero luego esa incomodidad desapareció cuando les mandamos un video que les encantó (y que llegó a tener más de mil millones de reproducciones en el mundo). La tendencia de mi cerebro TDAH de conectar esto con aquello me permite disfrutar de más momentos dulces que si mi cerebro estuviera programado para seguir un pensamiento hacia un final lógico.

Sé que no todo el mundo puede ponerse sin más a escribir canciones mentalmente. Este es mi propio don, pero la creatividad y los puntos de vista que te da el TDAH también son un don que tienes tú. Quizás el tuyo aparezca en un lienzo, en una obra o en una pista de basquetbol, pero apuesto a que está ahí.

INNOVACIÓN

Quienes tenemos TDAH solemos transitar el camino menos esperado para llegar a una solución. En parte debido a los problemas con nuestra memoria de trabajo, no nos limitamos a confiar en cómo se han hecho siempre las cosas. Las personas con TDAH son mucho más propensas a encontrar una nueva solución a un problema que a hacer pequeños retoques a la solución convencional, y de ahí vienen las grandes innovaciones. Cuando vamos abriéndonos paso hacia una solución, no seguimos el camino prestablecido; cargamos con nuestros machetes y llegamos a sitios nuevos y emocionantes. Los psicólogos se refieren a esto como pensamiento divergente.

(Nota al margen: apuesto a que a algunos de ustedes les costó demostrar cómo encontraron la solución en clase de matemáticas. ¿Alguien? A mí también. En mi cabeza encontré otras formas de solucionar los problemas. Creo que es una de las situaciones en las que debemos intentar, al menos, demostrar al profesor cómo encontramos esa respuesta, aunque no fuera siguiendo la ruta convencional. Por algo te piden que les enseñes las tareas. A veces, el siguiente nivel de matemáticas es mucho más difícil de lo que piensas, y es probable que tu versión casera de resolver el problema te explote en la cara).

Te das cuenta de cómo para ser realmente original necesitas más tiempo y energía que para simplemente hacer las cosas como siempre, pero mejor. Te lo aseguro, pensar en hacer las cosas a tu manera no siempre es de especial ayuda en momentos en los que necesitas dar una respuesta concreta a una pregunta o tienes que hacer algo rápido. Pero si se trata de un problema persistente, el pensamiento divergente puede derivar en respuestas brillantes. Por eso, si quieres saber cuánto mide la torre Eiffel, el pensamiento divergente que tanto destaca en personas con TDAH, quizás no sea tan útil. Pero si intentas averiguar cómo trasladar la estructura de Francia al patio trasero de tu casa, nuestras ideas tan novedosas podrían ser de ayuda. El pensamiento divergente también puede ayudarnos a encontrar nuevas formas de usar cosas viejas. Por ejemplo, no nos limitamos a usar los clips de papel solo para unir papeles. Somos capaces de ver que esos clips podrían ser palillos reutilizables o triángulos con resortes que alcanzarán una altura sorprendente cuando los dejes caer sobre la mesa.

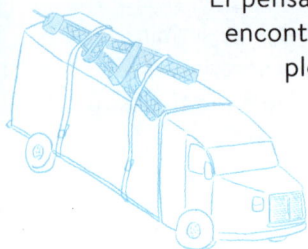

DOS ESTUDIOS REALMENTE FASCINANTES QUE DEMUESTRAN QUE LAS PERSONAS CON TDAH TIENEN MENTES CREATIVAS INCREÍBLES

La científica e investigadora Holly White llevó a cabo en la Universidad de Míchigan dos estudios increíbles que demostraron lo creativos que pueden ser los cerebros con TDAH.

1. La fruta alienígena

En un ingenioso estudio, White y su equipo pidieron a un grupo de estudiantes de control y a un segundo grupo de estudiantes con TDAH que se imaginaran una fruta de otro planeta y la dibujaran. Los participantes sin TDAH, básicamente, se limitaron a dibujar rayas en una manzana y ahí lo dejaron. A los participantes con TDAH se les ocurrieron frutas más extravagantes que serían mucho menos reconocibles para los terrícolas. Estos dibujos no estaban ligados a lo que comúnmente consideraríamos como algo frutal. Supieron prescindir de información que probablemente otras personas considerarían importante —como que la fruta suele ser redonda, por ejemplo— y diseñar algo mucho más interesante. Algunos estudiantes añadieron características muy innovadoras a su fruta, ¡bocas y martillos incluidos! No es exactamente lo que esperas ver en la sección de frutas del supermercado, pero quizás en Endor sí.

2. El nombre de un juego

Un segundo estudio de White demostró que el conocimiento previo no limita al TDAH. Se les pidió a los participantes pensar el nombre para tres productos nuevos: uno de ellos era pasta. Después les enseñaron una lista con ejemplos de nombres y les dijeron que no imitaran esos ejemplos, así que palabras como espagueti o *rotini* quedaron descartadas. Los resultados demostraron que a los participantes sin TDAH les resultaba difícil ignorar palabras de la lista, lo que suele pasar cuando te dicen «¡No pienses en un elefante!» y solo puedes pensar en un elefante. Estos participantes sugirieron cosas como *noodlerini*, *lasquetti* y *lambergini*. A los participantes con TDAH se les dio mucho mejor ignorar la lista. Se les ocurrieron nombres más interesantes y menos predecibles como *floraduly*, *twistyz* e *italian-sassy-jazzy*, propuestas mucho menos influenciadas por los ejemplos.

Si eres una de las muchas personas con TDAH que nació con el don de la creatividad en abundancia, considérate afortunado.

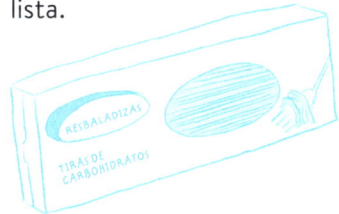

HIPERFOCALIZACIÓN

Mientras que la creatividad aprovecha la capacidad de nuestro cerebro para moverse libremente, tenemos una habilidad complementaria que nos mantiene mentalmente centrados: la hiperfocalización.

Casi todo el tiempo, nuestro cerebro con TDAH revolotea como si fuera una semilla de diente de león arrastrada por el viento, desplazada de un lado a otro según dicten las corrientes. Obviamente, a veces puede ser frustrante. Pero hay ocasiones en las que esas semillas encuentran el terreno adecuado y echan raíces tan profundas que es casi imposible arrancarlas. Así es la hiperfocalización: un estado de atención superior repentino en el que el cerebro con TDAH se encierra en un estado de concentración intenso; cuando lo hace, es imparable. En gran parte, estar en ese nivel es estupendo. ¿Recuerdas que el Dr.

Hallowell dijo que lo que tenemos en realidad es un exceso de atención? Pues bien, allá vamos.

La hiperfocalización es la capacidad de bloquear estímulos hasta el punto de tener el equivalente mental a la visión en túnel. Todo lo demás queda fuera de nuestra atención, pero el puntito que está en el centro se ve perfectamente, como cuando en una película el héroe primero ve al objeto de su interés amoroso, y todo lo demás desaparece en el fondo. Miran, ensimismados, a la criatura mágica que tienen delante. Después vuelven en sí y están parados en medio de la calle sosteniendo una porción de *pizza* a medio comer sin tener ni idea de cuánto tiempo han estado hipnotizados por su amor platónico.

Cuando compongo música, entro en esa hiperfocalización. Parece un superpoder. Un buen ejemplo de hiperfocalización se produjo cuando escribí la parodia que hicimos de *Hamilton*, titulada *Mask Up*. Éramos muy fans del espectáculo, y acababan de estrenarlo en Disney+. Mientras lo veíamos, Kim me preguntó si podíamos hacer algo que relacionara Hamilton y la COVID-19. En ese momento, sonó *Aaron Burr, Sir* e, igual que Hamilton, pregunté: «¿Es usted Aaron Burr, sir?». En mi cabeza, sonó: «¿Tiene gérmenes, sir?». Bingo.

Dije: «Kim, ahora vuelvo». Me metí en el estudio y escribí la canción entera, después la grabé y la edité, todo en tres horas. Estaba tan centrado que, si alguien me hubiera tirado una piedra por la ventana, ni me habría enterado. Si, por casualidad, me hubiera dado cuenta, habría mirado a los cristales del suelo y habría dicho: «Dentro de una hora me encargo. Ahora tengo que seguir escribiendo». Eso es la hiperfocalización. Cuando entro en ese estado, soy total, absoluta y completamente imposible de distraer e indestructible. Podrías meter una banda de ocho integrantes en el estudio y ni siquiera los voltearía a ver.

A veces, he estado tan concentrado haciendo un video o los coros para una canción que de pronto miro mis manos y veo un plato con un burrito junto al teclado. No sé de dónde salió. Kim había venido y me lo había dejado enfrente de mis narices, pero no me había dado cuenta.

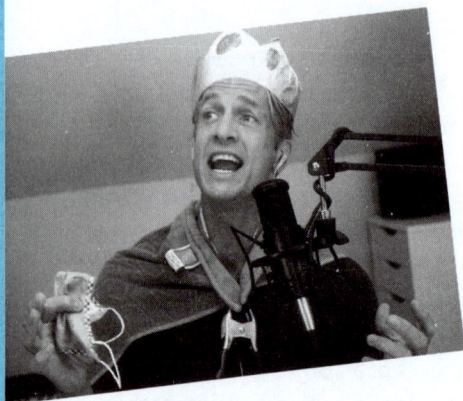

Kim cosió la corona y me hizo una túnica con una toalla de playa.

(Consejo profesional: si tienes TDAH, intenta encontrar una pareja que no solo lo aguante, sino que también te traiga un burrito).

CÓMO ES LA HIPERFOCALIZACIÓN

La mejor forma de describir la hiperfocalización es decir que es un estado de conciencia alterado. No eres consciente de necesidades biológicas ni de la temperatura o el tiempo. Es como si las señales de los sistemas de tu cuerpo estuvieran bloqueadas. El hambre, el cansancio, el picor que te producen los pantalones, es como si todo eso le pasara a otro cuerpo. Cuando por fin llegas a la hiperfocalización, es como si no pasara el tiempo, pero todo fuera más rápido a la misma vez.

Como dijo el Dr. Hallowell: «La gran ironía y lo bonito de la hiperfocalización es que no eres consciente de ello en absoluto. Porque no notas nada. Estás concentrado en una tarea. ¿Cómo podemos separar al bailarín del baile? Estás dándolo todo, y no llegas a darte cuenta de que ya no tienes conciencia de ti mismo. Solo te das cuenta al mirar atrás».

Para mí, la hiperfocalización es la claridad absoluta. En vez de ese murmullo desordenado de fondo, la voz de mi cabeza me dice una cosa, y la dice con un nivel de confianza inusual: «Esto es lo que vamos a hacer ahora. Eso está mal. Esto está bien. Sigue adelante. Vamos, vamos, vamos, vamos». Por defecto, cuando estoy hiperfocalizado, mi cerebro dice que sí. En mi cabeza hay una lista imaginaria de pendientes, y voy tachando las acabadas con fervor.

Después, estoy bastante desubicado, como cuando Grogu usa la fuerza para levantar algo pesado en *The Mandalorian*. No tengo tanta fuerza vital, y necesito sentarme fuera y mirar a un árbol durante un minuto mientras vuelvo a mi ser.

LAS DESVENTAJAS DE LA HIPERFOCALIZACIÓN

¿Te acuerdas de nuestra consola de audio? Cuando entramos en hiperfocalización, todos los interruptores están apagados excepto el que está conectado a lo que sea que capta nuestra atención, y ese está al once. Esto viene bien para ser productivo, pero no tanto si el escusado está a rebosar o tienes cita en la peluquería. Sin duda, he olvidado recoger a mis hijos de la escuela por estar en un estado de hiperfocalización profundo.

Otra desventaja de la hiperfocalización es que me meto tanto en la madriguera del conejo que me cuesta dejar entrar ideas de otras personas. De hecho, es difícil absorber información que no he buscado yo mismo. A veces, eso sale estrepitosamente mal.

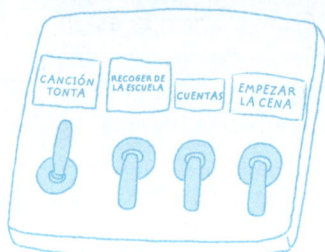

Mi primer ascenso importante fue a director deportivo para la cadena de televisión Fox en Orlando. Fue una gran oportunidad para mí. ¡Salía en espectaculares! Pasé de ser el presentador de fin de semana completamente arruinado a alguien que al menos podía pagar la hipoteca. Las 500 Millas de Daytona estaban programadas para la semana siguiente a mi ascenso y, por primera vez, se iban a emitir en Fox. La cadena quería que saliera todo perfecto.

Planeamos dos especiales de treinta minutos desde dentro de la pista, una antes de la carrera y otra después. Hicimos la previa y me sentí muy bien conmigo mismo. Mi sensación es que lo había hecho excelente. Estuve así de animado hasta la última vuelta de la carrera, cuando Dale Earnhardt, considerado el Michael Jordan de las carreras NASCAR, fue embestido por Ken Schrader.

Lo estaba viendo desde el círculo de ganadores. Su coche giró de lado. No derrapó; aceleró directamente para chocar con el muro. Si ves carreras de la NASCAR, sabes que los accidentes forman parte del juego, así que, aunque fue alarmante, la carrera terminó y la gente roció al ganador con champán. Pero después, supimos que el choque de Earnhardt no fue el típico choque. Estaba de camino al hospital, lugar en el que lo declararían muerto. Fue una tragedia terrible y desgarradora.

También supuso que todo aquello en lo que había trabajado quedaba descartado. Tuve que rescribir el programa. Ningún productor o editor podía ir a ayudarme

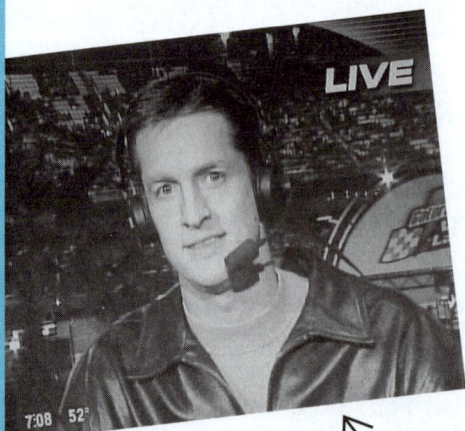

Mira qué chamarra de cuero tan cool.

porque no dejaban que nadie entrara en el interior de la pista. Así que un operario del camión satélite, un fotógrafo y yo tuvimos que preparar todo el programa. Pasé a la hiperfocalización y me senté frente a una máquina de edición durante horas antes de que volvieran a conectar conmigo.

Probablemente haya sido la audiencia más grande que he tenido en mi vida. Tenía toda la información en mi cabeza. Todo el mundo quería saber qué le había pasado a Dale Earnhardt. Empecé la retransmisión diciendo: «Lo vi desde aquí. Aquí es donde Dale Earnhardt júnior perdió la vida».

¿Te diste cuenta? Tuvo que pasar el primer minuto entero hasta que por el audífono todo el mundo me gritó: «¡Te equivocaste de persona!». Había dicho «Dale Earnhardt júnior» en vez de «Dale Earnhardt». Dale Earnhardt júnior también era piloto y aquel día quedó segundo en la carrera. Sin duda, estaba vivo y devastado por haber perdido a su padre. Estaba tan cansado que cuando volví a aparecer en cámara, era como si no estuviera hablando mi idioma.

Durante el resto del programa estuve muy mal. Me sentí fatal. Al día siguiente, todos los programas de radio matinales estaban hablando sobre el idiota que se había equivocado de nombre.

Me había hiperfocalizado tanto que se me había olvidado el nombre del tipo más famoso en ese deporte.

También había preparado un especial muy completo en su honor en un tiempo récord, prácticamente yo solo gracias a mi capacidad de hiperfocalización. Pero ese descuido era lo único que todo el mundo (incluido yo) recordaría de aquel día. Teniéndolo todo en cuenta, la hiperfocalización ha sido toda una bendición en mi vida, pero comparto esta historia porque también es algo que me ha llevado, y me llevará, a cometer algunos errores graves.

Cómo la hiperfocalización nos ayudó a ganar un millón de dólares

En 2019, Kim y yo tuvimos una experiencia increíble: fuimos concursantes en el *reality* televisivo llamado *The Amazing Race*. Para quienes no lo conozcan, *The Amazing Race* es un conocido concurso agotador en el que equipos de dos personas viajan por el mundo superando retos físicos (y a veces mentales y emocionales) como aprender una canción en otro idioma, comer algo desagradable o intentar encontrar algo escondido debajo de una piedra. Entrenamos como locos, desempolvamos habilidades como la natación y la conducción manual, y alcanzamos la mejor forma física de nuestra vida adulta. No es por presumir, pero para ser dos adultos entrados en años, fuimos dos concursantes excelentes.

Antes de embarcarnos en el concurso, creíamos que Kim sería la persona que «prestaría atención a los detalles», pero *The Amazing Race* resultó ser el paraíso para mi TDAH. Durante un mes bastante intenso tuve que lidiar con una tarea desafiante tras otra. Los retos eran nuevos, difíciles, y me interesaban bastante a nivel personal. Música para los oídos de mi TDAH.

Casi al final del concurso hubo un reto importante en el que cada equipo debía escuchar a un cura dar un sermón sobre diez santos durante quince minutos. Después, teníamos que responder a cinco preguntas seleccionando cinco fotos (escogidas de entre veinte fotos muy parecidas). Normalmente, mi mente habría divagado más rápido de lo que se tarda en decir «desvío», pero con un millón de dólares en juego, mi hiperfocalización se activó enseguida. No desconecté. De hecho, fue todo lo contrario: me acordaba de todo. Me las arreglé para pasar la prueba a la primera, algo que ningún otro equipo pudo hacer. La hiperfocalización ganó. Porque, en fin, la verdad es que ganamos... un millón de dólares.

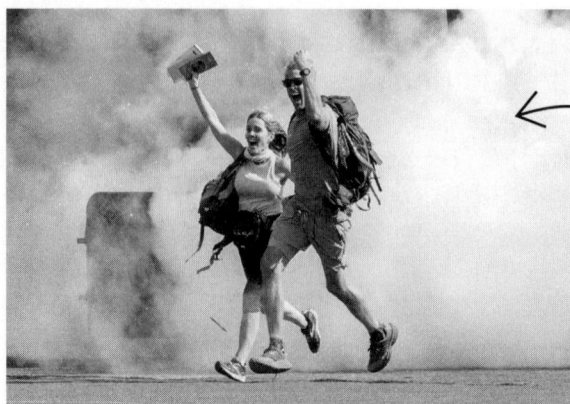

Este es el momento en que nos enteramos de que habíamos ganado.

ELIGE TU PROPIA AVENTURA

El tercer don del TDAH es la capacidad para diseñar tu propia vida en lugar de escoger una preestablecida.

Al tener TDAH, no puedes ir por la vida en piloto automático. Desde las tareas cotidianas hasta ir cumpliendo hitos de la vida como graduarse en la prepa, ir a la universidad o conseguir un trabajo de oficina, si tienes TDAH, no escoges el camino preestablecido. Tenemos que esforzarnos para que la vida se adapte a nuestros cerebros, lo cual es un auténtico caos. No es justo que otras personas avancen felizmente en su día a día sin los inconvenientes a los que nos enfrentamos nosotros. Por si eso fuera poco, la Dra. Caldwell explicó que, en primer lugar, nuestros cerebros tienen menos energía disponible para esos esfuerzos. En resumen, es comprensible que te molestes por lo injusto que es todo esto.

Pero, verás. La Dra. C también habló de otro aspecto que conlleva no encajar en los ritmos que la sociedad ha establecido para nosotros: nosotros creamos nuestros propios ritmos. No es que «tengamos» que moldear nuestras vidas para que se adapten a nuestro cerebro con TDAH, sino que «podemos» conseguir moldear nuestras vidas para que se adapten a nuestro cerebro con TDAH.

Mientras que otras personas quizás puedan pasar de un momento de su vida a otro sin cuestionarse si van por el camino correcto, la energía de más que tenemos que gestionar quienes tenemos TDAH puede recordarnos que tomemos decisiones con la cabeza y pensando bien las cosas. Por ejemplo, si en tu familia hay muchos médicos, tal vez todo el mundo asuma que tú serás el siguiente miembro de la familia en ponerse una bata blanca. Pero si aceptas que tu cerebro con TDAH no va a soportar horas de clase sobre comorbilidades, podrás ahorrarte muchos dolores de cabeza y complicaciones al aceptar que la facultad de Medicina quizás no sea lo tuyo. Mamá y papá, lo siento.

Tienes la oportunidad de crear tu propia existencia de forma única. ¿Por qué conformarse con ser una galleta cuando puedes ser un petisú? Tal vez prefieras viajar por el mundo en barco en lugar de asentarte en un callejón sin salida. Tal vez cambies de trabajo cada pocos años en lugar de pasarte cuarenta años en una empresa en la que acabar con un reloj de oro y una tendinitis. Tal vez eludas la educación tradicional y prefieras ir a la escuela de la vida. Las posibilidades son infinitas cuando diseñas una vida para ti mismo en lugar de seguir un plan establecido.

Hablando de planes, para que veas cuánto vale la pena esforzarse un poco más en diseñar tu vida, imagina que vas a comprarte una casa. Puedes hacer lo que hace la mayoría y comprarte una casa ya amueblada. Claro, puedes cambiar el color de las paredes y comprar muebles nuevos, pero no deja de ser la misma casa que tenían los propietarios anteriores, y será la misma casa cuando la vendas. Quizás sea una casa perfecta, una en la que le gustaría vivir a cualquiera. Pero si decides comprar una parcela de terreno sin construir en la que hacerte tu casa a la medida, el resultado puede ser mucho mejor que simplemente bueno. Puedes elegir los elementos de una casa convencional que más te gusten —una cocina grande o un bonito porche delantero—, pero también puedes poner un salón de *kick-boxing* en la primera planta, instalar una carrera de obstáculos para tus gatos a lo largo de las paredes o excavar en la tierra y colocar una pared de cristal para que puedas ver cómo los topos de pradera cavan sus madrigueras. Tendrás que trabajar más, muchísimo más, pero el resultado será mucho más interesante e idóneo para ayudarte a levantarte cada día sintiéndote vivo y motivado. No tienes que comprarte la casa que ya existe, puedes diseñar la mejor casa posible para ti.

EL TRABAJO ADECUADO PARA EL HOMBRE (O MUJER O PERSONA)

Una de las circunstancias más importantes y difíciles en la vida es decidir cómo vas a ganar dinero. Desgraciadamente, lo más interesante sobre muchos trabajos es el sueldo que te pagan por él cada dos semanas. Eso no es suficiente para una persona con TDAH. Necesitamos sentirnos desafiados e implicados para brillar.

El trabajo adecuado también te ayudará a mitigar los síntomas del TDAH. Tal y como señala la Dra. Margaret Sibley, psicóloga clínica e investigadora de la Universidad de Washington y el Hospital Infantil de Seattle:

Imagina ser una persona con TDAH en un trabajo con mucha atención al detalle y un jefe que tiene muy pocas habilidades para tratar con la gente y un trabajo sin estructura. En ese ambiente, si le pregunto a una persona con TDAH por la intensidad de los síntomas durante este último mes, es probable que tenga mucho que contarme. Ahora imagina que le pregunto a esa misma persona con TDAH que cambió a un trabajo en el que hay un ritmo superrápido, un puesto que le parece superinteresante, en el que trabaja con compañeros que le caen muy bien y tiene un apoyo real en casa. Una persona que encontró tiempo para hacer todas las cosas que le hacen feliz. Si le pregunto cuán controlado está su TDAH, esa persona tendrá muchísimos menos síntomas. Misma persona, diferente resultado.

La Dra. Caldwell aboga por construir una vida que celebre tus fortalezas y no instigue a luchar contra tus debilidades todo el día. Al construir tu vida, incluida la profesional, te recomienda que te hagas preguntas difíciles sobre tus objetivos y metas: ¿esto me funciona de verdad? ¿Se adapta a la forma en que mi cerebro fluye de forma natural? Si la respuesta es negativa, plantéate cambiar de táctica. Por otro lado, cuando encuentres algo que te permita avanzar con la corriente de tu cerebro, pregúntate: ¿cómo puedo aprovechar este poder? ¿Cómo puedo diseñar mi mundo para que eso pase siempre que sea posible?

Algunos niños saben cuál es su trabajo ideal nada más empezar a hablar. Yo no fui uno de esos niños. No sabía lo que quería hacer cuando era joven, pero estaba bastante seguro de lo que no quería hacer: estar todo el día sentado en una oficina.

Por suerte, mi madre intuyó de forma natural cómo fomentar mis puntos creativos fuertes. No creo que quisiera que yo fuera músico profesional, pero encontró la forma de hacer que la música estuviera presente en todas las facetas de mi vida porque me siento vivo cuando toco.

Uno de mis recuerdos más conmovedores es de cuando me compró un sintetizador a los 13 años. Nunca se me habría ocurrido proponer un despilfarro semejante porque esas cosas son caras, y no nos sobraba el dinero. Recuerdo que costaba 1 395 dólares, lo cual era una pequeña fortuna, pero de alguna manera, mi madre supo que valdría la pena. Mis padres me lo regalaron por Navidad. Cuando toqué el primer acorde, sentí lo que Babe Ruth debió de sentir cuando alguien le puso por primera vez un bate en las manos, la certeza de que aquello era lo mejor. Jugueteaba con él todos los días, lo que debió de volver locos a mis padres y a mi hermano. Me lo llevé a la universidad, donde lo usé con mi banda (Smith Cooley). Me despedí de él definitivamente cuando Kim y yo nos mudamos a Nueva York. Pero nunca lo olvidé. De hecho, ahora tengo uno que me compré en eBay como un amuleto en la oficina. Ese regalo fue una de las herramientas más importantes a la hora de diseñar mi vida.

Cuando me gradué en la universidad, estaba pensando en ir a un seminario para hacer lo mismo que mi padre (ser predicador), pero cuando fui al seminario me di cuenta de lo que era obvio: era un lugar totalmente dedicado a la reflexión y la contemplación. No, gracias. Me conocía a mí mismo lo suficientemente bien como para saber que allí estaría amargado. Estoy seguro de que hay muchos predicadores estupendos con TDAH, y me quito el sombrero ante ellos por haber superado la etapa del seminario.

Igual que muchos jóvenes que no saben qué hacer con sus vidas, sopesé ir a la escuela de Derecho. Pero luego me di cuenta de que la escuela de Derecho implicaba leer muchos libros largos y aburridos y pasar muchas más horas en aulas. Descartado.

Aquí va una lista de los trabajos que he tenido en la última década. (Todo lo que lleva un asterisco es un trabajo que nadie había hecho antes en esa empresa).

- Operador de máquinas del Trivial en un restaurante de costillas.*
- Trabajador en la construcción (Nota al margen: Recomiendo encarecidamente este trabajo para un estudiante universitario con TDAH. Aprendí mucho sobre cómo se construyen las cosas. Además, me puse en muy buena forma. Todo un acierto).
- Mesero/cantante de ópera en un restaurante italiano.*
- Videoensayista/periodista de deportes extremos al aire libre.*
- Presentador de noticias que también filmaba y editaba sus propios reportajes.*

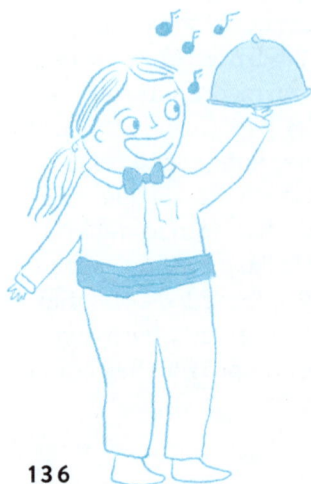

Muchos asteriscos ahí arriba, ¿verdad? La mayoría de los trabajos que me funcionaron son trabajos que creé yo mismo.

Hace diez años, Kim y yo dimos un salto cualitativo y decidimos fundar nuestra propia empresa de creación de videos para internet, así que podría añadir a la lista «padre compositor/editor/intérprete de parodias en internet».* Es un orgullo decir que nuestro contenido ha conseguido más de dos mil millones de visualizaciones, y también es un orgullo decir que le doy las gracias a mi TDAH por ello (y a mi increíble esposa, por supuesto). Si me aburro haciendo un video, sé que a la gente le aburrirá verlo. Sencillamente, no podría dedicarme a esto si mi cerebro fuera otro.

Tu asombroso cerebro hace que seas apto para una amplia gama de carreras, y la gran mayoría no son de las que te dejarán encerrado en una oficina durante horas y horas. Las personas con TDAH destacamos en trabajos que se aprovechan de nuestra forma de pensar innovadora, nuestra capacidad de arriesgarnos, nuestra energía y nuestra creatividad. Podrías ser actor, creador de contenido, emprendedor, chef, bombero o músico.

En todas las facetas de la vida, date permiso a ti mismo para salirte del camino esperado. Toma decisiones que fluyan con tu cerebro. Puedes disfrutar de una vida preciosa y creativa aquí en el planeta Tierra. No tienes por qué hacer lo que hace todo el mundo. Adelante, no sigas la norma. **Anula la configuración predeterminada**. Quizás tu vida con TDAH no sea lo que los demás esperan de ti, pero puede ser algo mucho mucho mejor. Puede ser la vida que quieres para ti mismo.

Las personas con TDAH tenemos la suerte de disfrutar de la creatividad, la hiperfocalización y la capacidad de diseñar nuestras propias vidas para deshacernos de las dificultades y frustraciones que conlleva tener TDAH. Pero los beneficios del TDAH no solo lo son para las personas que lo tienen. En el siguiente capítulo, hablaremos de cómo tener TDAH puede enriquecer las vidas de las personas que te rodean.

CAPÍTULO 10

LOS BENEFICIOS DEL TDAH PARA LOS DEMÁS

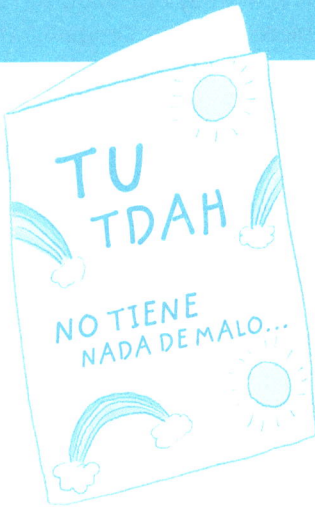

TU TDAH

NO TIENE NADA DE MALO...

Basándome en la cantidad de veces que tengo que pedirle perdón a mi familia a lo largo del día, a veces me pregunto si soy una carga para ellos. Pero se les ha dado bastante bien dejarme claro que mi TDAH también aporta cosas positivas a sus vidas. Veamos algunas formas en las que el TDAH anima a la gente que nos rodea.

EMPATÍA: UNA BONITA CONSECUENCIA

El mundo puede dividirse en dos grupos: personas que han tenido una contractura en la espalda y las que no. Si no es tu caso, lo de tener una contractura en la espalda puede parecerte tan horrible como darte un golpe en un dedo del pie. «Sí, sí, seguro que duele, pero ya, levántate del suelo y supéralo. La vida sigue». Si has tenido una contractura en la espalda, sabes que implica horas e incluso días padeciendo el dolor más debilitante que te puedas imaginar. Moverte es algo imposible. A nadie que haya tenido una contractura en la espalda se le ocurrirá pedirle a alguien que está teniendo un espasmo por el dolor que le pase un vaso de agua o le abra la puerta. Pasar por esa experiencia tan dolorosa te hace increíblemente empático.

Lo mismo sucede al vivir teniendo TDAH. Quienes tenemos esta afección sabemos lo que es pasarla mal, cómo duele la frustración cuando intentas abordar una tarea cotidiana y parece que no puedes llevarla a cabo. Nuestros tropiezos diarios con el TDAH hacen que seamos profundamente empáticos con las luchas de los demás. Somos capaces de ver a alguien que la está pasando mal y decir: «Sí, eso parece difícil. Siento que la estés pasando mal por eso», en lugar de insistir en que simplemente se ponga las pilas y gestione sus problemas. Por esta razón, somos unos amigos muy muy buenos de los que rodearte. Entendemos el dolor de los demás a un nivel muy profundo.

La empatía y la compasión de mi esposa son increíblemente ilimitadas y profundas. Puede leer sobre una inundación en la otra punta del mundo y pasarse horas sintiendo los efectos. Mi propia empatía y compasión se manifiestan más cuando veo que a alguien le cuesta alguna cosa que debería resultarle fácil y no lo es. Me toca la fibra sensible. Comprendo lo difícil que debe de ser vivir con algo como una depresión debilitante o ansiedad porque veo cómo eso influye en tu día a día. Si estás pasando por un mal momento, te entiendo.

Por experiencia propia, sé que nadie elige gritar de forma descontrolada por querer molestar a otras personas, aunque sea un niño que está haciendo berrinche en un avión. No pueden evitarlo. Intento mirar a esos padres y decirles: «Lo entiendo, lo están haciendo bien». Si alguien está teniendo problemas en la escuela, o en algún aspecto social o físico, me produce un gran respeto la fuerza interior que esa persona necesita para no tirar la toalla.

Esta empatía ha fortalecido mi matrimonio. Si nos has visto a Kim y a mí en *The Amazing Race*, has visto nuestros videos o escuchado nuestro pódcast, sabes que mi maravillosa esposa tiene ansiedad y es muy introvertida. Seguramente ya tendrás una idea de lo que es la ansiedad, pero si eres como era yo antes de casarme con Kim, quizás pienses que los introvertidos simplemente son tímidos. Kim no es así. Ella confía en sí misma, es muy divertida y sabe cómo animar cualquier lugar. Para Kim, ser introvertida significa que estar rodeada de muchas personas durante un periodo largo la deja sin energía. Cuando vuelve a casa después de socializar, está totalmente agotada. Cuando empezamos a salir, no tenía ni idea de que socializar la afectaba de esa forma. Estábamos tan envueltos en el huracán de hormonas derivado del enamoramiento que no me di cuenta de que estar con más gente le absorbía la energía hasta dejarla a cero. Hasta que no fuimos a terapia matrimonial (¡con mi padre!) no supe que la ansiedad y la introversión formaban parte de su ADN.

Cuando me explicó cómo la ansiedad y la introversión afectaban a su día a día, lo entendí. Dada mi experiencia con el TDAH, entendí que sus problemas de salud mental no eran de esos que se solucionan siguiendo adelante sin más. Hago todo lo que puedo para apoyarla, y el primer paso es reconocer que hay algunas cosas que le cuestan mucho (aunque a mí esas cosas no me cuesten).

UN INCISO DE KIM

Penn entiende perfectamente cómo es lidiar con problemas de salud mental.

Si estoy teniendo un día con mucha ansiedad en el que el mundo parece estar repleto de amenazas, lo único que tengo que decir es: «Oye, Penn. Me estoy poniendo nerviosa y no es por ningún motivo concreto». Se activa y me dice: «De acuerdo, tranquila. Me encargo de los niños, me encargo de la cena. ¿Necesitas algo más?». Se encarga de todo y asume la responsabilidad del resto de la jornada de crianza o de la jornada laboral.

Hace un par de semanas, el sábado por la noche, estábamos en una fiesta con mucha mucha mucha gente. El ambiente del sitio era bueno, pero no cabía un alfiler y la ansiedad hizo que no dejara de pensar en el desastre que seguro que iba a pasar. ¿Regresaría a casa con coronavirus? ¿Me atropellarían como a esas pobres personas en el desfile de Halloween de las calles de Seúl? ¿Aprendería el significado de las palabras *peligro de incendio*? Igual que el cerebro de Penn no lo deja tener una conversación profunda con mucho contacto visual, mi cerebro no me deja socializar de forma indefinida en una sala atestada de gente. Esta fiesta requería más extroversión de la que podía soportar. Cuando pasó más o menos una hora, llegué a mi límite. No podía más. Miré a Penn, estaba de pie en medio de un grupo de gente que se moría de la risa por lo que decía. Así se siente como pez en el agua. Si lo dejas en medio de un montón de desconocidos, solo tienes que darle cuerda y dejarlo ahí. Sin embargo, como sabe qué es tener una afección que nadie puede ver y que no todo el mundo entiende, no lo pensé dos veces antes de acercarme a él y decirle que necesitaba irme. Enseguida agarró nuestros abrigos y me acompañó a casa. No me juzgó, no me preguntó con pasivo-agresividad si quizás solo tenía hambre. Me apoyó, sin más.

La sensación de hacer que alguien se sienta menos solo es maravillosa. Todo el mundo quiere sentirse útil y valorado.

ACTIVIDADES QUE SE NOS DAN MUY BIEN

Las personas con TDAH de verdad quieren ser de ayuda. Queremos ayudar. No queremos empezar algo y dejarlo a medias. Sucede sin más.

Si quieres aportar algo, pero te preocupa decepcionar a los demás, asegúrate de encontrar la forma de que esa ayuda esté en consonancia con tus fortalezas. Tal vez nos distraigamos con facilidad, pero somos muy trabajadores. Si la tarea ya está claramente definida y no incluye varios pasos complicados y contingentes, nos ponemos manos a la obra. Si el escritorio mental está ordenado y nos piden que hagamos una tarea y nada más, la hacemos perfecto.

Tan solo necesitas ser selectivo a la hora de elegir en qué cosas ayudar. Por ejemplo, si organizas una fiesta, no te compliques la vida recopilando las direcciones de correo electrónico de todo el mundo para hacer una invitación virtual. No te presentes como voluntario para llamar a diez restaurantes diferentes para preguntar si tienen un espacio, ya que te tendrán horas en espera. En vez de eso, sé la persona que se encarga del hielo o de tirar la basura al final de la noche.

Además, consejo profesional: seres queridos, si nos piden que hagamos algo, será muyyyyyyy probable que lo terminemos si no nos dan otra cosa que hacer mientras estamos haciendo la primera. Si estoy lavando los platos y Kim me pide que saque la basura, saldré y quizás nunca vuelva al fregadero porque, ¿y si descubro un bache en la entrada o me cruzo con un vecino? Será mejor esperar a que termine la primera tarea o que me mandes a hacer algo grande, extenso y sin interrupciones, como alguna de estas:

1. **Armar algo.** Seguir los pasos de un buen manual de instrucciones proporciona una dosis de dopamina tras otra. Cada paso numerado es una pequeña cosa que tachar de la lista. La satisfacción de poner algo en su sitio nos da esa sensación de «¡Lo conseguiste!» que ansiamos y nos da fuerzas para el siguiente paso. Incluso podemos descubrir cómo funcionan esos garabatos amorfos de IKEA.

2. **Doblar la ropa delante de la televisión.** La misión es simple y el camino para terminarla es obvio: tomar un montón de ropa ingobernable y convertirla en paquetitos limpios. Pan comido. Para doblar la ropa no hay que pensar, podemos hacerlo mientras vemos el futbol o vuelven a emitir *Rockefeller Plaza*. (Una de las series de televisión con el mejor ritmo de todos los tiempos. Perfecto para personas con TDAH).

3. **Podar o atacar plantas invasivas.** No cazo, pero hace poco se me despertó el instinto primario de cazador presente en mi ADN. Los dueños anteriores de nuestra casa plantaron una glicinia en el patio lateral y pensaron que poner violetas sobre los árboles sería algo bonito. Sin embargo, trepó por encima de varios de nuestros pequeños árboles y los estranguló hasta casi matarlos. Todo eso a la vez que arraigaba una terrorífica red de raíces. Es como si en mi patio trasero hubiera una película de ciencia ficción. Estoy obsesionado con detener esa invasión. Esta batalla me permite tachar muchas cosas de la lista, sobre todo, cuando encuentro una raíz madre y al jalarla encuentro tentáculos alienígenas que miden tres metros. Es mucho trabajo y no puedo hacerlo todo a la vez —y suelo dejar la pala y las tijeras en el patio de vez en cuando—, pero cuando empiezo, me paso horas ahí afuera como si fuera Will Smith en *Día de la Independencia*. «Oh, no, ¡no me acabas de disparar esa maldita cosa verde!».

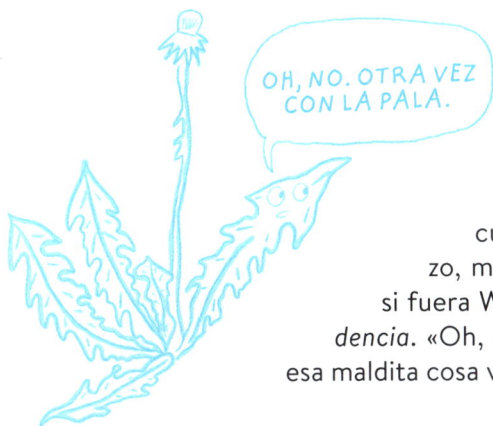

4. **Colgar cuadros u obras de arte.** Sé que parece contraintuitivo, pero encargarte de colgar cuadros en una pared gigante y perfecta podría ser lo ideal para ti. Al cerebro con TDAH resolver problemas le parece divertido. Hay problemas de matemáticas, problemas de geometría y, de vez en cuando, problemas para encontrar imanes (insertar chiste de padre aquí). Es más complicado de lo que parece y por eso a mi cerebro esta tarea no lo aburre.

5. **Limpiar en una fiesta.** No se me da bien hacer las compras, cocinar, comprar regalos ni envolverlos, pero deja que me encargue de recoger el papel de regalo usado que hay por el suelo y las copas vacías después de la hora del coctel, y lo haré. Limpiaré todos los platos que usaron los veinte comensales en la cena de Acción de Gracias con una gran sonrisa porque nada me interrumpe, ¡y no me pierdo ni una pizca de diversión!

UN INCISO DE KIM

Diez razones por las que tener una pareja con TDAH no es un fastidio

A veces, me gustaría que un equipo de rodaje de documentales me siguiera para hacer contacto visual con la cámara y lanzarles una de esas miradas de «¿Estás viendo esto?» cuando el TDAH de Penn se interpone en nuestros planes. Pero, sobre todo, el TDAH ha traído más alegría a nuestras vidas que momentos agridulces. Tener una pareja con TDAH ha hecho que mi vida sea mucho más interesante de lo que sería si hubiera hecho equipo con otra persona.

1. **La energía del extrovertido.** No todas las personas que tienen TDAH son extrovertidas, pero mi marido es extrovertido al cien por ciento. Como yo soy introvertida, suelo gravitar en torno a la energía efervescente de las personas con TDAH porque me quita mucho peso social de encima. Tengo que animarme a mí misma para levantarme del sillón si tengo que ir a un evento sola. «¿Qué le

diré a todo el mundo? ¿Por qué no puedo quedarme en casa leyendo noticias malas compulsivamente y ya está?». Pero no me da miedo entrar en una sala llena de desconocidos cuando estoy con Penn. Con él y su TDAH a mi lado, no tengo que preocuparme de llevar la conversación porque él tiene un sinfín de energía para ser el alma de la fiesta. Si hay una pausa, la llena con un chiste o una anécdota. Me puedo relajar y disfrutar del viaje.

2. **Organizador de fiestas improvisadas.** Penn no tiene momentos de inactividad. Siempre está en movimiento. Como una de esas linternas que se agitan para cargarse, estar en movimiento le da más energía. No está dispuesto a malgastar una tarde preciosa sin hacer nada. ¿Domingo lluvioso? Perfecto para una carrera de obstáculos en interiores. ¿Sin planes en el fin de semana? Conducimos hasta la playa. Su cerebro con TDAH cortocircuita si empieza a experimentar un ápice de aburrimiento. Mi vida es mucho más rica y está llena de diversión porque mi pareja tiene TDAH.

3. **El animador constante.** No me sorprendería que muchos artistas que nos encantan tuvieran TDAH. Penn ansía ser el centro de atención, sin duda, pero el lado positivo es que en nuestra casa siempre se oyen risas. Cuando empezamos a salir, una de las primeras veces que nos vimos como pareja fue en una gran reunión de amigos en un bar. Intentaba coquetear conmigo diciéndome: «Seguro que puedo meterme estas cuatro monedas en un agujero de la nariz». Romántico, ¿verdad? Y, después, lo hizo. A un lado, chicas. Es mío.

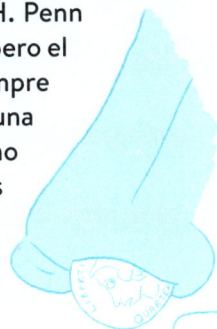

ESTA ES MI PRIMERA VEZ.

No hay cena familiar en la que no acabemos jugando a algún juego raro inventado por Penn. Una vez inventó un juego en el que todos intentamos averiguar cuántos famosos llamados Tom podíamos mencionar.

No es que yo no sea divertida, pero si Penn no está ahí, el ambiente de nuestras cenas es muy diferente.

Veinte años después de que se metiera un dólar en la nariz, incluso en nuestros momentos más oscuros, sigue encontrando la forma de hacerme reír. Todos y cada uno de los días.

El juego de Tom

Por diversión, intenté nombrar a todos los Tom que pude en un minuto:

Tom DeLonge
Tom Cruise
Tom Hanks
Tom Sawyer
Tom Edison (estoy
    dando por hecho
    que sus amigos le
    llamaban Tom)

Tom Brady
Tom (amigo de Jerry)
Tom Holland
Tom Selleck

y... ¡tiempo!

Penn

4. Soy la ordenada. Penn no ve el desorden. No ver el desorden es como tener ceguera nasal, solo que, en vez de acostumbrarte a los olores de tu propia casa, ya no puedes detectar el desorden. Simplemente no puede ver el desorden. Cajones abiertos, calcetines perdidos, tarjetas viejas de puntuaciones del minigolf, recibos de cambios de aceite, vasos de licuados de fruta vacíos...

nada de esto activa la parte de su cerebro que dice: «Esto no debería estar aquí. Por favor, búscale otro sitio». Así que, sí, parece que soy la única adulta que ve el desorden. La parte buena es que puedo perder cosas, desordenarlo todo y crear el caos, y Penn nunca jamás me juzgará.

5. **Hiperfocalización a raudales.** Tal vez te sorprenda, pero no se me dan bien los detalles. Lo sé, lo sé. Todo el mundo se imagina que soy lo contrario a la energía frenética de Penn, ese tipo de persona a la que le gusta poner los puntos sobre las íes. Pero lo cierto es que el papeleo me da urticaria. Prefiero ir de excursión al Gran Cañón a casi cuarenta grados sin agua que crear una hoja de cálculo. En cambio, Penn puede utilizar su capacidad de hiperfocalización para terminar papeleo acumulado durante semanas en una sola tarde.

6. **La abundancia de la creatividad.** En estos últimos diez años hemos hecho más de mil videos. Los videos son increíblemente divertidos, y el objetivo es que se disfruten al máximo, pero conllevan muchísimo trabajo. Tener una idea tras otra solo es el principio. Hay días en los que me despierto y me pregunto si ese será el día en el que el pozo de las ideas se seque, pero no dejan de brotar. Penn es un genio creativo. Piensa en el titular de algún suceso de actualidad o da con un tema popular, y mezcla ese concepto con una canción pop creando una nueva e hilarante idea que me deja atónita.

7. **El poder de la persistencia.** A Penn le costó en exceso dominar muchas cosas que a la mayoría de la gente le resultan fáciles. La curiosidad de su mente es infinita, pero necesita mucho tiempo para leer libros o incluso artículos largos porque leer textos extensos le supone mucho esfuerzo. Cuando era un niño, necesitaba el doble de tiempo que sus compañeros para completar las tareas escolares en las que había que leer. Tener que esforzarse tanto le enseñó a perseverar. Es como si hubiera desarrollado un músculo que le ayudó a hacer cosas difíciles. No tira la toalla cuando algo no sale como quiere.

Tiene una reserva interior de fuerza en la que se apoya para seguir adelante. Por eso es la persona más trabajadora que conozco, lo cual es una buena característica en una pareja.

8. Un cambio de perspectiva. Penn siempre ha tenido que encontrar una forma diferente de aprender y de dominar una habilidad. Esta necesidad de afrontar la vida desde una perspectiva diferente le ha servido de práctica para ver el mundo desde muchos puntos de vista distintos, y eso lo ha convertido en una persona increíblemente abierta. Aunque aspiro a ser tan de mente abierta como pueda, al igual que muchas personas en esta época actual tan cargada de política, tiendo a encerrarme en un modo de pensar o una opinión. Cuando me formo una opinión, mi posición es tan dura como el cemento. Ni con un martillo mecánico cambiaría. Penn no carece de carácter, tiene opiniones, pero es un experto en dar cabida en su mente y en su corazón a puntos de vista diferentes porque ha tenido que cultivar una forma de aprender fluida. Su mentalidad se decanta por absorber más información y tener varias perspectivas. Es inspirador.

9. Un comunicador por naturaleza. A Penn y a mí nos han pedido dar conferencias sobre cómo crear videos virales o cómo hacer comedia, o sobre el poder de las redes sociales, en encuentros y convenciones por todo el mundo. Mientras que yo quiero escribirlo todo de antemano y ensayar sin parar para que nuestro tiempo en el escenario esté muy guionizado, Penn rara vez les echa un vistazo a las notas antes de acercarse con confianza al micrófono. Le encanta hablar delante de un grupo de gente. Cuanta más gente haya, mejor. Le encantan los retos y las posibilidades que ofrece la espontaneidad de crear un momento especial en el escenario. Como resultado, nuestras presentaciones son animadas y están repletas de imprevistos divertidos en vez de estar ensayadas al milímetro.

10. Capacidad de adaptación. La capacidad de Penn para seguir la corriente y cambiar de rumbo en un abrir y cerrar de ojos no tiene parangón. Si una canción o un guion no está saliendo bien, Penn cambia de rumbo sin desanimarse

y sentir que falló o sucumbir a la idea de dudar sobre sí mismo. «Pero ya hemos trabajado mucho sobre este concepto...». Abandona la vieja idea en un santiamén y mira directamente hacia el futuro. Lo siguiente que sé es que ya habrá hecho una lluvia de ideas para encontrar una solución totalmente nueva que no tiene nada que ver con aquello a lo que habíamos estado dándole vueltas e intentábamos salvar. En mi caso, tiendo a centrarme en los procesos y depender de hacer las cosas como siempre las hemos hecho. Penn es el primero en sugerir cambios y dejarse llevar por los resultados, y acabamos teniendo un trabajo mucho más nuevo y fresco.

Hubo un juego de mesa que creamos y vendimos por Kickstarter. Se vendió muy bien, pero el maldito paquete pesaba tanto que cualquier beneficio que pudiéramos tener se lo comían los gastos de envío. Fui muy dura conmigo misma por cometer ese estúpido error. Estaba dispuesta a quedarme pensando en ese fiasco durante semanas, pero Penn les echó un vistazo a las cuentas y me dijo: «Pues hagámoslo más pequeño». Y eso hicimos. De no ser por él, seguiría deprimida por eso.

¡Gracias, mi vida! Me puse rojo. ¿Ves? No todo es tan malo. Sin duda, tener TDAH es duro, pero hay cosas que puedes hacer —estrategias que puedes utilizar y cambios que puedes implementar— para que tu vida con TDAH sea la mejor posible. En la última parte del libro hablaremos de cómo mejorar tus habilidades y estructurar tu vida para que puedas avanzar con el TDAH.

¡Has llegado a la tercera parte, amigo! ¿Alguna vez habías avanzado tanto con un libro de no ficción? Estoy increíblemente orgulloso de ti...

Penn

PARTE 3

AVANZAR CON EL TDAH

C uando me senté para escribir esta parte del libro, iba a llamarla *Sobrevivir y avanzar con el TDAH*, pero luego me di cuenta de que sobrevivir con TDAH ya es avanzar. Cualquiera que supere un día en un mundo que no fue diseñado para su cerebro sin dejarse llevar por la frustración se merece un «Choca esos cinco» en toda regla o un choque de pecho, lo que prefieras. Pero no deberías limitarte a superar el día. Te mereces algo más que salir del paso intentando que las meteduras de pata no te depriman. Te mereces despertarte ilusionado, preparado para compartir tus dones y talentos tan únicos con el mundo. Te mereces avanzar.

Una de las citas más reconfortantes que surgieron a la hora de trabajar en este libro es de la Dra. Andrea Chronis-Tuscano, presidenta de la Sociedad de Psicología Clínica Infantil y Adolescente de la Asociación Norteamericana de Psicología y profesora de Psicología en la Universidad de Maryland. La doctora dijo: «Lo bonito del TDAH es que hay muchas formas en las que podemos ayudar. Hay muchos trastornos que son mucho más difíciles de tratar. Las personas con TDAH pueden hacer cosas impresionantes si se dan las circunstancias adecuadas. Por eso me encanta trabajar con personas con TDAH, porque **la trayectoria puede ser increíble**».

Soy muy fan de las trayectorias increíbles. La Dra. Chronis-Tuscano tiene razón. Aunque el TDAH es un trastorno real y significativo, si implementas estrategias para que el mundo esté armonizado con tu cerebro (también soy muy fan de la armonía), me atrevo a decir que los resultados pueden ser increíbles.

Gestionar tu TDAH puede ser como entrenar para un maratón. Hay que esforzarse mucho, comprometerse y estar dispuesto a aceptar que algunas personas no querrán hablar del tema. Pero también es posible.

En la tercera parte recorreremos estrategias, técnicas, enfoques y trucos para sacarle partido al increíble poder de tu cerebro en lugar de luchar contra él. No digo que vaya a ser fácil, pero si persistes, el esfuerzo valdrá la pena.

Allá vamos.

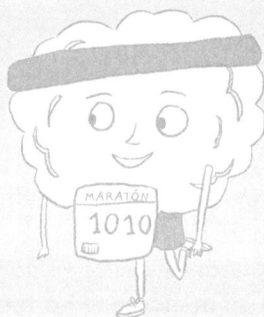

CAPÍTULO 11

LAS COSAS ADECUADAS

Desde finales del siglo XVIII, cuando los comportamientos que ahora asociamos con el TDAH se identificaron como trastornos, la gente ha estado intentando averiguar cómo tratar esos comportamientos. En aquel entonces, las desafortunadas personas que tenían TDAH se sometían a tratamientos algo descabellados para tratar los síntomas, tratamientos que consistían en aislamiento, comer hierbas, beber leche en mal estado y montar a caballo. La próxima vez que te quejes de la medicina moderna (cosa que yo hago siempre), recuerda la imagen de un paciente con TDAH en la época en la que nació nuestra nación.

El abanico de tratamientos mejoró en el siglo XX, pero seguían sin ser adecuados. Algunos expertos de ese siglo sugirieron estimular menos a los niños con TDAH. Para ello los mandaban a aulas poco decoradas con profesores

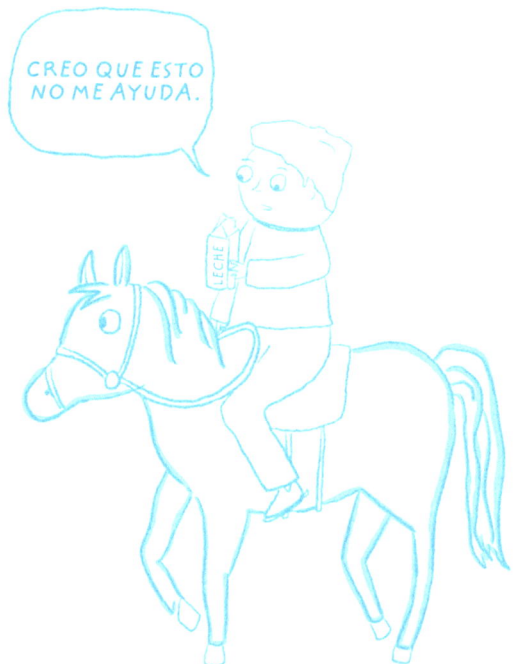

CREO QUE ESTO NO ME AYUDA.

que vestían de forma sencilla, sin colores llamativos ni joyas llamativas. Para sorpresa de nadie, tener un profesor que vistiera sin gracia no hizo que los alumnos con TDAH tuvieran menos síntomas. No fue hasta finales de los años ochenta cuando la ciencia determinó cuáles eran las mejores prácticas para tratar el TDAH en la actualidad: un enfoque múltiple de medicación, intervención conductual o una combinación de ambas.

Podría haber sido peor

Imagino que los que tenían TDAH en el pasado no podían quejarse demasiado. Lo que sufrieron no estuvo tan mal como otros tratamientos médicos horribles para otras enfermedades. Por ejemplo:

- **La cura para el sangrado de nariz:** meterse un atizador al rojo vivo por la nariz.
- **La cura para la cistitis:** tocar la mano de un hombre muerto.
- **La cura para el estreñimiento:** consumir mercurio (lo cual, por cierto, es venenoso).

DOS ELEMENTOS IMPORTANTES

Medicación

Antes de empezar, dejemos una cosa muy muy clara: no soy médico. No soy médico. No soy médico. A pesar del riesgo de parecer un disco rayado, lo repetiré: no soy médico. No estudié Medicina —ni siquiera interpreto a un médico en la televisión—, así que el mejor consejo que puedo darte sobre este tema es que hables con un médico de verdad para saber si esa medicación es la adecuada para ti. (¡La medicación les sirve a muchas personas! Pero yo no soy una de ellas).

DOCTOR EN MEDICINA VERSUS PENN HOLDERNESS

Doctor en medicina	Penn Holderness
Grado universitario, al menos ocho años de estudio tras la prepa	Graduado universitario, cuatro años de educación después de la prepa
Años de experiencia clínica	Años de experiencia haciendo canciones de parodia
Experiencia con un gran número de pacientes con TDAH	Experto en un paciente con TDAH (yo mismo)
Puede nombrar todas las comorbilidades asociadas al TDAH	Puede nombrar el elenco original de *El fantasma de la ópera* de Broadway
Quizás tenga TDAH	Tiene TDAH

Recurrí a la medicación para sobrellevar mi TDAH hace mucho, muchísimo tiempo, hace tanto tiempo que esa medicación, la dextroanfetamina, ahora se prescribe con mucha menos frecuencia para el TDAH. Sin esa medicación, quizás no tendría un título universitario, y por el papel que tuvo al ayudarme a graduarme, estoy agradecido. Durante el año que la tomé, sentí que tenía más control sobre dónde ponía mi atención, me sentía más centrado en lo que hacía y más capaz de estudiar. Lo que hice no parecía propio de mí. Me sentía como una persona totalmente diferente, y eso no me gustó en absoluto.

Perdí peso, y mi personalidad cambió drásticamente. Me encontraba en lo que podría describirse como una depresión. Estaba malhumorado y decaído, y el mundo no me interesaba. Esa combinación de síntomas depresivos era peor que las dificultades académicas que tenía, y por eso dejé de tomar la medicación en cuanto me gradué. Pasé por un síndrome de abstinencia de locos que incluyó un ataque de depresión, pero lo superé en un par de semanas. Simplemente, esa medicación era el coctel equivocado para mi cerebro y mi cuerpo, y, desde ese momento, sobrellevé mis síntomas sin medicación.

Quiero dejar claro que no estoy en contra de la medicación. No soy un naturalista que abraza árboles. No creo que las grandes farmacéuticas se reúnan en salas de conferencia a atusarse el bigote y desarrollar nuevas formas de mantenernos medicados para poder ser ricos (más ricos). La medicación y yo simplemente no encajamos y, al parecer, eso me incluye en una minoría de personas con TDAH. Para muchas personas es maravilloso. Según los informes, la medicación estimulante ayuda con los síntomas del TDAH a entre el 80 y el 90% de los niños y en torno al 70% de los adultos.

A pesar de la eficacia y la seguridad que ha demostrado tener la medicación para el TDAH, muchos expertos entrevistados para este libro indicaron que sus pacientes tenían dudas sobre si medicarse o no, aunque los síntomas estuvieran afectando de forma notable a su calidad de vida.

La Dra. Loucresie Rupert dice que ve lo siguiente entre sus pacientes: «La medicación suele producir rechazo. Mi postura sobre la resistencia a medicarse es que, si te sientes bien sin medicación —si eres capaz de gestionar las tareas escolares y tu relación con los compañeros y sigues teniendo una buena autoestima, y si hacer cosas no te estresa hasta el punto de desmoronarte emocionalmente—, genial. Pero si algo de eso empieza a fallar, hay que tener otra conversación. Mi propuesta es que haré lo que tú planees, a menos que tu plan no funcione».

La conclusión es que debes escuchar a tu médico, pero, al elegirlo, debes buscar a alguien que escuche tus preferencias y esté dispuesto a adaptarse si las cosas no funcionan.

Hay dos tipos de medicación principales para el TDAH: la estimulante y la no estimulante. La estimulante ayuda a las células del cerebro a «hablar» entre ellas de forma más efectiva. «Aumentan la señal» para que puedas prestar más atención. Si te decantas por esta medicación, es probable que pases por un periodo de prueba y error con tu médico para descubrir si es la medicación y la dosis adecuada. Para algunas personas, la medicación no estimulante, que también aumentará la cantidad de neurotransmisores clave en el cerebro, puede ser una opción mejor, ya que los no estimulantes impactan menos en el sueño, el apetito y la ansiedad. No obstante, parecen ser menos eficaces.

Tal vez parezca obvio, pero vale la pena señalar que la medicación viene bien para sobrellevar los síntomas solamente mientras la estás tomando. Es como tomar insulina para la diabetes. Si la tomas durante un año, podrás controlar los niveles de azúcar durante ese año, pero no te curará la diabetes.

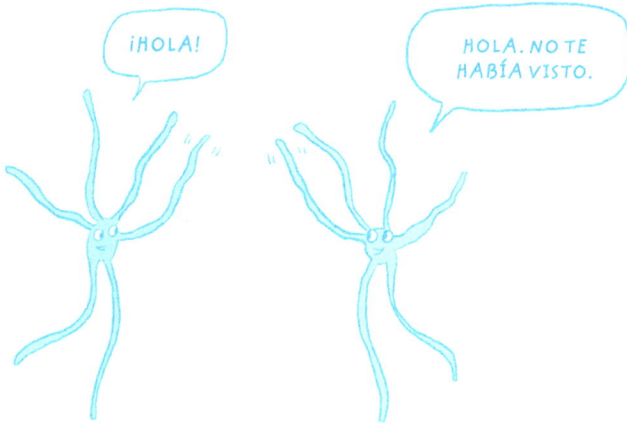

Entre amigos compartimos, pero no la medicación

Según el Dr. Stephen Hinshaw, si tienes TDAH y de verdad quieres centrarte en algo durante unas horas, no hay nada como darle un estimulante a tu sistema. No obstante, nos advierte que, si no tienes TDAH, tomar un estimulante quizás te ayude a estar despierto toda la noche, pero eso no implica que necesariamente mejore tu desempeño. Los estimulantes ayudan a quienes no tienen TDAH a estar en alerta durante más tiempo, pero no mejoran las funciones cognitivas necesarias. El mayor cambio en las personas sin TDAH que toman un estimulante parece ser lo mucho que sobrevaloran su desempeño. Según un estudio, los estudiantes sin TDAH que se tomaron estimulantes estaban seguros de que habían aprobado los exámenes, cuando en realidad no era así. Además, entre el 15 y el 20% de los universitarios que toman, compran o les roban a sus compañeros de habitación con TDAH sus medicamentos, se vuelven adictos. (Sí, en la universidad algunos compañeros me pidieron probar mi medicación. Todos volvieron a pedirme más). No te drogues, amigo.

Intervención conductual

El segundo enfoque basado en la evidencia para sobrellevar los síntomas del TDAH es la intervención conductual. Quizás te suene a un *reality* de televisión malo en el que un médico sospechosamente guapo te regaña cada vez que te pasas de la raya, pero en realidad es un término que describe casi todos los tratamientos que no son medicamentos, como la terapia conversacional, las adaptaciones en el trabajo o en la escuela, la formación en gestión del comportamiento para padres e hijos y las estrategias para mejorar las habilidades ejecutivas. En otras palabras, son cambios que un médico o terapeuta te sugiere que implementes para que vivir con TDAH te resulte más sencillo.

Todas mis intervenciones conductuales me las he impuesto yo a mí mismo, y todas son estratégicas. No empiezo un día laboral sin una lista de pendientes. Trabajo en una oficina en la que soy la única persona de la sala con una puerta que es una barrera entre las distracciones y yo. Cada hora, me obligo a romper esa barrera y socializar con mis compañeros de trabajo (Kim y el equipo) durante al menos cinco minutos. Estas estrategias ayudan a mi TDAH en concreto.

Para algunas personas con TDAH, la terapia conductual puede ser increíblemente efectiva. Según el estudio sobre el Tratamiento Multimodal del Trastorno por Déficit de Atención con Hiperactividad (MTA por sus siglas en inglés), el estudio más largo y completo que se ha hecho sobre cómo tratar el TDAH en niños, los beneficios más notables surgen de una combinación entre medicación e intervención conductual. Lo cual supongo que no es sorprendente. Pero un hallazgo interesante fue que un porcentaje significativo de los niños que recibieron una terapia conductual excelente se las arreglaron muy bien sin medicación, y otros siguieron adelante con una dosis muy baja. Precisamente, esa ha sido mi experiencia.

LAS COSAS ADECUADAS: MEJORES PRÁCTICAS PARA EL TRATAMIENTO

Averiguar cuál es el mejor plan de tratamiento puede resultar tan abrumador como intentar elegir la dieta adecuada para estar sano. Allá afuera hay miles de opciones y muchísima información conflictiva. Mientras transitas por estos caminos, asegúrate de tener recursos en los que puedas confiar, es decir, sigue los consejos de expertos acreditados afiliados a instituciones respetables. Un estudio reciente ha revelado que más del 50% de la información relativa al TDAH en TikTok era inexacta, así que investiga por tu cuenta, como dicen los teóricos de la conspiración, pero respalda los datos con información de gente a la que se le paga por estudiar estas cosas.

Los expertos entrevistados para este libro me han enseñado que los tratamientos eficaces para el TDAH tienen algunas cosas en común.

1. Necesitan su tiempo

Mejorar los síntomas de tu TDAH no es algo que pase de la noche a la mañana ni es un proceso lineal. Habrá contratiempos, frustraciones y habrá que recalcular hasta que encuentres el equilibrio adecuado de elementos para abordar los retos concretos a los que te enfrentes. Estamos hablando de meses o incluso años, no de días o semanas. El consuelo es que existe el tratamiento adecuado si estás dispuesto a buscarlo y a seguirlo.

Probablemente ya lo sepas, pero que los tratamientos necesiten su tiempo para cambiar las cosas significa que deberías empezar tan pronto como sea posible.

El mejor ejemplo que tengo para esto es aprender a no llegar tarde. Es algo que no se me dio bien durante gran parte de mi vida, pero me casé con una mujer maravillosa que siempre es puntual. De hecho, siempre llega con diez minutos de antelación a todo. Necesité más de un año para romper ese hábito, y solo lo conseguí cuando lo ludifiqué. ¿Sabes esos carteles que hay en el trabajo que te indican el número de días sin accidentes? Resulta que hay una aplicación para eso y se llama Days Since: Quit Habit Tracker. La aplicación es genial para controlar la abstinencia o contar los días que llevas sin comer comida basura, lo que quieras. Yo la usé para enseñarme a ser puntual. Al principio, no conseguía llevar una racha de más de una semana, pero como esta aplicación ludificaba la tarea de llegar a tiempo, tenía que superarla. No tardé en conseguir una racha de un mes. Luego, una racha de seis meses. Ahora casi nunca llego tarde.

2. Hay que esforzarse

El tratamiento para el TDAH no es algo de lo que te olvides cuando das con el adecuado. Hay que hacer seguimientos, ajustes y evaluaciones. Las personas a las que les funciona mejor el tratamiento suelen ser diligentes a la hora de evaluar si les funciona o no y a hacer cambios si no es el caso.

3. Hay que implementarlos uno detrás de otro

¡Esto lo aprendiste en la primera parte y la segunda! Lo mejor es no saturar la lista de tareas, ¿verdad? El TDAH te enfrenta a tantas cosas a diario que es tentador querer afrontar todos los retos a la vez. Sin duda, ese enfoque te sobrepasará y hará que te sientas abatido. Mejor concéntrate en un aspecto en el que puedas mejorar poco a poco y después deja que el éxito te impulse hacia delante a medida que te sientas más seguro de ti mismo por haber progresado.

4. Soluciones previas

Gestionar las dificultades que implica tener TDAH depende de las soluciones previas. En primer lugar, aborda el problema evitando que suceda. Por ejemplo, si siempre dejas los recibos por todas partes, pon una caja de zapatos junto a la puerta para que sepas dónde encontrarlas cuando llegue la hora de hacer los pagos. Personalmente, siempre dejo los zapatos por ahí tirados porque soy viejo y alto y me desagrada recogerlos. Por eso me compré un tablero de clavijas en Etsy en el que puedo dejar los zapatos a la altura de la vista. ¡Menos agacharse deriva en más limpieza!

5. Se centran en la deficiencia, no en la diferencia

Hay una diferencia abismal entre los síntomas que afectan a tu vida —como, por ejemplo, ser hablador— y los síntomas que perjudican a tu vida —como la incapacidad de concentrarse el tiempo suficiente para hacer un examen importante—.

Para la mayoría de las personas, el número de deficiencias es mucho menor que el número total de síntomas que las afectan. Puede ser útil adoptar una actitud que le reste importancia a los síntomas que te molestan, pero no te complican la vida. **Céntrate en los síntomas que te impiden progresar.**

Si eres muy inquieto y te gusta apoyar una pierna en el escritorio y balancearte mientras trabajas, pero esta postura no afecta negativamente a tu capacidad para terminar tu trabajo (o la capacidad de cualquier otra persona para terminar el suyo), es probable que este no sea el síntoma por el que debas preocuparte. Si intentaras trabajar sentado, estarías dedicándole tu energía a quedarte quieto y no a terminar la tarea. En vez de eso, concéntrate en los síntomas que se interponen en tu camino y te impiden ser productivo o disfrutar de la vida.

Aspectos dolorosos de tu TDAH

Escribe los aspectos dolorosos de tu TDAH —las áreas en las que el TDAH hace que tu vida sea más complicada— y puntúalos atendiendo a la siguiente escala:

1. Bueno, puedo vivir con ello.
2. A veces me preocupa, pero, sobre todo, parece preocupar a otras personas.
3. Lo cambiaría si para cambiarlo no tuviera que esforzarme mucho.
4. Me causa muchos problemas.
5. Es peor que un suéter que te pica en un día a casi cuarenta grados. Si no lo cambio ahora mismo, voy a explotar.

Aspecto doloroso	Puntuación
	1 2 3 4 5
	1 2 3 4 5
	1 2 3 4 5
	1 2 3 4 5
	1 2 3 4 5

Consejo: a la hora de decidir qué aspectos de tu vida quieres mejorar, céntrate en los que puntúes con un cuatro o un cinco. Si tienes curiosidad, aquí tienes algunos de mis aspectos dolorosos y cómo los puntúo:

Juguetear con los cubiertos: 1
Hablar demasiado rápido: 2
Murmurar para mí mismo de vez en cuando: 3
Despistarme mientras leo: 3
Dejar encendidos hornos y estufas: 5
Interrumpir a la gente: 5

Probablemente, Kim puntuaría mis idiosincrasias de forma muy diferente. Si bien es cierto que es importante saber qué cosas les molestan a nuestros seres queridos, tu opinión es la que más cuenta a la hora de hacer una intervención conductual.

6. Funcionan mejor si las eliges tú

Lo que me funciona a mí quizás no te funcione a ti. Nuestro TDAH es diferente, al igual que la forma más efectiva de tratarlo. Como ya dije, de pequeño me sentaba en las primeras filas de clase porque ese ligero temor al profesor me ayudaba a concentrarme. Si tú (como Kim) tienes ansiedad, seguramente no tomarías esa misma decisión, porque esa ansiedad hará que te cueste más concentrarte.

La Dra. Sibley recomienda que las personas con TDAH lleven las riendas a la hora de decidir su tratamiento. En esencia dice que, si consideras que no tienes problemas de comportamiento, es muy poco probable que te molestes en intentar cambiarlo.

Lo anterior tiene sentido cuando recuerdas que nuestra motivación se basa en intereses personales. Cuando llegues a un punto con tu TDAH en el que estés preparado para empezar a abordar los problemas, céntrate en el síntoma que más te importe. Tal vez tus amigos y familiares estén hartos de que interrumpas, pero a ti te preocupa más no poder irte a la cama antes de medianoche hagas lo que hagas. Como a ti lo que te importa es dormir bien, te será mucho más fácil modificar tus hábitos a la hora de dormir que tu tendencia a hablar por encima de los demás.

Hay que decirles a los demás que no se metan, con delicadeza, y dejar que los que padecemos TDAH decidamos qué cambios queremos hacer.

Entrevista motivacional

Para ayudarte a diseñar un plan de tratamiento que puedas seguir, quizás tu terapeuta pruebe con las entrevistas motivacionales: un método de intervención que los profesionales utilizan para ayudar a alguien a hacer un cambio en su vida según sus motivaciones personales. La entrevista motivacional surgió en el mundo de la drogadicción, pero se ha utilizado para ayudar a que las personas sigan una dieta, se adhieran a un plan de medicación… o cambien un comportamiento relacionado con el TDAH. El método es fantástico porque se aleja del «Te pasa algo y tenemos que arreglarlo» y se centra en preguntar «¿Qué te preocupa?».

7. Están orientadas a entornos específicos

A veces, las personas con TDAH tienen dificultades para asimilar información, así que, si estás intentando concentrarte mejor en el trabajo, tu estrategia debe estar orientada a mejorar tu concentración en ese entorno, aunque hayas mejorado mucho en general. El Dr. Kurtz se refirió a esto como intervenir en el «punto de actuación». Quizás tengas que hacer una revisión de habilidades para diferentes entornos: en el aula, en situaciones sociales, en casa, etc. Pregúntate: ¿qué suele ocurrir cuando surgen los problemas? ¿Hay algo de mi entorno que pueda cambiar? ¿Qué he intentado? ¿Qué funciona?

8. Se refuerzan con recompensas

A las personas con TDAH nos encantan las recompensas. El sistema de recompensa del cerebro depende de la dopamina, que, como recordarás, ansiamos. Ya sea por completar una tarea o por modificar nuestro comportamiento, una recompensa es un refuerzo poderoso. Al ser alguien que hace videos y depende de que a la gente le gusten para pagar la hipoteca, suelo imaginarme la cara de felicidad de un espectador satisfecho (dado que en realidad no puedo verla). Esa es mi motivación.

Los investigadores llevaron a cabo un sencillo experimento que demostró cómo los incentivos mejoran el desempeño de los niños con TDAH. Les pidieron que apretaran un botón cuando vieran una X en una pantalla, pero que se abstuvieran de presionar ese botón cuando apareciera una O. En la primera ronda, los niños con TDAH no lo hicieron tan bien como los niños sin TDAH, pero cuando los niños con TDAH recibieron una recompensa cada vez que acertaban, mejoraron su desempeño. La recompensa aumentó la cantidad de dopamina, lo que se tradujo en un mejor control del comportamiento.

HOY LO HICISTE INCREÍBLE CON TU TDAH.

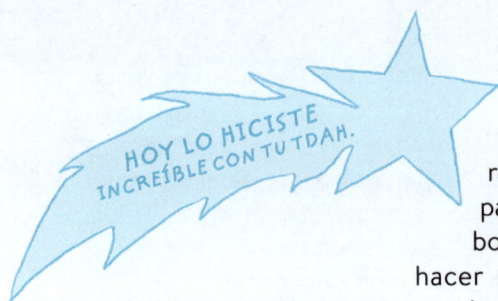

Padres, si están intentando ayudar a su hijo a que modifique su comportamiento, un sistema de recompensas utilizando estampas para hacer un *ranking* o un boletín de notas diario pueden hacer maravillas. Si tienes TDAH, probablemente sepas por experiencia cómo la promesa de una recompensa puede ayudarte a perseverar en algo que no quieres hacer.

DATE UN CAPRICHO (O DÁSELO A TU HIJO): EL PODER MOTIVADOR DE LAS RECOMPENSAS

Según la Dra. Caldwell, en la comunidad del TDAH las recompensas no son universalmente bienvenidas, sobre todo entre los TDAH que tienen la capacidad de conseguir lo que quieran cuando quieran (como los adultos que pueden comprarse una Coca-Cola *light* cuando quieran). Pero si eres un adulto con TDAH y la impulsividad no es uno de tus problemas, quizá descubras que las recompensas son justo lo que necesitas para ceñirte a un buen hábito.

Hay algunos aspectos clave que tener en cuenta a la hora de diseñar un sistema de recompensas. Las recompensas más efectivas son:

Inmediatas. Aunque algunos pueden encontrar motivadora una gran recompensa en un futuro lejano (si trabajo lo suficiente en mi proyecto paralelo, en seis meses tendré bastante dinero ahorrado para comprarme una bicicleta eléctrica), para las personas con TDAH las recompensas son más motivadoras cuando son pequeñas, frecuentes e inmediatas. A nuestro cerebro no le gusta la gratificación tardía. Preferimos comernos una Oreo ahora que un menú de lujo el fin de semana. Cuanto más se acerque la respuesta al comportamiento deseado, más eficaz será el refuerzo. Esta información puede resultar especialmente útil para padres.

Digamos que a tu hijo le cuesta salir por la puerta a tiempo por las mañanas. En vez de sentarse a hablar antes de irse a dormir para explicarle la importancia de ser puntual y prometerle un helado el viernes por la tarde si está en el coche a las ocho de la mañana, intenta ofrecerle una pequeña recompensa para cuando consiga un objetivo. Por ejemplo, quizás puede elegir qué canción escuchar en el coche o ir de copiloto si tiene la edad suficiente.

Lo mismo ocurre si estás utilizando recompensas para motivarte a ti mismo. Asegúrate de disfrutar de la recompensa inmediatamente después de cualquier actividad que preferirías no hacer. Por la noche, mis obligaciones son dejar al perro afuera, apagar todas las luces de la casa, asegurarme de que las puertas están cerradas y poner en marcha el lavaplatos. Todas esas cosas son las que mi cerebro con TDAH no quiere hacer nunca. Pero son lo último que hago del día, así que en cuanto termino, subo a hacer un crucigrama o a ver un programa de televisión. Si esperaran de mí que hiciera esas tareas sin una recompensa, no las haría.

Premios, pero no castigos. A la hora de elegir las consecuencias de un comportamiento, el Dr. Gregory Fabiano sugirió en un seminario web para psicólogos que hay que recompensar las acciones positivas en lugar de castigar las negativas. En lugar de amenazar con reducir alguna cosa, como el tiempo frente a una pantalla, hay que establecer que la recompensa llega cuando se consigue algo. De esta forma, entrenas al cerebro para que sepa que las cosas buenas llegan cuando se cumplen las expectativas.

Apunte para quienes acompañan a alguien con TDAH: usa tu poder con prudencia. Nunca utilices la vergüenza como arma. Si vas a empujar a alguien a quien quieres hacia un comportamiento adecuado, hazlo con delicadeza, con discreción y en privado.

Elegidas. El Dr. Hinshaw recomienda que la persona con TDAH elija su propia recompensa, permitiéndole así cierto control y asegurándose de que se implica personalmente para obtener dicha recompensa. Lo que de verdad funciona mejor es tener una selección de recompensas (recompensas pequeñas para victorias pequeñas, recompensas más grandes para progresos más grandes) para evitar saciarse con la misma recompensa una y otra vez.

Consistentes y contingentes. La recompensa debe ser contingente respecto a la consecución del objetivo fijado: «No puedes tener tiempo libre hasta que la ropa esté guardada» o «Cuando recojas la mesa, te comerás el postre».

Si eres padre y tu hijo decide no terminar una tarea, no le des la recompensa. No lo sermonees ni lo avergüences ni le digas lo decepcionado que estás; simplemente no le des la recompensa. Si te mantienes firme e insistes en que alcance su objetivo, la recompensa tendrá más importancia al día siguiente. Además, al centrarte más en el comportamiento que en la personalidad de tu hijo, evitarás el riesgo de que sienta que fracasó.

Específicas y cuantificables. Cuando estés diseñando un sistema de recompensas, asegúrate de tener claro qué es lo necesario para ganarse la recompensa. El Dr. Hinshaw compartió que cuando los padres acuden a él diciéndole que a su hijo se le dan mal las matemáticas, los ayuda a ver que esa descripción es demasiado amorfa. Para avanzar, deben definir qué es para ellos el éxito. Mejor aún, según el doctor, deben encontrar un objetivo cuantificable hacia el que trabajar. Por ejemplo, si terminar la tarea de matemáticas es un reto, el objetivo podría ser hacer tres problemas de matemáticas antes de un descanso, y después de haber hecho el 80% de los problemas de matemáticas, se marca la tarea como terminada en el marcador de recompensas.

Exitosas. El éxito atrae más éxito. Empieza con objetivos pequeños y ve aumentándolos gradualmente. Si esperas que tu hijo se quede quieto a la hora de cenar prepárale para el éxito programando antes el temporizador con un periodo de tiempo factible que desencadene una recompensa. Si, por ejemplo, el objetivo es que tu hijo permanezca quince minutos sentado a la mesa, empieza dándole una recompensa a los cinco minutos durante la primera semana. Después, aumenta gradualmente el temporizador hasta llegar a los quince minutos.

De nuevo, por si acaso: no soy médico. No tengo ningún título universitario colgado en la pared, así que para diseñar un programa eficaz y de primera categoría, consulta a alguien que tenga letras delante o detrás de su nombre que indiquen su experiencia. Dicho esto, en el resto de la tercera parte, compartiré lo que he aprendido a través de mi propia experiencia y de investigaciones sobre cómo hacer que la vida con TDAH sea más sencilla.

Para darte a ti mismo la mejor oportunidad para mejorar tu vida con TDAH, tendrás que estar al cien. Veamos cómo puedes posicionarte en el mejor lugar posible cuidando de ti mismo.

RECARGA LAS PILAS

A puesto mucho dinero a que has tenido días en los que las cosas te salen tan bien que apenas pensaste en tu TDAH. Y apuesto todavía más a que has tenido días en los que parecía que tu TDAH te estaba dando patadas en el estómago con unas botas militares. Supongo que los días en los que el TDAH era más fuerte, te faltaba algún recurso importante. Quizás esa noche no habías dormido bien. Quizás un amigo se alejó de ti y tenías la autoestima por los suelos. Quizás te saltaste el desayuno... y la comida. Los días con pocos recursos son mortales. He aprendido que es mucho más fácil lidiar con lo que la vida conlleva cuando tienes el tanque lleno, y eso significa cuidar de ti mismo, y sobre todo, de tu cerebro.

Tu cerebro es como un coche. Funciona mejor si lo mantienes en buen estado. Incluso un vehículo de alta gama será más propenso a averiarse si lo descuidas. Cuida tu cerebro y le será más fácil funcionar al cien.

Dato divertido: investigadores de la Universidad Hebrea de Jerusalén diseñaron una pila hecha de papa hervida capaz de iluminar una habitación durante cuarenta días con un costo seis veces inferior al de una pila D. Un momento. ¿Debería invertir en papas?

Penn

LAS SEIS CLAVES PARA REGULAR TU SISTEMA

La capacidad que tienes de regular tu sistema y controlar tus emociones, tu atención y tu comportamiento es limitada. Esto es así para todo el mundo, pero si ampliamos la analogía del coche, quienes tenemos TDAH somos como la primera generación de vehículos eléctricos sin reserva de gasolina. Somos fantásticos e innovadores, pero como nuestra batería tiende a agotarse bastante rápido, necesitamos recargarla frecuentemente.

> Uno de tus objetivos a la hora de gestionar el TDAH debería ser recordarte lo capaz que eres cuando las circunstancias son las adecuadas. Tal vez necesites que te echen una mano de vez en cuando, pero con esfuerzo inicial y, sí, esfuerzo a lo largo del tiempo, te sorprenderá lo mucho que puedes hacer por ti mismo.
>
> Penn

Tal vez recuerdes las seis cosas que la Dra. Marcy Caldwell enumeró en el capítulo 3 que recargan de forma eficaz las pilas de nuestras células: ejercicio, sueño, nutrición, conexión, medicación y meditación. Si puedes aumentar el consumo de estas seis cosas, mejorarás la capacidad reguladora de tu cerebro. La Dra. Emily King, médica con más de veinte años de experiencia trabajando con niños con TDAH, explicó que la regulación tiene que darse antes de que se produzca el aprendizaje. Por eso, si tu hijo tiene TDAH, tiene sentido que te esfuerces en ayudarle a autorregularse antes de darle un sermón sobre los estudios o cualquier problema de comportamiento que tenga.

Analicemos un poco más a fondo cada uno de estos seis elementos.

MUÉVETE: EJERCICIO

Aunque parezca contradictorio, si te está costando tener la concentración y el control necesarios para completar una tarea, puede que el

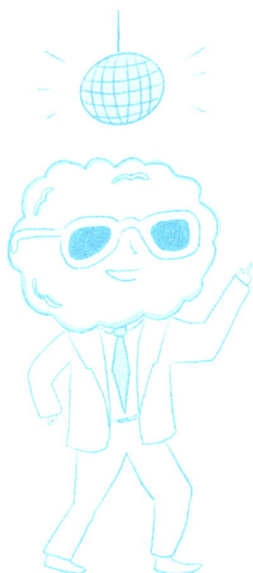

mejor movimiento no sea apretar los dientes y rechinar. El mejor movimiento puede ser que te muevas. En vez de decirte a ti mismo «No me levantaré de esta silla hasta que termine», levántate y ve a dar un paseo o ponte un rolón y saca tus mejores pasos.

Según el Dr. Russell Barkley, el ejercicio beneficia al TDAH más que a cualquier otro trastorno psiquiátrico. Es fácil ver el porqué. Cuando haces ejercicio, esa actividad dispara tus niveles de dopamina y noradrenalina, lo cual te ayuda a regular tu atención. Esa carga extra de dopamina contribuye al control cognitivo y al del comportamiento, así será más probable que te sientas tranquilo en lugar de nervioso. Se ha observado a través de electroencefalogramas que incluso pequeñas cantidades de ejercicio —veinte minutos en bicicleta, corriendo o jugando al gotcha láser— hacen que los cerebros con TDAH funcionen de forma más parecida a los cerebros neurotípicos.

Cuando hacemos que el corazón bombee, nos beneficiamos tanto de forma inmediata —al mejorar nuestra capacidad de regulación a corto plazo— como a largo plazo, ya que los beneficios se van acumulando. Hacer ejercicio de forma habitual contribuye a aumentar los niveles generales de esos neurotransmisores tan buenos que favorecen la atención.

Mi top de cinco canciones para hacer ejercicio

5. **You Can Do It (Ice Cube):** Tiene algunas palabras malsonantes, pero es imposible no hacer ejercicio al oír esta canción.
4. **Wake Me Up (Avicii):** Hay algo en ese bombo irlandés tan criticado que funciona muy bien para entrenar.
3. **Wish (Nine Inch Nails):** Si estás haciendo pesas mientras suena esta canción, ya sabes cuándo levantar la barra. (La versión limpia es tan buena como la que tiene un lenguaje más atrevido).
2. *Umbrella* **(Rihanna):** No tengo ni idea de por qué, pero esta canción me pone las pilas en el gimnasio.

1. **Smells Like Teen Spirit (Nirvana):** Soy un niño de los noventa. ¿Qué más puedo decir?

Extra: mi top de cinco canciones para bailar (de nuevo, versiones limpias)

5. *Hypnotize* **(The Notorious B.I.G.):** Las barras de Biggie son implacables, como debería ser tu baile.
4. *Work It* **(Missy Elliott):** Es una de las canciones favoritas de Kim. Me gusta bailarla porque me gusta ver a Kim bailándola.
3. *Party Up (Up in Here)* **(DMX):** Cuando el DJ puso esta canción en nuestra boda, la pista de baile pasó de estar medio vacía a absolutamente llena. Es una bomba de energía en cualquier situación.
2. *Single Ladies (Put a Ring on It)* **(Beyoncé):** No es presumir, pero me sé casi toda la coreografía, como todo el mundo con acceso a internet.
1. *The Way You Look Tonight* **(Frank Sinatra):** Porque Kim la bailará despacio conmigo.

Siempre me siento mejor después de haber sudado la camiseta. Cuando pienso en cuántas horas he pasado sintiéndome atrapado en un aula cuando era joven, doy gracias a Dios por el arte dramático. Hacer coreografías, moverme por el escenario, y agitar las manos al ritmo de *jazz* para divertirme me han mantenido activo y me han permitido tener un equilibrio durante la escuela. Después de hacer ejercicio, estoy más tranquilo y tengo una visión más clara de las cosas. Hoy en día, levanto pesas dos o tres veces a la semana y juego al tenis o al *pickleball* también dos o tres veces a la semana, y aunque juegue fatal, después de los partidos me siento más equilibrado.

Cuando busques formas de incorporar más movimiento a tu vida, ten en cuenta que no tienes que correr quince kilómetros al día ni convertirte en un obseso del CrossFit. Elige algo divertido, algo que te interese, como la danza, el *kickboxing*, el futbol, la natación o el *pickleball*.

Si estás disfrutando de una actividad, será mucho más probable que la incluyas como algo habitual en tu rutina. Algunas investigaciones sugieren que los deportes que exigen concentración y movimientos técnicos, como el *ballet* o la escalada, pueden ayudar a quienes tienen TDAH a mejorar su concentración. Si eliges una de esas actividades, podrás fortalecer tus músculos físicos y tus músculos mentales.

> Por cierto, el pickleball podría ser el deporte idóneo para el TDAH que ha existido en la vida. Es muy rápido, así que no tienes tiempo para lamentarte después de un mal tiro porque un buen tiro está a segundos de distancia. Pruébalo alguna vez y me cuentas. De nada.
>
> Penn

DULCES SUEÑOS: DORMIR

No parece justo. Un gran porcentaje —quizás hasta la mitad— de las personas con TDAH padecen insomnio (a veces como efecto secundario por tomar estimulantes), lo que causa que no durmamos bien. Pero dormir mal puede poner a prueba nuestra capacidad de regulación y aumentar de forma radical la intensidad de los síntomas del TDAH. Uf.

En casa somos bastante estrictos con los horarios de sueño. Necesito recorrer un gran camino para llegar al paraíso de los sueños. Todas las noches, necesito que pase más o menos una hora hasta quedarme dormido. Cuando llega la hora de irse a la cama, el cerebro casi siempre está a mil por hora, por eso necesito hacer un crucigrama antes de apoyar la cabeza en la almohada. Si el crucigrama no funciona, a veces pruebo otras formas de ocupar la mente mientras estoy acostado en la cama. Necesito sobrecargar mi cerebro para conciliar el sueño, así que normalmente es algo así de desafiante:

- Recordar las últimas veinticinco páginas de un libro que acabo de leer con el mayor detalle posible.
- Enumerar deportistas que han jugado en mis equipos favoritos (The Braves, el equipo de basquetbol masculino de la UNC y el Arsenal Football Club).

- Nombrar a los presidentes estadounidenses en orden cronológico (para puntos extra, añado a los vicepresidentes).
- Visualizar mi película o serie favorita actual, escena por escena, incluidos los diálogos.

Cuando la mente ya no me va a mil y estoy más tranquilo, tal vez escuche algo con audífonos durante unos minutos. Después, cierro los ojos y repaso mis partes favoritas del día (para tener una pequeña dosis de dopamina antes de quedarme dormido), y listo.

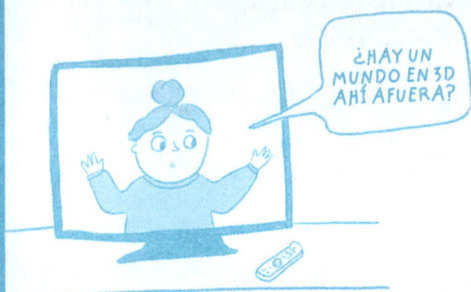

¿HAY UN MUNDO EN 3D AHÍ AFUERA?

Dormir bien puede tener un gran impacto en cómo se desarrolla el día siguiente. Cuando estés tentado de ver un episodio más, pregúntate a ti mismo: «¿Prefiero ver a un personaje inventado hacer algo en una pantalla pixelada o prefiero un mundo completo en 3D en el que no me sienta frustrado, avergonzado ni enojado con el mundo y conmigo mismo?».

Un recordatorio rápido de básicos para la higiene del sueño:

- Fijar un horario de sueño consistente.
- Evitar las pantallas al menos una hora antes de irse a dormir.
- Mantener la habitación fresca.
- No comer justo antes de irse a la cama.
- Moderar el consumo de alcohol.
- Beber cafeína solo por las mañanas.

COMER BIEN: NUTRICIÓN

Me encantaría decir que si consumes un par de suplementos de origen natural por las mañanas los síntomas del TDAH desaparecerán. Pero siento decirte que los consejos sobre nutrición para el TDAH generalmente aceptados son los típicos y aburridos como los de «come verdura».

Muchas personas con TDAH han tenido la esperanza de probar a modificar la dieta e ingerir polvos concentrados y pastillas, pero no hay pruebas fehacientes de que todo esto tenga un impacto

significativo en el TDAH. El mundo de los suplementos y los productos dietéticos está plagado de empresas oportunistas. La forma más
segura de contribuir a la salud de tu cerebro es con una alimentación
saludable. Ya sabes cómo debe ser: equilibrada, con protagonismo de
las verduras, sin demasiada azúcar y con muchas proteínas.

¿En tu cabeza acaba de sonar «Buaaaaaa, buaaaa, buaaaa»? No
pasa nada. No estás solo. Recuerda que nos encanta la dopamina y que
muchos preferimos la gratificación instantánea de la comida chatarra.
Así es como intento combatir mi química: cuando me dan a elegir
entre una ensalada de camarones y una hamburguesa con tocino y
huevo frito, me digo a mí mismo intencionadamente: «La ensalada
de camarones me hará sentir mucho mejor mañana».
Y después, y esto es importante, cuando salgo de la
cama a la mañana siguiente sintiéndome renovado,
le doy las gracias a la ensalada de camarones. Sé
que suena raro, pero lo digo en voz alta: «¡Gracias,
ensalada de camarones!». Mis hijos piensan que
soy un bicho raro. No me importa.

DE NADA.

Un apunte rápido sobre el azúcar: no es el
monstruo del TDAH que algunos creen. Aunque
conviene consumirla en cantidades muy pequeñas porque no es beneficiosa para la salud en
general, a corto plazo el azúcar puede estimular
brevemente el cerebro. Según el Dr. Barkley, darle un
sorbo a una bebida con glucosa mientras trabajas en un proyecto
que requiere esfuerzo mental, te ayuda a seguir con las pilas carga-
das. Tu lóbulo frontal necesita el azúcar para que la función ejecutiva
siga trabajando. La Dra. Rupert utilizó este fenómeno: para superar
las juntas médicas comía pequeñas cantidades de dulces mientras
trabajaba para darle energía a su cerebro durante los agotadores exámenes. No conviene pasarse, porque el bajón de azúcar es real y las
consecuencias para la salud a largo plazo pueden ser graves. Pero en
pequeñas dosis, una (diminuta) cucharada de azúcar puede ayudarte
a concentrarte.

Si tienes preguntas sobre otros alimentos o cosas que los fabri-
cantes les añaden, asegúrate de consultarlo con un profesional: nada
de foros para padres, TikTok o tu tía que leyó un artículo.

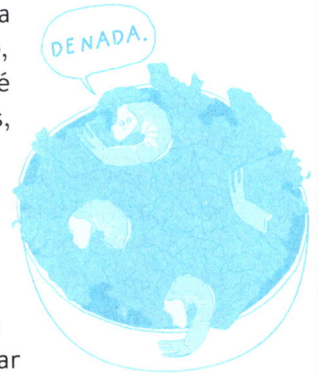

TU EQUIPO DEL TDAH: CONEXIÓN

A la hora de gestionar tu TDAH, tú ocupas el asiento del conductor, pero para que el motor siga rugiendo, necesitarás un equipo de mantenimiento de primera.

Mi equipo de primera: Kim es la jefa de equipo, y es la mejor del mundo para ese puesto. Pide las paradas en pits cuando sabe que necesito mantenimiento. Lola y Penn Charles son los gatos hidráulicos; me suben el ánimo con sus risas comprensivas y sus abrazos a pesar de cualquier dificultad que pueda tener. Mis amigos se encargan de los neumáticos; se acercan y le dan a mi cerebro extrovertido con TDAH algo nuevo y emocionante, y después se van.

Los miembros más importantes de tu equipo son tus amigos y tu familia: las personas que sabes que te quieren de forma incondicional, con los deslices del TDAH incluidos. Tener una red de personas que te hacen sentir aceptado supone un gran factor de protección para las personas con TDAH. Los amigos y los seres queridos te protegen de los baches con los que, inevitablemente, te encontrarás al moverte por la vida con TDAH.

Solamente un recordatorio: tu equipo de pits está ahí para apoyarte, pero tú tienes que asumir la responsabilidad principal a la hora de asegurarte de que el vehículo no se estrella, sobre todo, contra ellos. (Estoy extendiendo mucho la analogía del coche, ¿verdad?).

Probablemente, hayas oído la conocida estadística que dice que la soledad es tan mala para la salud como fumar quince cigarros al día, pero ¿sabías que también puede afectar al sueño? Un científico llamado John Cacioppo descubrió que las personas solitarias son propensas a sufrir interrupciones del sueño, lo que, como sabemos, puede aumentar los síntomas del TDAH. Además, los sentimientos de conexión reducen el estrés, lo que a su vez reduce los síntomas del TDAH. Si tienes que elegir entre meditar y pasar tiempo de calidad con un amigo, elige el tiempo de calidad.

El resto de tu equipo de boxes estará formado por profesionales pagados que tienen formación: médicos, especialistas en comportamiento saludable y, si eres estudiante o padre de un estudiante, los profesores y administradores del centro educativo. Idealmente, los profesionales que elijas tendrán mucha experiencia con pacientes con TDAH, lo cual les habrá permitido entender cómo es vivir con TDAH.

A la hora de buscar a los miembros adecuados para tu equipo, la formación debe ser una de tus prioridades, pero también la conexión que tengas con ellos. Esto puede ser especialmente acertado en el caso de los especialistas en salud mental. Como señaló el Dr. Kurtz: «La ciencia de la psicoterapia nos ha demostrado que los resultados tienen más que ver con la relación que con las técnicas específicas».

Vale la pena hacer una revisión general para encontrar expertos con los que te sientas a gusto, personas que realmente entiendan cómo es vivir con TDAH.

UN INCISO DE KIM

Una amiga mía tiene un hijo con TDAH. El año pasado, toda la familia se reunió con su profesor para hablar sobre cómo podría mejorar sus hábitos de estudio. Durante la reunión, el profesor miró al hijo de mi amiga y le dijo: «Simplemente tienes que esforzarte más». Fue devastador para él y les rompió el corazón a sus padres. El chico ya se estaba esforzando. Necesitaba un ambiente diferente que lo apoyara y, al parecer, un profesor diferente. Mi amiga acabó buscando otra escuela en la que el equipo directivo fuera más comprensivo con las necesidades de estudiantes con TDAH. Cambiar de escuela es un gran privilegio, no todo el mundo tiene esa opción. Pero eso de «esforzarse más» no es un consejo que ayude.

¿Debería contratar a un *coach* especializado en TDAH?

Hay personas que ofrecen servicios de *coaching* para el TDAH. Los *coach* te ayudan a idear y poner en práctica planes para controlar el TDAH, y a muchas personas les resulta valioso contar con un miembro más en el equipo para tenerlo todo controlado. La Dra. Sibley aconseja cierta cautela con el *coaching* porque, a diferencia de un médico o un terapeuta, un *coach* quizás se haya proclamado como tal a sí mismo. Si decides contratar a un *coach*, asegúrate de investigar su formación. La Dra. Sibley también recomienda trabajar con profesionales que te impulsen a hacer las cosas por ti mismo, ya que algunos *coaches* pueden darte recordatorios útiles y ayudarte mientras te acompañan, pero ofrecerte poca orientación después de haber trabajado juntos. El objetivo es que seas lo más independiente posible.

SIGUE EL TRATAMIENTO: MEDICACIÓN

Como señalé en el capítulo 11, la medicación contribuye en gran medida a aumentar la capacidad de regulación entre la mayoría de las personas con TDAH. Si decides tomarla, un médico te ayudará a descubrir qué medicación es la idónea para ti. Recuerda que puede tardar un poco —incluso varios meses— dar con la medicación y la dosis adecuadas. Por ello, complementarla con intervenciones conductuales es la práctica más aceptada.

TU BUDA INTERIOR: MEDITACIÓN

Como dijo el Dr. Steve Kurz: «Sean cuales sean nuestras vulnerabilidades, se ven exacerbadas por el estrés». Si tienes síndrome del intestino irritable (SII), el estrés afectará a tu tracto gastrointestinal. Si tienes migrañas, el estrés derivará en ese dolor punzante. Si tienes TDAH, el estrés afectará a tus síntomas de TDAH. Nuestro nivel de estrés desempeña un gran papel a la hora de decidir si nos vemos sobrepasados por el TDAH o podemos arreglárnoslas bastante bien. Mantener el estrés a raya alivia el nerviosismo que provoca que el TDAH se desencadene. Y una de las mejores formas de gestionar el estrés es a través de la medicación.

¿Te dio flojera? A mí también.

Si tienes TDAH, incluso aunque creas en los beneficios teóricos, la meditación parece el infierno en la tierra. ¿Sentarse totalmente en silencio dejando la mente en blanco? Deja que me ría. Nunca en ningún momento de mi vida he sido capaz de dejar la mente en blanco.

Aunque no haga falta decirlo, no soy un maestro de la meditación, pero me han sugerido que la practique mi esposa, mis amigos, mis compañeros de trabajo y prácticamente cualquiera que haya estado en la misma habitación que yo más de diez minutos. Lo he intentado, en serio, pero si no hay alguien en esa misma habitación que me vaya guiando durante la meditación, presto atención a cualquier otra cosa.

Si eres como yo, la meditación tradicional —sentarse en silencio durante veinte minutos o más con los ojos cerrados— probablemente no te sirva de nada. Pero hay muchas formas más para adentrarse en prácticas meditativas y para estar presente de forma consciente.

Una de estas formas la propuso el Dr. Alok Kanojia, más conocido como el Healthy Gamer, quien compartió un truco excelente en uno de sus videos: intentar meditar con los ojos abiertos. Te será más sencillo centrarte porque un nivel bajo de estimulación visual hará que tu cerebro deje de ir de un pensamiento a otro. Poder ver aumenta el nivel de estimulación basal y lo acerca a su configuración ideal.

Me gusta esa idea. He sido capaz de alcanzar la paz mental sin demasiado esfuerzo sentándome en una silla que se balanceaba en mi porche (sin el celular), mirando al jardín. Probablemente sea lo que otros llaman «desconectar», pero, sin duda, a mí me ayuda a bajar el volumen de la emisora de mi cerebro.

De vez en cuando escucho en secreto al entrenador de tenis de mi hija que le ha estado enseñando a entrenar en el tiempo entre puntos y cómo utilizar la respiración para reponerse. Por eso, yo también he empezado a hacer algunas respiraciones conscientes entre tareas. Me pongo recto, inspiro, retengo el aire durante cinco o seis segundos, y espiro. La verdad es que después estoy más tranquilo. ¡Gracias, entrenador Tim! ¿Ahora me podrías ayudar con el revés, la derecha, el saque y el juego de pies?

Mindfulness para personas a las que se les dificulta meditar

Si la meditación tradicional que consiste en sentarte en posición de loto con los ojos cerrados no te sirve, podrías probar con una de estas opciones:

- Respiración cuadrada (exhalar en cuatro, inhalar en cuatro, retener en cuatro, exhalar en cuatro); la respiración en 4-7-8 (inhalar en cuatro, retener en siete, exhalar en ocho); o simplemente intentar respirar tantas veces como sea posible en un minuto

- Armar legos
- Una caminata o carrera guiada
- Resolver un laberinto
- Colorear en un libro de dibujos
- Buscar palabras
- Tocar una campanilla y esperar a que desaparezca el tono
- Practicar yoga
- Mirar una lámpara de lava
- Jugar con un reloj de área
- Quedarte hipnotizado con un temporizador de movimiento líquido
- Tocar un instrumento

Cuando estoy estresado, y a veces incluso cuando no lo estoy, me siento al piano y toco. Pienso en una canción que me guste. (Hoy era *Somebody's Baby*, de Jackson Browne). Toco la canción una vez, luego otra, y cuando la toco por tercera vez, es como si mis dedos se movieran sin que mi cerebro tuviera que decírselo. Toco la canción cuatro veces e incluso cinco; después, es como si no me hubiera sentado al piano; ahora estoy en otro sitio. Solo he tocado una y otra vez la misma melodía de ocho notas. Quizás me sentó mejor de lo que esperaba porque era muy simple. Para mí, dejarme llevar por la música es como una práctica de meditación o, al menos, un descanso para mi cerebro.

Información extra: Voy a añadir un último elemento al final de la lista de la Dra. C: ser empático contigo mismo. A veces, hagas lo que hagas, tienes un día que es un desastre. Si estás teniendo un día así, a pesar de haberte hecho más autocuidados que Gwyneth Paltrow, no estás solo. Sin duda, en días así he deseado ver la temporada entera de un *reality* de televisión en ropa interior por ningún motivo en concreto. Nadie está hecho a prueba de balas. Debes saber que no eres el único que se desestabiliza, y que no pasa nada. Esa generosidad te ayudará más que enojarte contigo mismo.

Es un reto diario asegurarte de que la capacidad de tu cerebro con TDAH para regularse sea suficiente, pero si le prestas atención a este tipo de cosas, verás que tendrás más energía mental y emocional.

CONTROLAR TU RUTINA DIARIA

¿ Alguna vez has visto uno de esos dibujos en los que el mundo, mágicamente, se sincroniza con el movimiento de la protagonista y le da justo lo que necesita en el momento en que lo necesita? Un árbol cae sobre un arroyo justo cuando está a punto de cruzarlo. Una manzana cae dentro de la cesta del pícnic justo cuando la abre para comer. Es como si estuviera hechizada.

Vivir con TDAH puede parecer exactamente lo contrario a eso. Te caes en un arroyo que no viste porque estabas ocupado pensando en por qué los hombres de antes se referían a las mujeres como «zorras». Ves que la cesta del pícnic está vacía porque te distrajiste mirando una fruta mohosa del refrigerador mientras te preparabas el almuerzo. Te mereces que las cosas vayan poco a poco. Te mereces que las cosas encajen. Te mereces que la vida se desarrolle ante ti repleta de posibilidades infinitas.

Puedes llevar una vida más sosegada. No sucederá por arte de magia. De hecho, tendrás que esforzarte para conseguirlo. Pero cuando tengas los sistemas necesarios, podrás tener menos problemas y sobresaltos.

A pesar de lo que puedas creer, los sistemas y las rutinas no son enemigos del TDAH. Son aliados. Gestionar la vida con TDAH depende de construir un sistema de apoyo exterior para seguir por el camino adecuado, y poner barandales y

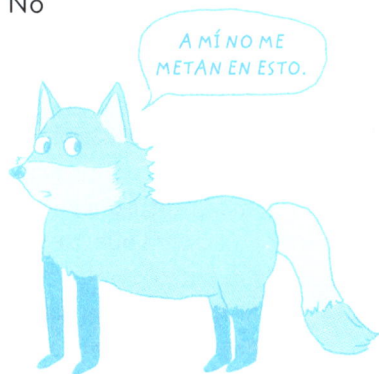

A MÍ NO ME METAN EN ESTO.

parachoques que te ayuden a volver con delicadeza a tu camino... lugar en el que te espera una carretera (más) llevadera.

En nuestra casa, los sistemas suelen surgir después de varios errores. Por ejemplo, espero que no resulte ser demasiada información, pero a veces hago pipí sentado porque casi siempre se me olvida bajar la tapa o limpiarla después. Lo mismo me pasa con el temporizador de la cocina. Después de varios avisos por haber dejado encendida la estufa eléctrica, ahora utilizo el temporizador para acordarme de apagarla.

En este capítulo veremos cómo engrasar las vías del viaje en tren que recorres en tu día a día. Antes de empezar, quiero recordarte que incluso los mejores sistemas fallan, y no pasa nada. Habrá un periodo de prueba y error en el que descubrirás qué es lo que mejor te funciona a ti.

ASEGURA EL OBJETIVO

Primero tendrás que identificar tus puntos débiles. Normalmente, ¿en qué aspectos crees que el TDAH te juega malas pasadas? ¿Se te olvidan las cosas? ¿No eres puntual para salir de casa?

Haz una lista de cosas que te gustaría mejorar. Después, recuerda elegir solamente un objetivo por el que empezar. Intentar resolver todos los problemas que tienes a la vez es bastante abrumador. Enfócalo por objetivos, no hagas terapia de choque.

Mientras escaneas los errores de tu sistema, préstales atención a los ritmos de tu rutina. ¿Cuándo notas que todo te cuesta más? ¿Al hacer transiciones? ¿Al salir por la puerta? ¿En periodos en los que necesitas concentrarte? ¿Cómo mantienes la energía y la atención a lo largo del día? Muchas personas con TDAH disponen de la mayoría de los recursos por la mañana y les es más fácil concentrarse en ese momento.

La estaba pasando mal antes de entender cómo era mi ritmo diario. La mayoría de los días laborables tengo el día a reventar. Me levanto y me apresuro a cumplir con la rutina de todos los días de sacar a los niños por la puerta para ir a la escuela, me encierro en mi oficina y me encuentro con un diluvio de proyectos que me sobrepasan. Cuando son las cuatro de la tarde, ya estoy molido. Antes solía resistir e intentaba seguir trabajando hasta las cinco, hora a la que empezaba la rutina familiar, pero después de que se me olvidara varias veces recoger a mis hijos y de presentarme en los sitios equivocados a la hora incorrecta, me di cuenta de que necesitaba una pausa entre el horario laboral y el horario familiar. Ahora uso ese momento como descompresión y, como resultado, he estado haciendo mucho mejor mis obligaciones familiares vespertinas.

Si de forma natural no sabes cuándo lo estás haciendo lo mejor posible, usa un diario durante una semana para registrar cuándo mejoran o empeoran tus síntomas. Si te parece que es demasiado que gestionar tú solo, puedes pedirle a alguien con quien vivas

El telescopio espacial James Webb tenía 344 áreas críticas —sitios en los que algo podría fallar— cuando emprendió su viaje de un millón de millas al espacio. Conseguir que la nave funcionara bien era, literalmente, ciencia espacial. Hicieron falta más de mil de los mejores cerebros y técnicos del mundo para que esta maravilla de la ingeniería estuviera lista para ser lanzada al espacio. De alguna forma, consiguieron que todo saliera bien.

Penn

que lo anote. Eso sí, no te enojes con ellos cuando te llamen la atención.

UN INCISO DE KIM

Si vives con alguien con TDAH, quizás lo mires y veas que la está pasando mal con alguna tarea que tú llevas a cabo sin esfuerzo. Ahí se te parte el corazón y piensas: «¿De verdad no pueden hacerlo solos?». Pero a veces, no es que sea su culpa, sino que la carga es demasiado pesada como para hacerlo solos. Te necesitan como apoyo. Eres como una estaca para jitomates humana. Con tu ayuda crecerán con fuerza. El objetivo es que tu hijo con TDAH sea capaz de pasar el día sin que lo ayudes, pero podrían necesitarte para comenzar.

DÉJALO POR ESCRITO

Cincuenta veces al día, Kim verbalizará lo que tiene que hacer «Tengo que firmar esa autorización», o bien «Hoy es el cumpleaños de Ann Marie. Tenemos que encargar un pastel de helado». Al decirlo en voz alta, se da un impulso a sí misma. A mi cerebro eso no le funciona. Lo que le funciona es escribirlo.

Adaptando la famosa frase de Einstein al TDAH, nunca intentes recordar algo si puedes escribirlo. Mi regla es que, si puedo escribirlo, lo escribo. Esto se aplica tanto a actividades rutinarias como limpiar la encimera, como para acordarme de mis contraseñas de la banca electrónica.

Al principio, no me gustaba hacerlo. Me parecía que era como admitir que no era inteligente, y soy inteligente. Tengo una memoria excelente. Sigo acordándome de las direcciones de mis amigos de la preparatoria y de los números de teléfono de casi todas las pizzerías de Raleigh antes de que se inventara el iPhone (cuando todos dejamos de aprendernos números de teléfono), y soy incapaz de olvidarme de la progresión de acordes de una canción después de escucharla una vez. Pero nada de eso me ayuda a la hora de hacer tareas del día a día. **Solo porque pueda recordar algo no significa que me vaya a acordar.** Por eso me digo a mí mismo: «Penn, sigues teniendo una memoria excelente, pero estas son las típicas cosas que no se te graban en el cerebro porque no son los suficientemente interesantes. Pero si no te acuerdas, les causarás molestias a tus seres queridos, así que es importante. Déjalo por escrito, por favor». Recomiendo que te escribas recordatorios a ti mismo con frecuencia para hacer prácticamente todo lo que tengas que hacer. Después, deja los recordatorios donde puedas verlos. Escribe: «Ordenar esta habitación antes de salir de aquí» en una pizarra en blanco de la oficina. Deja una nota dentro del maletín que diga: «Recoger el almuerzo». Eres totalmente capaz de recoger la casa y hacerte un sándwich. Tan solo necesitas recordatorios físicos.

Cuando era pequeño olvidaba todo constantemente, da igual cuántas veces intentara acordarme de las cosas. Dejaba la ropa por toda la casa (hasta por las escaleras), se me escapaba el autobús a la escuela, y se me olvidaba entregar las tareas incluso después de haberlas hecho.

Por eso, cuando llegó el momento en el que ya podía leer, cada día mi madre me dejaba notas para recordarme lo que tenía que hacer.

Me escribía: «Buenos días. Recuerda que hoy tienes entrenamiento de basquetbol. Hay más fajitas en el refrigerador». Después, me dejaba la nota en la barra de la cocina, en la mochila, o en el espejo del baño, sitios en los que sabía que podría verla. Sabía que si me decía esas dos cosas mientras salía por la puerta para empezar con su día, me encontraría sentado frente a la televisión con el estómago vacío al llegar a casa, pero si veía las notas, me las arreglaría bien. Que conste que mi madre no dejaba lo que estaba haciendo por las tardes para venir a casa y llevarme a entrenar o para darme con una cucharita la comida. Seguía dependiendo de mí gestionar mis cosas cuando ella ya había puesto de su parte.

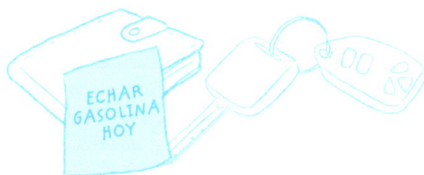

Al cerebro con TDAH una buena dosis de apuntalamiento y andamiaje externos le aportan beneficios. Los recordatorios mentales se esfuman tan pronto como llegan. Los recordatorios visuales por escrito le dan un impulso a tu cerebro.

Cuando ya hayas identificado tus puntos críticos, vuélvete loco con las notas. Tal vez nunca te acuerdes de cargar el celular por la noche. Deja una nota en la mesita de noche. Tal vez parezca que tus plantas viven en el desierto de Mojave porque, al parecer, no puedes regarlas de vez en cuando. Intenta poner una nota con la imagen de una regadera junto al fregadero. ¿No puedes acordarte de si te lavaste los dientes? ¡Pues coloca una nota adhesiva en el espejo del baño!

A FAVOR DE LAS LISTAS DE VERIFICACIÓN DIARIAS

Sé que parece algo muy sencillo, pero una lista de las cosas que necesitas hacer en diferentes momentos del día de verdad te ayudará a completar tu rutina sin pasar nada por alto. Nadie te va a dar una beca para que te acuerdes de todo lo que tienes que hacer cada día, por eso, lo mejor será que utilices las herramientas que ha desarrollado la humanidad para liberarte del trabajo que supone hacer un seguimiento de lo que hay en tu rutina diaria.

Hacer listas de verificación es una forma de visualización. Quizás hayas escuchado que las neuronas que se activan simultáneamente refuerzan la sinapsis. Cuando te sientas y visualizas lo que tienes que hacer, el proceso activa las áreas del cerebro que necesitarás para concentrarte en esa tarea. Visualizarte a ti mismo siguiendo tu rutina ayuda a que esos circuitos se formen en tu cerebro. La repetición refuerza dichas conexiones, así que cada vez que escribas una lista de verificación o te visualices a ti mismo haciendo todas las cosas de la lista, forjarás nuevos caminos neuronales y reforzarás los que ya existen. De esta manera, será más fácil ejecutar tu plan cuando llegue el momento. Por eso la Dra. Norrine Russell, experta en función ejecutiva y *coach* de TDAH, dice que la magia está en el proceso de planificar.

Cuando estés haciéndote listas de verificación, pregúntate qué necesitas hacer durante cada segmento del día. Divídelo en las unidades más pequeñas que puedas, después —y esto es importante— dibuja una cajita al lado de cada punto para que puedas poner una equis cuando ya has hecho esa tarea del día. (¡Hola, recompensa!).

Mi rutina de por la mañana es algo así:

- ☐ Lavarme los dientes
- ☐ Bañarme
- ☐ Vestirme
- ☐ Colgar la toalla en el baño
- ☐ Hacer el desayuno
- ☐ Lavar los platos del desayuno
- ☐ Preparar el almuerzo de mis hijos
- ☐ Pasear al perro

El sistema de las listas de verificación es especialmente útil a la hora de acostumbrarte a una nueva rutina (como al empezar el nuevo año escolar), o cuando te sales de tu rutina normal (como al irte de vacaciones).

Digital versus analógico

La tecnología me alucina. Pero la tecnología también es apabullante para mi cerebro. El mundo digital es una ayuda maravillosa para muchas personas a la hora de organizarse, pero para quienes tenemos TDAH los métodos de la vieja escuela funcionan mejor. Los organizadores y calendarios digitales están bien, pero también presentan demasiadas oportunidades para verse arrastrado por el agujero negro de un *smartphone*. He seguido el consejo de la Dra. Norrine Russell y he optado por un enfoque prácticamente analógico para codificar mis rutinas. Recomiendo utilizar un planificador en papel y un montón de notas adhesivas para que tus rutinas vayan sobre ruedas. Sé que tenemos un calendario enorme para toda la familia en el refrigerador, y eso me ayuda si quiero echar un vistazo rápido, pero personalmente, el planificador favorito de mi cerebro es el semanal, pero como si fuera un libro, no un planificador mensual. Tener que mirar todos los días un calendario mensual me estresa.

(Nota al margen: acabo de pasarme diez minutos intentando averiguar por qué me estresan los calendarios mensuales. Esto es lo que se me ha ocurrido:

1. Un mes me presenta demasiados pendientes por hacer. No quiero saber nada de una cita con el dentista que tengo dentro de tres semanas.
2. En realidad, con un calendario mensual no hay demasiado espacio para escribir cosas del día a día que tengo que ir tachando. O sea, no hay espacio para una recompensa, solo cosas de las que tener que acordarme.
3. Un mes me produce una especie de cortocircuito en el cerebro porque algunos meses terminan un martes, ¿sabes? Y no puedes pasar al mes siguiente hasta el miércoles y, madre mía, ¡no sabía que esta semana era tan desastrosa!

El calendario semanal no tiene ninguno de esos problemas. Una semana me proporciona una ventana más corta para cumplir objetivos. Sigo apuntando las cosas con semanas de antelación, pero puedo echarles un vistazo el domingo por la noche antes de que empiece la semana).

SEGUIR UN HORARIO

La vida va mejor si sé exactamente qué viene a continuación. Mi función ejecutiva y mi capacidad de regulación se resienten si me encuentro con un montón de pendientes para los que no reservé tiempo.

Al tener nuestro propio negocio, Kim y yo tenemos la libertad para ponernos nuestros propios horarios, lo cual es una bendición, sobre todo cuando tenemos algún evento escolar o reunión familiar a la que nos gustaría ir. Pero si no cuidamos de nuestro ritmo de trabajo, nuestra lista de pendientes no deja de crecer hasta convertirse en una avalancha. Al principio de este verano, nos dimos cuenta de que teníamos un número inusual de proyectos largos entre manos. Cuando me di cuenta, me dio dolor de estómago. Kim y yo nos sentamos y organizamos cada parte del día durante ocho semanas. Sabía exactamente lo que pasaría (o lo que debería pasar, de todas formas) durante cada hora del día. A veces fue difícil, pero cuando me agobiaba, me remitía a la autoridad del horario.

UN INCISO DE KIM

Siempre noto cuando el cerebro de Penn tiene demasiadas ventanas abiertas, porque es entonces cuando las cosas empiezan a complicarse. Hablará por teléfono mientras cocina y saldrá de la cocina mientras la salsa sigue burbujeando, volverá minutos después y verá que la salsa se quemó y se quedó pegada hasta el fondo de la sartén.

No sé si está en la naturaleza humana o es el mundo en el año del señor de 2024, pero parece que todos hacemos demasiadas cosas. «Demasiadas» se queda corto. Nuestro calendario mensual parece una versión avanzada del juego Tetris. Si Penn tiene demasiadas cosas en el calendario, se agobia, y cuando se agobia, se pone muy negativo. Su mente se adentra en un agujero oscuro, se preocupa y dice: «Nunca lo vamos a terminar. Nunca lo vamos a terminar». Entra en una espiral de negatividad, algo difícil de imaginar que le pase a mi marido hasta que lo presencias. Desde hace poco, es consciente de cómo es e intenta anticiparse a este problema antes de dejarse llevar por él. Ahora mira el calendario el domingo por la noche y, si es algo caótico, dirá: «Hay muchas cosas. Esta semana será dura para mi función ejecutiva». Esa es la señal para que yo le eche un vistazo a nuestra semana y le pregunte: «¿Qué es lo esencial y qué es prescindible? ¿Hay algo que podamos reprogramar o eliminar totalmente?». Le recuerdo que hay algunas expectativas totalmente irrazonables. Es imposible que pueda estar en cuatro sitios a la vez. No es Hermione Granger. Trabajaremos juntos para reducir al mínimo la lista de actividades. De hecho, es un ejercicio que también me ayuda a mí, que siempre opto por decir que sí a todo porque no me gusta nada decepcionar a los demás. Para los dos, todo es mejor si podemos hacer un buen trabajo con una cosa en vez un trabajo mediocre en seis cosas diferentes.

Sé inteligente a la hora de tener un horario

Planifícalo, imprímelo, difúndelo. Un horario planificado te ayudará a no tener que gestionar tu tiempo sobre la marcha. Necesito tener mi horario por escrito y bien a la vista. El horario de nuestra familia está puesto donde todo el mundo pueda verlo en casa. Tenemos uno de esos refrigeradores de acero inoxidable en los que los imanes no se quedan pegados, así que nuestro horario está literalmente pegado en el refrigerador.

Excepción de dispositivos. Aunque soy del equipo del papel para planificar cosas y hacer horarios, me gusta usar los aparatos electrónicos que tengo para que me avisen cuando llega el momento de pasar a otra parte del día. Me pongo un recordatorio electrónico diez minutos antes de tener que hacer una llamada o bajar para empezar a grabar.

Periodos de gracia. Deja algo de margen entre actividades para cuando la situación sea una locura, porque pasará. Si crees que vas a necesitar quince minutos para ir a algún sitio, date veinte. Si calculas que necesitarás dos horas para un proyecto, dedícale dos horas y media para no andar a las carreras.

Disfruta de la rutina. Si tu vida te lo permite, intenta seguir una rutina predecible. La mía tiene algunos ratos para gestionar cosas de autónomo, pero hay café, momentos de coche compartido, un segundo café, tres horas de trabajo con breves descansos, una comida (me gusta terminar de trabajar cuanto antes, así que como en diez minutos), un par de horas más centrado en el trabajo con breves descansos, ejercicio, ducha, diversión y dormir. Prácticamente, así es todos los días. Es como las matemáticas: cuantas menos variables, menos posibilidades de perder el hilo.

Primero, lo más aburrido. Cuando estés haciendo un horario, intenta ir de las actividades más aburridas a las más divertidas. Probablemente, la transición sea más sencilla si primero te quitas de encima las cosas más aburridas.

CAZADORES DEL ABURRIMIENTO

Incluso teniendo la mejor planificación, aburrirse un poco es inevitable. Cuando te veas atrapado en situación nada estimulante, prueba una de estas ideas para mantener la mente ocupada:

- Pregúntate: «¿Cuántos personajes de mi programa de televisión favorito puedo nombrar?». (Una vez nombré más de 200 de *Rockefeller Plaza*. Qué satisfacción).
- Cuando viajes como pasajero en un coche, fíjate en las señales de tráfico y busca una palabra que empiece por la letra A, luego B, luego C, etc. A ver si puedes llegar a la Z. Pista: las X son difíciles; necesitarás un Xpress Lube o la empresa de alquiler de remolques XTRA, o si podemos incluir modelos de coche, te irá bien.
- Prueba con un crucigrama. Llevo haciendo crucigramas desde la universidad. Cuantos más haces, mejor se te dan. Además, en ese proceso aprendes todo tipo de palabras nuevas y curiosidades. He hecho tantos crucigramas que ya tengo desarrolladores de crucigramas favoritos.
- Si los crucigramas no son lo tuyo, a mi hijo y a mí nos encanta Duotrigordle, que es como el Wordle con una dosis letal de esteroides. Te dan treinta y dos Wordle a la vez y tienes que resolverlos todos en treinta y siete intentos. Parece imposible, pero no lo es, tan solo tienes que usar la lógica para conseguir

un porcentaje alto de aciertos. Cuando me sale bien, exploto de emoción y grito como si mi equipo hubiera ganado la Super Bowl. Mi familia ya se acostumbró. He conseguido una cuadrícula perfecta dos veces: treinta y dos aciertos en treinta y dos intentos.

- El KenKen o un sudoku también son mis favoritos de confianza. O el ajedrez del celular.

DEJA LAS COSAS DONDE LAS NECESITES

Tal vez no te guste este consejo, pero necesitarás organizarte. No necesitas un sistema de archivos con referencias cruzadas y un índice de seis páginas, pero deberías analizar detenidamente si guardas tus cosas en los lugares adecuados. Para intentar encontrar las pilas del detector de humo deberías tardar un minuto, no una hora.

Parece sencillo, pero deberías dejar las cosas en su sitio, justo donde sueles necesitarlas con más frecuencia. Muchas veces guardamos las cosas en un sitio por costumbre o por inercia. La gente guarda los filtros de agua de repuesto en el sótano, aunque la jarra esté en el refrigerador. ¿Por qué no guardar los filtros debajo del fregadero? En nuestra casa, hemos bajado el cepillo de dientes de nuestro hijo por las mañanas para que pueda cepillarse los dientes, escupir y salir por la puerta sin tener que subir corriendo escaleras arriba, donde se encontrará con un montón de posibles distracciones.

Otra técnica excelente para organizar cosas es crear una «plataforma de despegue» para todo lo que necesites tomar antes de salir por la puerta: la bolsa o la cartera, llaves y lentes de sol. Tener todos esos objetos juntos en un solo sitio reduce la búsqueda del tesoro a una sola parada.

También me encanta el consejo de la Dra. Norrine Russell de crear un lugar en tu casa para guardar los extras de las cosas que pierdes con frecuencia —audífonos, cargadores del celular, controles para abrir el garage, lo que sea— para que puedas ir a ese sitio a por un repuesto si necesitas algo enseguida o en caso de emergencia. Una vez al mes, revisa la casa para localizar los objetos que te faltan, independientemente de adónde hayan ido a parar. Si es necesario, repón los objetos que falten para que la próxima vez que necesites un cargador de repuesto lo tengas a mano.

UN INCISO DE KIM

Si no hago nada al respecto, nuestra casa parecería un episodio de *Acumuladores compulsivos*. Por eso, al final de cada día, para evitar que al día siguiente sea todo un completo caos, tenemos una sesión de organización para recoger todo lo que quedó fuera de su lugar. Toda la familia dedica quince minutos a recoger sus cosas y ponerlas en su sitio. Estos quince minutos nos ahorran horas de búsqueda y contribuyen a mi salud mental.

PERDER COSAS: TRUCOS PARA CONSERVAR TUS COSAS

Si tu mente con TDAH se parece un poco a la mía, pierdes muchas cosas. No solo es frustrante embarcarse en una búsqueda del tesoro inesperada y, normalmente, desastrosa, sino que también puede ser caro. Por necesidad, he ideado trucos para intentar dejar de perder todas mis cosas.

Truco n.º 1: Cantar la canción de salir del coche

Un estudio reciente de Harvard demostró que cantar activa las partes del cerebro que están conectadas con la memoria. He descubierto que, si me canto un recordatorio a mí mismo, me cuesta menos recordarlo. Por ejemplo, para acordarme de recoger todas mis cosas cada vez que salgo del coche (sobre todo, si no es mi coche), las voy enumerando al ritmo de la canción *Cabeza, hombros, rodillas y pies.*

> *Lentes, cartera, llaves y celular, llaves y celular.*
> *Lentes, cartera, llaves y celular, llaves y celular.*
> *Si los pierdes, vas a llorar.*
> *Lentes, cartera, llaves y celular, llaves y celular.*

Truco n.º 2: Llevar pantalones cargo.

A la gente le encanta decirme: «Perderías la cabeza si no la llevaras pegada». Me carcajeo. Nunca lo había oído antes. Pero, en realidad, tienen razón. A no ser que tengas un extraño accidente con una desbrozadora, es muy difícil perder algo que lleves puesto sobre tu cuerpo. Por eso llevo pantalones cargo con mucha más frecuencia de la que me gustaría admitir.

Oficialmente destinados a las fuerzas armadas británicas en los años treinta para que los soldados pudieran llevar mapas y vendas y tener las manos libres durante el combate, estos pantalones increíblemente útiles tienen bolsas que se cierran con botones o cierres para que tus cosas no se muevan. Son ligeros, son cómodos, son asequibles y algunos siguen la moda del estilo de Britney Spears en los noventa.

> Acabo de buscar en Google «¿Están de moda los pantalones cargo?». Parece ser que sí (a partir de otoño de 2023). ¡Una victoria para el TDAH!
>
> Penn

> Asegúrate de vaciar las bolsas antes de meter los pantalones en la lavadora. Tengo un cementerio de bálsamos labiales en el lavadero porque se me olvidó revisar algunas bolsas.
>
> Penn

Podría guardar celular, cartera, llaves, mascarillas, inhalador y la lista de compras en una bolsa, en la funda de un libro, en una cangurera o una mochila, pero eso no es más que una forma sencilla de dejar olvidadas todas mis

> BÁSICAMENTE, SOY UN PANTALÓN CON BOLSAS.

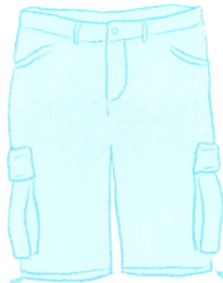

pertenencias en un mismo sitio. Con los pantalones cargo, mientras no me baje los pantalones en público, no pierdo nada.

Truco n.º 3: Seguir a la comida

Cuando algo desaparece y te partes la cabeza intentando averiguar dónde fue a parar, la respuesta más probable es esta: cerca de la comida. Casi siempre, picar algo es más emocionante que lo que estés haciendo. Si buscas algo que perdiste, haz como si estuvieras buscando cucarachas y sigue las migajas de pan hasta la fuente de comida más cercana. Lo más probable es que allí encuentres el objeto perdido.

Truco n.º 4: Comprar estas cosas

1. **Imán.** Si tienes TDAH, seguro que alguna vez dejaste algo encima del coche: las llaves, la cartera o tal vez una taza de café. Pega un imán en la parte superior del coche, a la altura de los ojos, para tener señal mental de que debes mirar el resto del techo antes de arrancar.

2. **Celular grande.** Cuando elijas un celular, cómprate el más grande que te puedas imaginar. Si te compras uno de esos móviles diminutos, se te va a olvidar que lo llevas en la bolsa. Si tiene el tamaño de un diccionario, no podrás perderlo.

3. **Anillo falso.** Si estás casado, métete en internet y busca una imitación del anillo. Ya que andas en eso, compra unos cuantos. Deja el anillo de boda original en una caja de seguridad, y úsalo solamente en ocasiones especiales o para ponértelo cuando mueras. En mi caso, he perdido tres anillos. Sí, en serio. Otra opción es tatuarte el nombre de tu cónyuge en el dedo, pero comprar una caja de anillos falsos duele menos.

4. **Llavero brillante.** Llena el llavero de adornos. Cuelga tantas cosas como puedas —figuritas de Pokémon, Tortugas Ninja, lo que quieras— para que el llavero sea enorme. Es el mismo principio que con el teléfono. Cuanto más grande, mejor.

5. **Lentes de sol baratos.** ¿Para qué gastarse 250 dólares en unos lentes de sol elegantes cuando inevitablemente vas a perderlos o romperlos al olvidar que los llevas en la bolsa trasera? Cómprate unos lentes de sol baratos. Si necesitas lentes de sol graduados, es más difícil. Puedes usar lentes de contacto —es más difícil perderlos cuando los llevas puestos—, pero si solo vas a usar lentes, mi sugerencia es que encuentres algún

accesorio barato para atar los lentes de sol al celular. Si inventas un dispositivo así, de la noche a la mañana serás millonario.

UN INCISO DE KIM

Estos trucos están bien, pero no son infalibles. Más o menos una vez a la semana abro nuestro buzón y me encuentro una botella de agua, el tapón de una botella de agua o un par de zapatos que Penn dejó en algún sitio y que un amigo le devolvió. Seguro que el cartero piensa que le estamos haciendo una broma.

Puede que tu vida nunca alcance el nivel de encantamiento de un personaje de Disney, pero con un poco de esfuerzo, al menos podrás disminuir las probabilidades de que ocurra una catástrofe como las que te has imaginado en tu cabeza.

CAPÍTULO 14

CONTROLAR TU ENTORNO

Ojalá pudiera mover la nariz como Samantha en *Hechizada* cada vez que necesito concentrarme. Lo que de verdad me ha funcionado es mucho menos emocionante: he adaptado mi entorno físico. Sé que no parece algo transformador, pero un entorno adecuado puede ser decisivo a la hora de determinar si me concentro o no.

Un recordatorio rápido: si tienes TDAH, prestar atención no necesariamente te costará trabajo. Simplemente tienes problemas para fijar la atención donde deberías por culpa de todas las distracciones interesantes que jalan a tu cerebro. Esas distracciones claman por tu atención como niños que necesitan ayuda. Ya sea un ruido, algo que te llama la atención al verlo, la necesidad de mover el cuerpo o un pensamiento repentino que irrumpe en tu mente con la fuerza de un huracán, las distracciones abundan. Para las personas neurotípicas, el ruido que hace el barrendero al trabajar no es más que ruido de fondo que filtrar. Pero para mi cerebro con TDAH, ese zumbido y ese ruido activan el interruptor de «buscar y comprender a toda costa» y me obligan a asomarme a la ventana para ver qué es.

En este capítulo, te ofreceré algunas ideas para cambiar tu entorno y así poder centrarte en lo que se supone que deberías estar haciendo y no en el antiguo pizarrón mágico que acabas de encontrar debajo del escritorio.

COSAS QUE ME HAN DISTRAÍDO MIENTRAS INTENTABA ESCRIBIR ESTE LIBRO

- **Pájaros.** No sé muy bien qué está pasando aquí en Carolina del Norte, pero hay un montón de pájaros, y todos muy diferentes entre sí. Revisé cuáles eran los más bonitos en Merlin, que es —para los que todavía no necesitan lentes para leer— una aplicación de observación de aves.
- **Futbol *Fantasy*.** Siempre estoy a un clic de un simulacro de equipo.
- **Concurso de deletreo.** Uno de los miembros del equipo de Holderness Family Productions me enseñó un juego para deletrear de la página web del *New York Times* que se llama Spelling Bee. Clavadísimo.
- **El calentamiento de las aguas oceánicas y... los viajes espaciales.** ¿Qué te parece pensar en esto teniendo TDAH? Estos últimos años me ha preocupado mucho lo alta que ha sido la temperatura de las aguas oceánicas. A principios de año, empecé a leer un libro de ciencia ficción titulado *Delta-v*, que se desarrolla en un futuro próximo. Resumiendo, debido al incontrolable calentamiento global, un milmillonario recluta a los mejores expertos de varias áreas para que vayan al espacio exterior a abrir minas en un asteroide. A continuación, utilizan los materiales para construir una fábrica en la luna y así poder construir una nueva sociedad en el espacio y darle tiempo a nuestro planeta, el cual cada día se calienta más, para que se enfríe. (En el libro tiene más sentido, créeme). Todo esto me llevó por 2989 madrigueras de conejo sobre el cambio climático, las corrientes oceánicas, la minería de asteroides de metales extraños y la posibilidad de construir vehículos espaciales en el espacio en lugar de gastar muchísimo combustible enviándolos desde la Tierra.
- **Libros y películas con tramas que incluyen a «los mejores en su campo».** Muchas películas o libros plantean la amenaza de una catástrofe mundial que

obliga a los protagonistas a reunir a los mejores expertos de diferentes campos. (Adam Carolla lo comentó en un pódcast con Bill Simmons hace unos quince años. Hay que reconocerle el mérito). He leído unos seis libros y visto como doce películas mientras escribía este libro en los que había que reunir a los mejores en su campo.

· **Escribir esta lista:**

Mi top de diez libros y películas en que tienen que reunir a los mejores expertos en su campo para evitar una catástrofe

10. *La Tierra errante* (película increíblemente imaginativa)
9. *Delta-v*
8. *Armageddon*
7. *Día de la Independencia*
6. *El núcleo* (Esta película recibió muy malas críticas. No me interesa. Me encantó. No me importa que hayan dedicado cuarenta y cinco minutos a escribir el guion. Literalmente, dijeron: «Están aquí reunidos porque son los mejores en su campo». Sí)
5. *El problema de los tres cuerpos*
4. *La amenaza de Andrómeda* (el libro, no la película)
3. *Interestelar*
2. *Parque Jurásico* (el libro y la película)
1. *Seveneves* (Este es mi favorito, por mucho. Tiene la mejor frase con la que empezar un libro que haya leído en mi vida: «La luna estalló sin aviso previo ni razón aparente»)

CINCO FORMAS DE ADAPTAR TU ENTORNO PARA MEJORAR LA ATENCIÓN

He descubierto que la clave para concentrarse es eliminar las distracciones antes de que tengan la oportunidad de afectar a mi concentración. Para que mis posibilidades de concentrarme sean más altas, la solución es evitar los problemas. Piensa que evitar las distracciones es como cuando alguien que está a dieta no compra Pringles, así que cuando se le antoja botanear algo, lo único que puede hacer es comer manzanas asadas o nada. Si tomas algunas decisiones de antemano, te prepararás para triunfar en el futuro.

1. Asegura el perímetro

Recomiendo encontrar un espacio de trabajo que esté físicamente alejado de posibles distracciones. Una hoja de cálculo no puede competir con una compañera de trabajo que se acerca para enseñarte el nuevo truco de malabares que aprendió en TikTok. Si puedes cerrar la puerta de tu espacio de trabajo —o incluso poner un cartel en la puerta pidiendo que no te molesten—, limitarás el número de interrupciones.

Mi oficina está en el ático. Nadie pasa por allí para salir de casa o para ir al baño, así que durante el día tengo muy pocas conversaciones que no haya planeado. Elegí a propósito un espacio lo más alejado posible de la cocina porque el canto de sirena de la comida (espera, ¿la comida puede cantar?) es demasiado poderoso como para que me resista. Oler, ver, y saborear la comida, aunque se trate de un Twinkie de hace diez años, me llevan por un viaje mental lejos de lo que estoy haciendo, por eso necesito evitar tentaciones. Sé que suena raro, pero una vez que empiezo a trabajar, hasta el café puede ser una distracción, y por eso solo bebo agua con hielo.

LO SIENTO, AMIGO. NO ESTÁS EN LA LISTA.

Consejo profesional: cuando estés a punto de hacer algo para lo que necesites concentrarte, pídeles a tus amigos y familiares que te ayuden. Diles que vas a necesitar algo de tiempo sin interrupciones. Quizás no se acuerden de no preguntarte si hiciste el Wordle cuando estés intentando acabar un proyecto importante, pero quizás sí lo hagan.

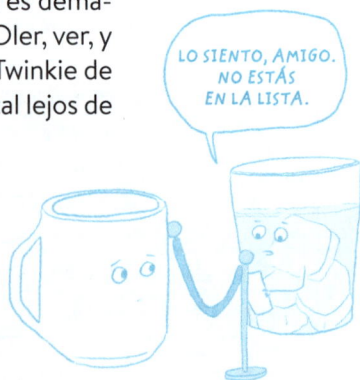

2. Edita tu espacio

Muchas distracciones entran en la categoría de «ojos que no ven, corazón que no siente». Por desgracia, puede haber muchas cosas a la vista en un espacio de trabajo típico de una persona con TDAH, el cual es probable que esté sepultado bajo un montón de papeles. En lugar de archivar cuidadosamente los documentos, tendemos a dejarlos donde sea. Cuando tengo el espacio de trabajo desordenado, surgen oportunidades para distraerme. En vez de escribir letras de canciones, tomo el programa de mano de un espectáculo que vi hace dos años y empiezo a buscar en Google «¿Dónde están ahora?».

No estoy sugiriendo que haya que vivir o trabajar en la parodia de una casa minimalista con superficies blancas y relucientes sin ningún atisbo de personalidad, pero tener un campo visual recargado puede sobrepasar al sistema nervioso de quien padece TDAH. Una habitación llena de rompecabezas y libros sobre curiosidades, o incluso recibos viejos es un campo minado para la atención.

Mi consejo es que pongas las cosas importantes donde puedas verlas y guardes todo lo demás, sobre todo, los aparatos electrónicos.

Mi espacio de trabajo no solo está a dos pisos de distancia de cualquier comida, sino que tampoco hay televisión ni radio. Dejo el celular conectado al cargador en el otro extremo de la habitación y, cuando trabajo, estoy de cara a una pared sin ventanas. Podría parecer una cárcel, pero me tranquiliza, y eso lo convierte en lo contrario a una cárcel porque me libera para trabajar sin interrupciones.

Dejar tus dispositivos cerca te aboca al fracaso. Los *smartphones* han sido diseñados por algunas de las personas más inteligentes del mundo para captar y mantener tu atención, dividiéndola en pequeñas porciones hasta hacerla papilla. Los usuarios de *smartphones* interactúan un promedio de ochenta y cinco veces al día con el celular. Ochenta y cinco oportunidades de distraerte de lo que deberías estar haciendo. Si tienes el celular cerca y encendido cuando necesitas concentrarte, no tienes ninguna posibilidad.

El espacio cerebral del que disponemos es limitado, y el mero hecho de tener el celular cerca —aunque no lo utilicemos de forma activa— merma la capacidad del cerebro relacionada con la memoria de trabajo y la resolución de problemas. Un experimento en el que los participantes tenían los celulares en tres lugares diferentes —en el escritorio, en una bolsa o en otra habitación— demostró que aquellos sujetos cuyos celulares estaban en la

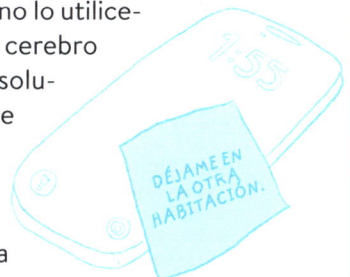

DÉJAME EN LA OTRA HABITACIÓN.

otra habitación sacaron puntuaciones mucho más altas en las pruebas de memoria de trabajo y resolución de problemas. Si puedes, deja el celular en otra habitación. Si no, desactiva las notificaciones y cualquier aplicación que no necesites tener abierta.

Un último apunte: sé que son superdivertidas, pero aleja las consolas lo máximo posible de ti. Son kriptonita para la concentración.

UN INCISO DE KIM

Sí, el espacio de trabajo de Penn está despejado, pero también tiene la increíble habilidad de no ver el desorden. No creo que esto se deba necesariamente al TDAH. Creo que simplemente es su cerebro. El espacio del ático se convierte en un vertedero de luces de producción, cables, disfraces y todo lo que queremos ocultarles a los invitados. Hasta hay un reno de plástico de tamaño natural (es una larga historia). Pero si su escritorio y su campo de visión están despejados, es capaz de ignorar lo demás. ¿Yo? No podría concentrarme sabiendo que Rudolph tiene la mirada clavada en mi espalda.

ARCHIVOS DEL TDAH: VIDEOJUEGOS, UNA HISTORIA DE ADICCIÓN

Mi relación con los videojuegos es un estudio de caso que demuestra que más vale prevenir que curar.

Mi historia de amor con los videojuegos empezó con el *Galaga*, un videojuego de la vieja escuela en el que mueves una nave espacial de un lado a otro por la parte inferior de la pantalla mientras disparas a los alienígenas que caen desde arriba. Es curioso pensar que este juego supersencillo me mantenía entretenido durante horas cuando ahora los videojuegos tienen guiones y gráficos que cuestan millones y que parece que podrían salirse de la pantalla. Pero para un adolescente en los años ochenta sin otra exposición a los videojuegos, el *Galaga* era lo máximo.

Los videojuegos están diseñados para que siempre quieras jugar más, pero a mí no es que simplemente me dejaran con ganas de más. No era como comerse un helado con el estómago lleno; era como querer inyectarme más heroína en el brazo cuando ni siquiera podía sostener la aguja. Estaba obsesionado.

Al principio, mi obsesión no era un problema grave porque físicamente no me era posible jugar tanto como quería. Eran los tiempos en que para jugar a un videojuego había que ir a las maquinitas. No obstante, deseaba tanto jugar que empecé a planear mi vida en torno al *Galaga*. Prácticamente no pensaba en otra cosa. En clase, durante la cena y con los amigos, había pequeñas naves espaciales recorriendo mi cerebro. Estaba dispuesto a hacer lo que fuera para volver a casa y seguir jugando al *Galaga*.

No se me daba muy bien andar en bicicleta, pero mis padres me dijeron que, si aprendía, tendría libertad para ir a sitios como el centro comercial... donde vivía el *Galaga*. Empecé a esforzarme por aprender a andar en bicicleta para poder ir al centro comercial y volver a jugar. Hacía tareas domésticas y cortaba el pasto porque eso significaba tener monedas, y las monedas significaban más *Galaga*. Hasta llegué a robar algunas monedas que mis padres tenían en su buró (lo siento, mamá). Durante años, jugar al *Galaga* era lo único que quería hacer.

Cuando llegué a la universidad, por fin conseguí una Sega Genesis. Jugué al *Street Fighter*, *Mortal Kombat*, *Sonic the Hedgehog*, *Madden* y *NHLPA Hockey* del 93, 94 y 95. Me encantaban todos.

Conseguí tener bajo control mi obsesión por los videojuegos en la universidad porque tenía muchas otras cosas entre manos, pero después de graduarme, volvió a aparecer. Vivía en casa e intentaba averiguar qué hacer con mi vida. Trabajaba de mesero. Después de mi turno, hacía prácticas en una cadena de televisión y no llegaba a casa hasta la medianoche. Después, necesitaba algo que me tranquilizara el cerebro, así que volvía a casa y jugaba a videojuegos hasta las cinco de la mañana. Dormía cuatro horas y vuelta a empezar. Mis días eran estresantes y desprovistos de cualquier interacción social placentera. No era una vida sana.

Pasar todo mi tiempo libre delante de una consola no solo me afectaba físicamente. También me afectaba emocionalmente porque los extrovertidos necesitamos la energía de los demás. Me convertí en un zombi que se alimentaba de videojuegos y no de conexiones reales. No era feliz. Pero no podía reducir el número de horas que jugaba al día.

Al final, tras demasiados meses aislándome socialmente, me di cuenta de que tenía que deshacerme de la consola. No podía jugar en pequeñas dosis de forma responsable. Tenía que sacarla totalmente de mi vida. Tenía que eliminar la distracción de mi entorno.

Al principio fue duro, pero cuando superé el proceso de abstinencia, el mundo pareció pasar de blanco y negro a volver a ser tecnicolor. Nunca me arrepentí.

3. Ponte cómodo

No puedo concentrarme si mi cuerpo no se relaja. Cuando empiezo un proyecto, necesito dedicar un minuto a hacer un escáner corporal de mi yo físico. ¿Está cómodo? ¿Tengo una etiqueta molesta que me pica en la nuca? ¿Tengo la silla a la altura adecuada? ¿Me da el sol en los ojos? ¿La temperatura es la adecuada? Me gusta que mi habitación esté exactamente a dieciséis grados porque es la temperatura en la que no pienso en si hace demasiado frío o demasiado calor. Es increíble la distracción que puede suponer que la temperatura ambiente de una habitación sea incorrecta. Tienes que ser lo menos consciente posible de tu cuerpo. Piensa en un tanque de privación sensorial (a menor escala).

4. Redimensiona los estímulos

Aunque puede parecer paradójico, una habitación vacía suele empeorar los síntomas del TDAH si no hay suficientes estímulos. Eso es lo que me pasa a mí. Mi cerebro entra en pánico. Debe. Tener. Estímulos. Por eso necesita estímulos de cualquier tipo, ya sea moviéndome o poniéndome a soñar despierto.

Para los TDAH como yo, un lugar tranquilo es, de hecho, una película de terror. El silencio total puede ser letal para nuestra concentración. Un poco de ruido blanco o sonidos de fondo —como una máquina de sonido, música a bajo volumen o el zumbido del aire acondicionado— aporta un goteo de estimulación intravenosa al cerebro para calmar los nervios. Naturalmente, no hay que pasarse. Nadie trabaja mejor en una *rave* (bueno, quizá los DJ), porque hay demasiados estímulos, y eso empeora los síntomas del TDAH, pero un poco de ruido externo puede acallar el ruido que hay en nuestra mente.

Si no tienes la suerte de trabajar en un lugar en el que tú controles el entorno de trabajo —donde una empresa sin rostro marca la temperatura y no puedes hacer nada al respecto—, unos pequeños ajustes pueden suponer una gran diferencia:

- Pregúntale a tu supervisor (o a tu instructor) si puedes llevar audífonos para tener la cantidad adecuada de ruido.
- Ten a mano un suéter o un ventilador pequeño para controlar la temperatura.
- Pide sentarte lo más lejos posible de la puerta por la que la gente entra y sale de la sala.
- Prioriza la comodidad a vestirte para impresionar.
- Reserva salas de descanso para cuando sepas que vas a necesitar concentrarte sin interrupciones.

OBJETOS ANTIESTRÉS

Me encanta juguetear con objetos antiestrés. Tener las manos ocupadas me proporciona el nivel de estimulación que necesito y me ayuda a calmar un poco la mente. Aquí tienes algunos objetos antiestrés divertidos que podrías tener en cuenta:

- Spinners
- Burbujas de silicona
- Cintas sensoriales

- Silbatos salvavidas (para hacerlos girar alrededor de los dedos)
- Pistas para carritos
- Cubos de Rubik
- Pelotas antiestrés
- Bolitas magnéticas
- Arena cinética

UN INCISO DE KIM

Compré todo lo anterior para ayudar a Penn y a los niños a concentrarse durante las constantes llamadas por Zoom durante la pandemia. No creo que sea necesario tener un diagnóstico de TDAH para beneficiarse de lo divertido que es jugar a explotar burbujas. Es una especie de almohadilla reutilizable de burbujas que es muy placentera. Lo admito, les robé burbujas de silicona a mis hijos, y yo también jugueteo con ellas durante conversaciones por Zoom que se hacen eternas.

5. Utiliza la estimulación visual

Me encantan los libros. Los libros son maravillas que pesan menos de medio kilo capaces de transmitir información de un cerebro a otro sin cirugía ni cables. ¡Yo escribí dos! Sin embargo, mi pesadilla es enfrentarme a fragmentos largos de un texto denso. Por desgracia, mucha información —desde las noticias diarias hasta las instrucciones importantes— se transmite a través de una prosa muy sesuda y poco atractiva. Si hay información que tengo que recordar o simplemente leer, he descubierto un par de técnicas que hacen que me sea más agradable absorber dicha información:

- Cuando estés tomando apuntes, utiliza lápices de colores si escribes a mano o tipografías especiales si lo haces a través de un aparato, para que sea más llamativo e interesante a la vista.

Como ya hemos dicho, la novedad es como un imán para el cerebro con TDAH. Al añadirle algo especial a los apuntes, les darás un toque diferente y mantendrán tu interés.

- **P**rueba la lectura **bi**ónica. La **le**ctura **bi**ónica **e**s una **téc**nica genial que **cons**iste en variar la tipografía de un texto para que sea atractiva para el cerebro con **TDAH. L**as **pr**imeras **le**tras de una **p**alabra se ponen en **n**egrita, y esta **va**riación atrae al cerebro **d**e tal **fo**rma que **fa**cilita **la le**ctura. Puedes descargar una aplicación en el celular para convertir el texto o utilizar una herramienta de conversión en línea para archivos de texto e incluso para libros electrónicos.

Tienes demasiado que ofrecer al mundo como para dejar que las distracciones se interpongan en tu camino. Al principio hay que esforzarse un poco, pero puedes eliminar un montón de posibles distracciones antes de que se apoderen de tu cerebro como las malas hierbas de un jardín.

En el próximo capítulo, veremos algunas estrategias para conseguir hacer las cosas una vez que hayas eliminado todas esas distracciones.

CAPÍTULO 15

HACER LO QUE TE PROPONES

Cuando el cerebro con TDAH está inmerso en hacer algo porque 1) te interesa personalmente, 2) te supone un reto y 3) es nuevo, ten cuidado. Tienes la sensación de poder conseguir cualquier cosa. No obstante, por mucho que me gustaría que no fuera así, es difícil que se den esas tres situaciones todos los días. Terminar tareas pendientes —ya sean proyectos complicados o tareas del día a día— es algo descomunal para quienes tenemos TDAH. A veces, puede parecer que un hada malvada contra la productividad te echó una maldición. Tienes las mejores intenciones, pero te lanzó un hechizo malvado que te impide actuar de acuerdo con ellas.

PRETENDÍA HACERLO: CUATRO TAREAS QUE DE VERDAD QUERÍA HACER Y LO QUE ACABÉ HACIENDO

He aquí una pequeña muestra de mis buenas intenciones que el TDAH desterró al olvido:

Pretendía... recoger las cacas de perro del patio trasero.
En vez de eso... me topé con mi hijo, que estaba saltando en el brincolín de la parte de atrás y me gritó: «¡Oye, papá! Pásame ese balón de futbol». Obviamente, lo hice porque darle una patada a un balón de futbol es mucho más divertido

que recoger cacas de perro. Atrapó el balón en el aire y lo metió en la canasta de basquetbol que tenemos colgada en el brincolín. ¿Cómo puede ser? Decidimos ver hasta dónde podía alejarme y volver a conseguir ese objetivo. Cada vez me alejaba un poco más. Nuestro último y mejor intento fue un pase de 27 metros desde muy lejos de nuestro patio trasero. Cuando PC acertó el tiro, nos volvimos locos celebrándolo y entramos corriendo para lucirnos delante de Kim. Obviamente, pisé una caca de perro y arrastré parte de ella al interior de la casa.

Pretendía... llevar a mi hija al entrenamiento de tenis.
En vez de eso... empecé a hablar con ella en el coche sobre un recuerdo muy bonito que tengo de ella con tres años. Había dado tantas vueltas en círculo que empezó a caerse y a comportarse como una universitaria borracha. (De hecho, hay un video en YouTube sobre eso titulado *Lola Spinning*). Nos estábamos riendo tanto al recordarlo que, cuando levanté la vista, vi que habíamos acabado en nuestra antigua casa, donde había grabado el video, y no en una pista de tenis.

Pretendía... bajar el volumen de la televisión porque Kim me lo había pedido.
En vez de eso... me di cuenta de que teníamos cinco controles para la televisión de abajo, y me parecieron demasiados. Sin problema. Por eso Dios inventó los tutoriales de YouTube. Busqué en internet cómo programar solamente uno de ellos para que lo hiciera todo. Tardé veinte minutos, pero lo conseguí. Ahora tenemos un supercontrol para todo, incluido el volumen que había olvidado bajar.

Pretendía... escribir este fragmento del libro ayer.
En vez de eso... se me ocurrió una idea para una nueva camiseta de *pickleball* e hice un boceto en un trozo de papel usado. Era un pepino que llevaba una cinta en la cabeza al estilo de Karate Kid y le daba una patada en la cara a una pelota de tenis. La idea es expresar que ahora juego más al *pickleball* que al tenis. Le mandé el boceto a todo mi equipo

por correo e intenté convencerlos de que sería un éxito. No les entusiasmó tanto como a mí. Aquí está el boceto:

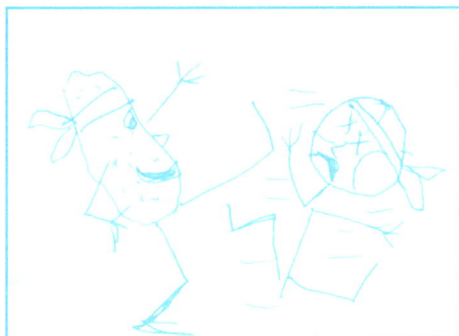

Versión de Penn. ¿Ves lo que te decía?

Además, aquí va una versión mucho mejor del artista profesional al que le pagamos para ilustrar este libro.

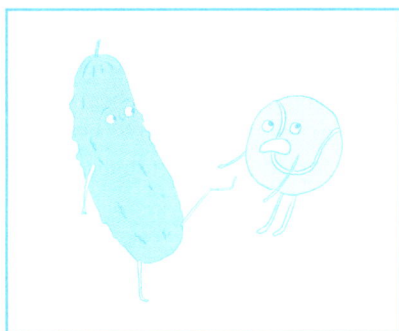

De nada.

Afortunadamente, hay formas de deshacerse de la maldición contra la productividad. Lejos de ser magia de verdad, las técnicas para hacer lo que te propones son de todo menos espectaculares. De hecho, parecen bastante aburridas. ¿Listas de verificación? ¿Temporizadores? ¿Visualizaciones? Me aburrrro. Pero si les sacas provecho, serás capaz de hacer las cosas que tienes que hacer para poder volver a las actividades que de verdad quieres hacer.

CÓMO HACER LO QUE TE PROPONES

Tal vez tardes un poco más, y es probable que no te surja de forma natural, pero eres capaz de hacer casi cualquier tarea siempre y cuando la dividas en pasos manejables. He aquí algunas estrategias útiles que he aprendido para mejorar mi capacidad de terminar lo que me propongo.

Encuentra la motivación encontrando el sentido

Es mil millones de veces más probable que termine una tarea si estoy motivado para ello, es decir, motivado internamente, no por el deber, la obligación o una sensación amorfa de: «Esto no es más que algo que tengo que hacer». Si algo me importa de verdad, se me da bastante bien avanzar para terminarlo. ¿Te acuerdas de cómo triunfé en la tarea de memorización de *The Amazing Race*? De verdad me importaba ganar un millón de dólares.

El problema es que no siempre estoy motivado. ¿A quién le motiva ordenar calcetines, organizar las finanzas al final de mes o escuchar una conferencia? Si ese cura me hubiera estado describiendo los santos en un avión y me hubiera hecho un examen después, habría reprobado con todas las letras. La motivación marcó la diferencia. Por desgracia, fue una circunstancia bastante fuera de lo normal. No hay mucha gente que te ponga delante un millón de dólares para que te animes a doblar calcetines.

Seré sincero: no siempre se me da bien motivarme a mí mismo para hacer algo que no quiero para nada. Nadie me va a dar un premio por mi actitud de querer hacerlo. Pero he descubierto formas de no reprobar.

A veces, tenemos que encontrar la forma de que lo que sea que estemos haciendo nos importe para motivarnos, y eso implica encontrarle el sentido. Según el Dr. Hallowell, quienes tenemos TDAH nos movemos por misiones. La mejor forma de motivarnos a nosotros mismos es encontrar algo que nos importa y para lo que tenemos aptitudes. Podría ser la cerámica, escribir o tocar el clarinete. Da igual lo que sea, siempre y cuando nos importe. Si

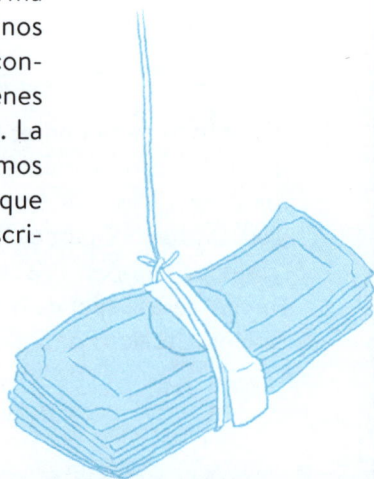

encontramos una misión que nos importe, podremos conectar todo lo que hagamos con esa misión.

Una de mis grandes misiones en la vida es ser un buen marido. Normalmente, sin importar cuánto me aburra una tarea personalmente si es algo importante para alguien a quien quiero. Puede que lavar los platos no sea algo que me entusiasme por naturaleza, pero cuando recuerdo que eso hace feliz a Kim, lo tomo más en serio. Con la Operación Buen Marido en mente, puedo raspar y lavar todos los platos.

La próxima vez que lidies con algo que simplemente no quieres hacer, date un minuto para ver si puedes encontrar una razón para hacerlo, aunque solo sea por la oportunidad de seguir con lo que preferirías estar haciendo.

UN INCISO DE KIM

Salto de cuerda doble

Si hay que hacer algo y a Penn le interesa personalmente, la mayoría de las veces puede motivarse a sí mismo, pero hay un montón de cosas que sé que quiere hacer y, sin embargo, parece que no es capaz de ponerse manos a la obra.

Mi primera intención casi siempre es presentarle mi plan de cinco puntos para que empiece, pero no le gustan mucho mis «ánimos». Lo que mejor me suele funcionar ha sido el enfoque de la imitación. Su cerebro funciona mejor cuando puede subirse a un tren que ya está en marcha.

Por ejemplo, aunque Penn siempre ha hecho ejercicio, sé que le preocupa la salud de su cerebro y su longevidad. Hay que seguir un estilo de vida concreto para mejorar esos aspectos. En su naturaleza no está sentarse a elaborar un plan de comidas que siga la dieta mediterránea e incluya listas de compras semanales o crear un plan de ejercicio funcional por su cuenta. Todo esto lo sé porque después de decirme que estaba buscando formas de envejecer de forma saludable, le dije: «Oye, mira este artículo sobre hacer ejercicios con peso mientras envejecemos. Deberías probarlos». Aquello fue un balde de agua fría.

En vez de sermonearlo sobre los beneficios de mantener la masa muscular, empecé a hacer esos ejercicios yo misma. Le puse las cosas en marcha al servirle de ejemplo. Empecé a ir al gimnasio dos veces a la semana para aprender a levantar mucho peso. Este método me parece similar al de salto con cuerda doble. Es prácticamente imposible empezar a saltar si las cuerdas están en el suelo. Cuando empiezan a moverlas, puedes saltar. Cuando me di cuenta, ya tenía un compañero de gimnasio.

Termina lo que estés haciendo

Espera. Antes de empezar un proyecto, utiliza el siguiente esquema:

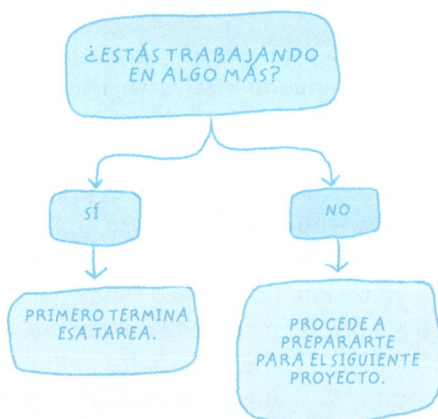

Una de las formas en las que *The Amazing Race* jugó con mis puntos fuertes fue en cómo estaba organizado. Cada equipo tenía que hacer un montón de cosas diferentes (saltar en *bungee* desde una de las presas más altas del mundo, subir un río en kayak durante un kilómetro y medio o decorar un pastel con la bandera de un país concreto), pero no podíamos pasar a la siguiente tarea hasta que no hubiéramos terminado la primera. A mi cerebro esto le resultó muy bien.

A veces, cuando le piden a mi cerebro con TDAH que empiece un proyecto nuevo y no está preparado para ello, pienso en un niño pequeño que está totalmente inmerso en un juego divertido. Está luchando contra un incendio imaginario con su camión de bomberos, cuando de repente entra un adulto y le dice que es la hora del baño. «Pero ¡estoy jugando con este camión! ¿Para qué voy a querer darme un baño ahora? ¿Quieres que ardan todos estos ositos de peluche?». Se me derrite el cerebro. Sin embargo, si primero me dejan apagar ese fuego, es mil veces más probable que pase al siguiente pendiente sin problema. No siempre es posible, pero si puedo programar las tareas para hacerlas una detrás de otra en vez de tener que hacer dos cosas a la vez o pasar a una tarea nueva sin terminar la primera, soy una persona mucho más feliz.

EL CEREBRO TE VERÁ ENSEGUIDA.

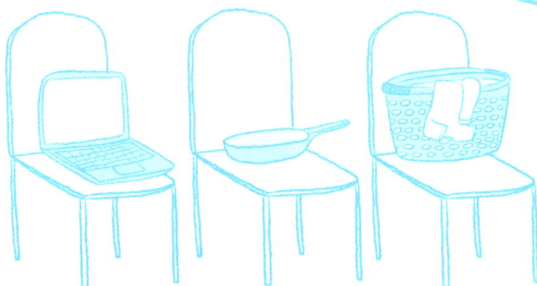

Como he comentado antes, hacer varias tareas a la vez atiborra mi pecera mental de demasiada basura como para poder navegar por ella de forma eficaz. Sería increíble que los nuevos proyectos esperaran pacientemente en la entrada a que yo les diera la bienvenida. Desgraciadamente, no dejan de aparecer. No te desesperes. Simplemente imprime la solicitud o escríbela, luego archívala en una caja que tengas en el escritorio con la etiqueta «Pendientes». Seguirá ahí cuando termines la tarea que estás haciendo ahora.

Los archivos del TDAH: multitarea fallida

Cuando era más joven, conseguí trabajo en una cadena de noticias. Después de trabajar a destajo durante un par de años, di el salto de Grand Junction en Colorado, a Orlando, Florida, eso es como pasar de una liga menor a las ligas mayores. Me entusiasmaba mucho, sobre todo, cuando el tipo que me contrató se reunió conmigo en mi segunda semana de trabajo y me dijo que iba a cubrir a Tiger Woods en el torneo Bay Hill Invitational. ¡Tiger Woods! El mismísimo Tiger Woods. Hasta ese momento, lo más importante que había cubierto era un partido de futbol de segunda división.

Iba a ser lo que en periodismo se conoce como «el hombre orquesta», el encargado de todo: llevar la cámara, grabar los mejores momentos, sujetar el micrófono y preparar un trípode para grabarme haciendo los comentarios. Mi misión consistía en estar entre el público o cerca de él, cubrir una ronda de golf y entrevistar a una leyenda viva al terminar el partido.

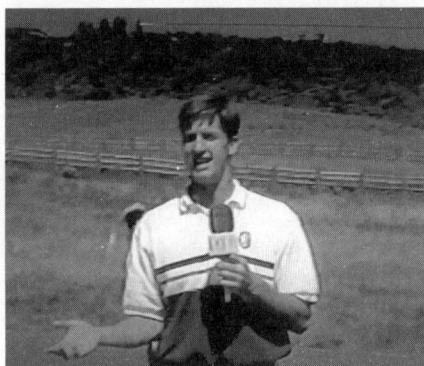

El hombre orquesta en acción.

El día en cuestión, me puse el equipo con tiempo de sobra. Parecía que me iba de expedición a la selva. Llevaba la cámara, un montón de baterías, los micrófonos, una mochila gigante y el Nextel bidireccional colgando de la bolsa con unas de esas pinzas para *nerds*.

Conforme avanzaba la jornada, hice muchas cosas a la vez: grabar, pensar en comentarios de calidad, organizar las tomas y controlar el micrófono. Tenía la cabeza a mil por hora mientras intentaba mantenerlo todo en orden, pero creía que lo estaba consiguiendo. Entonces, justo cuando Tiger se preparaba para un *putt*, se me apagó el Nextel: «Oye, Penn. Necesitamos que recopiles lo más destacado del torneo de basquetbol en Lakeland de camino a casa».

Estaba tan ocupando al intentar alternar entre grabar, salir en cámara y gestionar el audio que se me había olvidado por completo apagar el maldito Nextel.

Tras muchísimos años observando a Tiger, sabía que era capaz de soportar las interrupciones. Su padre incluso solía gritarle mientras practicaba el *backswing* para que estuviera preparado para enfrentarse a patanes como yo. Pero aquello hizo mucho ruido y yo estaba muy cerca de él. Retrocedió y me miró directamente. Me moría de la vergüenza.

Después del *putt* que hizo porque es nada más y nada menos que Tiger Woods, se acercó su jefe de prensa y me dijo: «La verdad es que debería retirarte la credencial». Me disculpé y el tipo se apiadó de mí, pero fue un aviso. Llevaba en el puesto unos diez días y estuve a punto de perderlo porque hacer varias cosas a la vez a mi cerebro con TDAH no le sentaba bien.

Ahora, lo primero que hago cuando entro en cualquier sitio es apagar el celular. Y tengo muy en mente no hacer varias cosas a la vez en la medida de lo posible.

Define la tarea y qué significa que esté «hecha»

Puede parecer obvio, pero antes de empezar, tienes que definir tu misión. ¿Cuál es el objetivo final? Al hablar de este tema, a Kim le encanta citar a Brené Brown y preguntar: «¿Qué significa que una tarea esté "hecha"?».

Para mí, lo peor es cuando una tarea parece no tener fin. Unas dos veces al año, Kim dice: «Deberíamos limpiar el garage. Hagamos que sea un proyecto semanal para los sábados por la mañana». Preferiría comer escorpiones. Tenemos una productora. Tenemos el garage lleno de cosas típicas que suele haber en un garage, como nuestra sopladora de hojas, desarmadores y raquetas de tenis, pero también está lleno de pantallas verdes gigantes, pintura, mangueras, pelucas, disfraces, árboles falsos, confeti, cables y aparatos electrónicos. No hay manera de que podamos poner todo eso en un sitio organizado perfectamente. Por eso, cuando sugiere que «limpiemos el garage», me pongo histérico al imaginarme una serie de sábados de trabajo sisífico clasificando palas. Sin embargo, si me dice: «Esta tarde vamos a buscarles un sitio a nuestras cuarenta y siete palas de *pickleball*», puedo hacerlo.

Sisífico

Adjetivo. Relativo a o como Sísifo, un personaje de la mitología griega que lucha por terminar las cosas, concretamente haciendo rodar una roca colina arriba para que vuelva a rodar colina abajo cada vez que llega a la cima... durante toda la eternidad.

UN INCISO DE KIM

Una de las mejores cosas que tiene Penn es que siempre está dispuesto a ayudar. Podría pedirle que pintara la casa con un cotonete y diría: «¡Allá voy!». Pero definir lo que significa que una tarea esté «hecha» es algo indispensable en nuestra casa. Cuando le pido que cambie un foco, si no especifico que esa tarea está «hecha» cuando hay una luz que funciona en una habitación limpia, dos días después la escalera seguirá en medio de la sala, la caja en la que venía el foco seguirá en el suelo y un misterioso tornillo de más se habrá acomodado en la alfombra para que lo pisemos.

Prepárate

Prepara tu espacio de trabajo antes de empezar. Si vas a cocinar, reúne los ingredientes, la receta, los cuchillos, los tazones, etc. Si vas a escribir un artículo, ten a mano los materiales que necesites, el pizarrón, la computadora, los bolígrafos, etc. Cada vez que te levantas para buscar algo que necesitas es una oportunidad para perseguir un objeto brillante y perder el rumbo.

Haz una lista

Como dice David Allen, autor de *Getting Things Done*: «Tu mente es para tener ideas, no para retenerlas». Para eso están los blocs de notas. He añadido esta última parte, pero coincide totalmente con la filosofía de Allen. Poner por escrito lo que tienes que hacer libera a tu cerebro de la tiranía de tener que recordarlo. Como explicamos en el capítulo 13, las listas de verificación son el mejor aliado de las personas con TDAH.

Soy fan de las listas de verificación desde que era pequeño, cuando mi madre me daba clases magistrales sobre cómo hacer listas de verificación. Nunca escribía algo tan general como: «Limpia tu cuarto». Siempre incluía una instrucción específica como: «Haz la cama, y mete las sábanas por los lados». O: «Si se cayó la ropa de de los ganchos de clóset, recógela y vuelve a ponerla en su sitio». Sabía cómo dar instrucciones específicas y detalladas, lo cual es lo básico para escribir una lista de verificación. Y, de algún modo, instintivamente sabía que, si ponía un pequeño recuadro junto a cada elemento de la lista, mi cerebro con TDAH se lo agradecería. Al utilizar un pequeño recuadro en lugar de limitarse a enumerar los puntos 1, 2, 3, 4, 5, etc., conseguía que hacer esas cosas fuera un reto y que me importaran.

De adulto, me he vuelto adicto a las listas de verificación. Cuando tengo muchas cosas entre manos, o incluso si tengo poco que hacer, hago una lista de verificación. Si la termino, gané el reto, y me encanta ganar retos.

Cuando estés haciendo una lista de verificación, divide cada tarea en pasos pequeños y concretos. Cada paso debe ser específico y factible. No te limites a escribir: «Cumpleaños de la abuela». En vez de eso, escribe: «Comprar tarjeta para el cumpleaños de la abuela, escribir tarjeta, poner dirección a la tarjeta, enviar tarjeta». Hecho, hecho, hecho, hecho.

No puedo dejar de recomendar el sistema de las listas de verificación. Si te despistas, solo tienes que volver a la lista de verificación para ver qué te toca ahora. **Aprovéchate de la lista.**

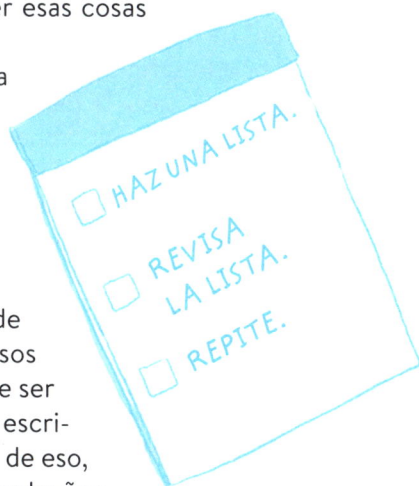

UN INCISO DE KIM

Mi marido se agobia mucho si no tiene una lista de verificación que mantenga su cerebro en orden. Las listas y las notas están esparcidas por toda nuestra casa como el confeti que hay después de un desfile. Hay una nota en un recibo que tengo que pagar. Hay otra nota sobre un plato en la mesa del comedor. Hay una nota en un documento fiscal que necesitamos para finales de año. Nuestros formularios de impuestos dicen cosas como: «Recoger a Lola del entrenamiento. Ponerle gasolina al coche. Comprar tortillas en Trader Joe's». Literalmente, hay listas encima de las listas. Si no está por escrito, para Penn no existe.

Fue el principal cuidador de Lola durante sus primeros cuatro meses de vida. Le encantaba encargarse de nuestra niña, pero la cantidad de tareas que había que hacer para mantenerla limpia y viva le parecía abrumadora, y por eso yo le dejaba una lista. Si hubiera sido Penn el que se hubiera ido a trabajar y me hubiera dejado una lista de pendientes para nuestro bebé, le habría dicho dónde podía meterse esa lista, pero Penn se conocía lo suficientemente bien como para pedírmela. Antes de salir de casa, le dejaba por escrito: «Pon la ropa sucia en el cesto, lava los biberones, pon los biberones boca abajo en el escurreplatos y usa servilletas de papel para limpiar el refrigerador». Todos los días, cuando le daba la lista, podía ver que ya iba tachando cosas mentalmente. A este hombre le encanta tachar cosas de la lista. Alguna vez lo descubrí anotando cosas que ya había hecho para poder tacharlas de la lista. ¡Si a él le sirve, perfecto!

Incluso hoy en día, necesita una lista para empezar. Si vamos a hacer una fiesta, me pregunta: «¿Qué puedo hacer?». Me encantaría que se le ocurriera un plan a él solo, pero he aprendido que lo mejor para su cerebro es que yo me limite a escribir una lista de verificación:

☐ Deshierbar el patio.
☐ Conseguir una caja de refrescos.
☐ Barrer las cenizas del asador.
☐ Sacar la basura de las latas al contenedor.

Haz muchos descansos cortos

Cuando empieces a arrancar, no te olvides de darle al motor un momento para que se enfríe de vez en cuando. Mientras trabajas en un proyecto, asegúrate de programar pequeños descansos. Puedes fijarte un objetivo —leer diez páginas, ordenar todos los papeles de este archivo, etc.— o ponerte un cronómetro. Cuando llegues a la hora fijada, date un minuto para dejar que la mente divague. Como dijo la Dra. Rupert, de todas formas, vas a soñar despierto, así que mejor programarlo.

En mi caso, sé que necesito descansar cuando me cuesta concentrarme. Menos cuando estoy en marcha. Tiendo a programar descansos cuando sé que una tarea no me llama la atención, pero cuando estoy haciendo algo que me encanta, como componer la letra de una canción, no me detengo.

Normalmente, cuando mi cerebro necesita un respiro, me quedo mirando por la ventana. O, si de verdad me cuesta concentrarme, pruebo a reajustar mi respiración. Inhalo cinco segundos, retengo el aire cinco segundos y exhalo durante cinco segundos. Lo repito tantas veces como necesite para sentirme mejor.

Prémiate a ti mismo

Pávlov y sus perros lo tenían claro. Como explicamos en el capítulo 11, si entrenamos a nuestro cerebro para que espere una recompensa tras terminar una tarea, es más probable que la terminemos. Recordemos que las recompensas pequeñas e inmediatas son especialmente eficaces para nuestra materia gris. No tiene por qué ser un Mercedes nuevo o entradas para un concierto de Taylor Swift; una etiqueta o una estampa después de hacer la tarea o salir a comer después de un día agotador también vale. Yo me recompenso con una cucharada de mantequilla de cacahuate después de terminar un video, y con una cerveza sin alcohol y un programa de televisión basura (como *Suits*) al final del día. Si me animo, me tomo un refresco de tequila con jugo de limón al final de la semana.

Supera al reloj

Una de las mejores maneras de que una tarea pase a ser un reto es intentar superar al reloj. A veces, incluso lo digo en voz alta: «Voy a terminar esto en una hora y media», y luego me apuro para hacerlo antes de tiempo.

Cuando era pequeño, siempre me encantaba que me pusieran tareas de Matemáticas. (Sé lo insoportable que parece). Me retaba a mí mismo a hacer los problemas en los diez minutos que había entre Matemáticas y Lengua. Cuando lo convertía en un reto para mí mismo, hacía en siete minutos las tareas de una hora simplemente al añadir el factor de la presión temporal. El cerebro con TDAH responde bien cuando los plazos de entrega son ajustados. No se nos da tan bien gestionar el tiempo a la larga, pero un plazo inminente puede impulsarnos a lograr mucho en poco tiempo.

Cuando ya era un adulto, me encantaba trabajar en el canal de noticias porque siempre había fechas de entrega. Las noticias eran a las seis de la tarde sí o sí. Si tenías una historia, tenía que estar lista para las seis o no se emitiría. La fecha de entrega me hizo ser increíblemente productivo. Ahora que Kim y yo somos autónomos, no tenemos esa misma presión externa, por eso nos la ponemos nosotros mismos. Nos decimos que el video tiene que estar listo a las tres de la tarde del jueves, y esa cuenta a atrás crea la urgencia que me ayuda a seguir concentrado.

Tener un poco de presión puede ayudar, pero demasiada presión también puede hacer lo contrario. Hay un punto de inflexión, y cuando lo alcanzas, puedes agobiarte; así que asegúrate de ser realista cuando te fijes un plazo.

También he aplicado el principio de la cantidad justa de presión a tareas más pequeñas.

Haz la carrera de los dos minutos

En *Organízate con eficacia*, David Allen describe lo que él llama la regla de los dos minutos. Según esta regla, si hay una tarea que puedas terminar en dos minutos, deberías hacerla inmediatamente. De lo contrario, intentar acordarte de hacerlo más adelante no hará más que ocupar espacio en tu cerebro. Hazlo ahora y ya está.

Yo tengo mi propia versión de la regla de los dos minutos. Tengo un *spinner* que puede girar durante dos (o incluso tres) minutos. Si tengo una tarea pendiente que no me llevará mucho tiempo, me reto a mí mismo a hacerla antes de que el *spinner* se detenga.

Las tareas de los dos minutos

- Pagar un solo recibo, poner el sello en el sobre y trasladarlo a la bandeja de salida.

- Sacar la basura.
- Cambiar las bolsas de basura de toda la casa.
- Limpiar el fregadero.
- Regar todas las plantas de una única habitación.
- Aspirar una habitación.
- Dar de comer a tu mascota.
- Quitar el polvo de todas las obras de arte de una planta de casa.
- Cambiar las toallas del baño.
- Poner la lavadora.
- Romper las cajas para reciclarlas.
- Tirar las verduras podridas que hay en el cajón de las verduras.
- Inflar las ruedas de la bicicleta.

EN CASO DE EMERGENCIA: CUANDO NO PUEDES TERMINAR NADA

Ni siquiera el plan más perfecto, ni la lista de verificación para terminar todas las listas de comprobación ni la mejor motivación del mundo podrán evitarte todas las dificultades. Esto es lo que hay que hacer cuando el TDAH eche por tierra tu intención de hacer las cosas.

Reconoce que es difícil

Cuando tropieces —y tropezarás— pregúntate lo siguiente: ¿Has visto alguna vez a otra persona meter la pata como la metiste tú? Yo diría que sí. Si eres la primera persona que mete la pata en algo concreto, ¡enhorabuena por ser tan original! Si no, consuélate sabiendo que no estás solo. En cualquier caso, levántate y vuelve a intentarlo.

Pide ayuda

Cuando intentes hacer algo, díselo a los tuyos para que te ayuden a no perder el rumbo. Si vas a empezar una sesión de trabajo importante, diles que vas a adentrarte en el mundo de la hiperfocalización para minimizar las posibilidades de que te interrumpan sin querer y pierdas la concentración.

La Dra. Norrine Russell sugiere pedir a los tuyos que te pregunten: «Recuérdame cuál es tu objetivo» si notan que tienes problemas para concentrarte en lo que estás haciendo. Esto puede darte el impulso que necesitas para volver a tomar un buen ritmo.

Todos necesitamos ayuda de vez en cuando: para hacer las cosas, para descubrir cómo trabajar junto a nuestro TDAH y para hacer que nuestras vidas sean tan increíbles como sabemos que pueden ser. Los próximos tres capítulos estarán dirigidos a todas las personas que son un apoyo para quienes tenemos TDAH: amigos, familiares y seres queridos.

CAPÍTULO 16

CÓMO SER LA PERSONA QUE LE SUSURRA AL TDAH (¡COMO KIM!)

Me gané la lotería si pienso en el apoyo al TDAH que me brindan las personas de mi círculo más cercano. Mis hijos, amigos, familiares y compañeros de trabajo son increíbles a la hora de entender mi TDAH y trabajar con él. Pero, para sorpresa de nadie, Kim es el mejor apoyo del mundo. No estaría donde estoy hoy sin ella. Kim me motiva, me reta y, lo más importante, me hace reír cuando lo necesito. Créeme cuando te digo que sé lo afortunado que soy por haber encontrado lo que me merezco, lo que todo el mundo se merece: una persona que puede acompañarme allá donde esté con mi TDAH y que no me hace sentir como una mierda por mis errores. Es como si hubiera nacido sabiendo hablar el idioma del TDAH, pero sé que en el fondo ha necesitado pensar y esforzarse mucho para llegar a hablarlo con fluidez.

En este capítulo, compartiré los mejores hábitos que Kim utiliza para ayudarme a seguir por el buen camino, hábitos que sé que han mejorado su propia vida durante este proceso. Me encanta cuando la gente me da guiones para hacerme una idea de lo que debo decir en una situación determinada,

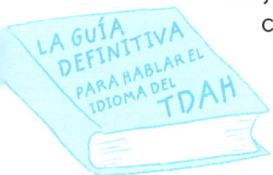

LA GUÍA DEFINITIVA PARA HABLAR EL IDIOMA DEL TDAH

y eso es lo que he hecho a lo largo de este capítulo con sugerencias sobre **Cómo hablar el idioma del TDAH.**

Para quienes son el apoyo de alguien con TDAH, sabemos que no siempre les hacemos la vida fácil, pero esperamos que en las siguientes páginas encontrarán algunos consejos para que todo sea un poco más fácil.

UN INCISO DE KIM

Han tenido que pasar varios años de matrimonio para que de verdad entendiera cómo funciona el cerebro de Penn. He tenido que aprender a no tomarlo como algo personal cuando la función ejecutiva no acaba de arrancar. También tengo que recordarme a mí misma que yo tengo mis propios problemas, y él me presta ayuda infinita. Penn nunca utiliza su diagnóstico como excusa para portarse mal. Además, intenta disculparse cada vez que su comportamiento me afecta de forma directa. Creo que eso es fundamental para una relación de apoyo mutuo.

CÓMO HACER QUE VIVIR CON ALGUIEN CON TDAH SEA MÁS FÁCIL

En un episodio reciente de nuestro pódcast, el músico e inspirador conferencista Carlos Whittaker compartió una historia que su padre solía contarle: si un barco emprende un viaje de mil millas y se orienta bien, llegará a su destino. Pero si la navegación avanza durante unas millas en la dirección equivocada, el barco se alejará muchas millas de su destino y tendrá que recorrer millas de más. ¿Por qué hablo de barcos (aparte de porque parecen desafiar las leyes de la física: un portaaviones a plena carga puede transportar setenta y cinco aviones y 4 500 tripulantes, y pesar más de 100 000 toneladas... y seguir flotando)? La vida en un hogar con TDAH es similar a navegar una larga distancia. Una serie de pequeños errores de cálculo pueden llevarte a un lugar muy muy lejano del que esperabas estar. Si este es el caso en tu vida, anímate, compañero, porque, aunque tu relación con tu hijo con TDAH se haya salido por completo de la ruta, puedes volver al camino correcto con cambios pequeños pero efectivos.

Lo principal que debes evitar es entrar en el modo de reacción, en el que se juega a golpear al topo para solucionar las crisis conforme van surgiendo. Esto puede ponerte muy nervioso, hacer que estés fuera de control e increíblemente tenso. Podemos hacerlo mejor.

Kim y yo tenemos amigos que observan una tradición de pascua llamada «La batalla de los huevos». Al final de la cena, cada miembro de la familia elige uno de los huevos duros pintados, se vuelve hacia la persona que tiene al lado de la mesa y choca el huevo con el de esa persona para intentar romperlo. Gana el último al que se le rompa el huevo. El secreto para ganar es sujetar el huevo sin apretarlo demasiado para que la mano amortigüe el golpe. Si sujetas el huevo con demasiada fuerza, la cáscara se rompe. Cuando apoyas a alguien con TDAH, eso es lo que quieres conseguir: un apoyo flexible y reconfortante que pueda amortiguar muchos golpes.

Para la gente a la que le gusta mucho controlar las cosas (que, por lo que sé, es todo el mundo), soltar un poco puede ser algo que no surja de forma natural. Nos gusta pensar que más esfuerzo, más disciplina y más trabajo tienen efectos lineales y positivos en los resultados. Pero ¿qué tal te ha ido a ti con ese control tan estricto? Sí, eso es lo que pensaba. Quizá sea el momento de aflojar.

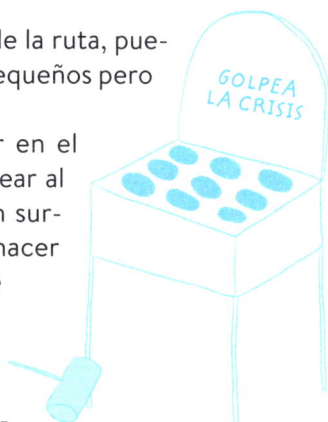

Cuatro maneras de liberarse de la rigidez y encontrar algo de tranquilidad

1. Conectar, no corregir

Una de las mejores cosas que puedes hacer por esa persona con TDAH es conectar con ella. Este es el superpoder de Kim. Es una maestra de la conexión. En otra vida, podría haber sido terapeuta o pastora. Lo que más me ayuda por su parte —mejor que asegurarse de que yo aparezca donde y cuando se supone que debo hacerlo, y eso es mejor que encontrar mi cargador cuando lo pierdo, mejor que darme espacio para ser creativo— es validar mis sentimientos cuando el TDAH me complica la vida.

Tanto si estoy enojado porque incumplí un plazo, perdí un recibo o me caí de una silla cuando estaba recostado en ella, Kim no me dice:

«Deberías gestionar mejor tu tiempo/prestarles más atención a las cosas/sentarte mejor». En vez de eso, simplemente reconoce que es un fastidio. En el momento en el que conecta con mi sensación de fastidio, puedo notar que la tensión (y la vergüenza) se evaporan. Ese es el poder de la conexión.

Un apunte rápido: ten en cuenta que Kim no se hace responsable de mi estado emocional ni experimenta lo mismo que yo. Tampoco hace que mi problema sea su problema. Sigue dependiendo de mí resolver el problema que haya surgido. Pero es mucho, mucho más fácil hacerlo cuando siento que Kim está a mi lado y es empática, en lugar de mirarme por encima de los lentes y criticarme.

El Dr. Edward Hallowell escribió en *Driven to Distraction*: «Veo la conexión humana como la fuerza terapéutica más poderosa en el tratamiento del TDAH». Eso es muy poderoso. La buena noticia es que esa conexión es gratuita y está al alcance de todos. Si puedes optar por conectar en lugar de corregir cuando las cosas se ponen difíciles, la diferencia será abismal.

CÓMO HABLAR EL IDIOMA DEL TDAH

- «Eso parecía difícil. ¿Estás bien?.»
- «Sí, la vida puede resultar muy abrumadora, ¿verdad? Lo estás haciendo muy bien».
- «¿No te gustaría que hubiera un botón que pudieras presionar para que las cosas fueran más fáciles? Te entiendo».

UN INCISO DE KIM

Si notas que el TDAH te está sacando de tus casillas, intenta recordar algo que dijo mi amiga, la Dra. Emily King, psicóloga infantil: «Tu ser querido no elige ser difícil. Las cosas le resultan difíciles».

Si ves que el TDAH está haciendo de las suyas con tu ser querido, simplemente hacer que se sienta escuchado y comprendido en ese momento es mucho mejor que generarle más estrés al darle más instrucciones: una lección que he tenido que aprender unas cincuenta mil veces al vivir con Penn. No te estoy diciendo que no te frustres. Tienes derecho a reaccionar. Puedo asegurarte que en algún momento he sentido verdadera rabia. Pero siente esa frustración, exprésala si es necesario, y luego sigue adelante. No dejes que eso te agobie y te desvíe del camino.

Cuando las emociones de esa persona vuelvan a estar bajo control, podrás buscarle soluciones al problema. No es que nunca le diga a Penn que deje de reclinarse en la silla (¡son caras!), pero he aprendido a hacer que la conexión sea mi primer movimiento.

2. Empatizar

La piedra angular de la conexión es la empatía. Una vez leí sobre un centro de atención a personas mayores que obligó a sus empleados a llevar un traje que simulaba las dificultades de vivir con un cuerpo envejecido: movimientos más lentos, problemas para agarrarse a las cosas, falta de equilibrio, etc. Los trabajadores que utilizaron ese traje que limitaba su movilidad y les dificultaba el uso de las habilidades motoras finas, pudieron apreciar mejor lo que era ser un anciano. ¿No es genial?

Si quieres saber cómo es vivir con TDAH, aquí va mi mejor intento para que puedas hacer una simulación. Experimenta por ti mismo uno o varios de estos escenarios:

- Intentar planificar un menú de cena para cuatro veganos que tienen alergia a los frutos secos, al gluten y a los huevos, mientras haces el ejercicio improvisado de pretender limpiar después de una fiesta en una casa en la que nunca has estado. Todo eso mientras intentas acordarte de dónde están los vasos desechables, la escoba, el bote de la basura y los invitados pasados de copas.
- Armar algo complicado, como una parrilla nueva, y a la vez intentar explicarle las reglas del beisbol a alguien que nunca ha jugado.
- Intentar seguir el hilo de un pódcast largo, un programa de televisión y un audiolibro a la vez.

La próxima vez que te sorprendas a ti mismo hecho un basilisco por los síntomas de esa persona con TDAH a la que quieres, recuerda cómo es vivir dentro de un cerebro en el que las expectativas son descomunales.

UN INCISO DE KIM

Es más fácil ser la esposa que quiero ser cuando puedo sentir algo de empatía por lo difícil que debe ser vivir con TDAH todos los días.

¿Te acuerdas de Noid, el personaje de animación de plastilina que llevaba un traje rojo y que intentaba impedir que te entregasen la *pizza* del Domino's? Así es como intento pensar en el TDAH de Penn. Es una parte traviesa de su personalidad que a veces intenta sabotearlo, pero que también ha hecho que sea tremendamente exitoso.

Cuando el Noid del TDAH aparece, tengo que recordarme a mí misma que ese comportamiento no tiene nada que ver con lo que Penn siente sobre mí, sino con la composición de su cerebro. No le gritaría a Penn que dejara de chocar con las cosas si tuviera problemas de visión, así que no es justo que me queje cuando tenemos que hacer un cambio de sentido en la autopista porque dejó la cartera en el restaurante. Otra vez.

CÓMO HABLAR EL IDIOMA DEL TDAH

- «¿Qué te pareció? ¿Fue demasiado?».
- «Ahora mismo, ¿qué se te pasa por la cabeza? ¿Qué te gustaría que pasara?».

3. Mandar solo buena vibra

Me desagrada discutir con mi esposa. Lo temo con todo mi ser, así que cuando noto que se está enojando conmigo, mi cerebro entra en modo hipervigilante y me pongo irritable, lo que obviamente no mejora el ambiente en casa ni para mi TDAH. En las raras ocasiones en que Kim me regaña por un error relacionado con el TDAH, me pongo de mal humor, y eso hace que mis síntomas empeoren. Los comentarios negativos generan sentimientos negativos. Cuando está relajada en cuanto a lo que espera de mí —que, bendita sea, es casi todo el tiempo—, estoy mucho mejor preparado para cumplir sus expectativas.

Sin duda, sería genial que todo el mundo en nuestras vidas atendiera a nuestras peticiones de forma exquisita, inmediata y alegre. Pero nuestros seres queridos no son mayordomos (o la mayoría no lo son, aunque en EE. UU. hay aproximadamente doce mil personas empleadas como mayordomos, unas once mil más de las que yo me habría imaginado). Si bien entiendo perfectamente que pedirnos que hagamos algo más de una vez puede ser desesperante, discutir por este tipo de frustraciones suele tener un impacto negativo mucho mayor en esa situación que nuestros comportamientos tan fastidiosos.

Si estás buscando una forma de reducir la tensión en casa que supone vivir con una persona con TDAH...

Haz como Elsa y «suéltalo»

Pasa de las nimiedades. ¿De verdad te importa tanto que tu ser querido con TDAH haga la cama por las mañanas si tu objetivo es salir de casa a la hora correcta?

A Kim esto se le da muy bien. Por ejemplo, sé que para ella el desorden es tan molesto como el sonido de arañar un pizarrón. Pero en vez de regañarme cuando dejo la maleta del gimnasio en la barra de la cocina, empieza a amontonar el desorden que dejo todos los días en un rincón de la habitación. Sé que al final del día tengo que ocuparme de todo eso. Pero ella tiene la barra libre, y yo me encargo de mi propio desorden.

UN INCISO DE KIM

Es cierto. Odio el desorden. Lo. Odio. Pero me he dado cuenta de que vivir con otras personas implica tener que soportar encontrarme calcetines por el pasillo, tazas de café en sitios extraños y la leche en la despensa con todas las tazas de café. A mi familia no le molesta tanto el desorden como a mí, por eso todos tenemos que evaluar qué es realista. Una de las formas de preservar mi cordura es negándome a ser la persona responsable de devolver a su sitio los calcetines, las tazas o la leche. Penn sabe que es su responsabilidad dejar las cosas en su sitio cuando le digo que no están en él. (Está bien, sí meto la leche al refri si la veo fuera porque qué asco).

CÓMO HABLAR EL IDIOMA DEL TDAH

- «_____».

(A veces, es mejor no decir nada).

Prueba con esto

La próxima vez que estés a punto de gritar o criticar, pregúntate: ¿preferiría llevar a los niños a la escuela a tiempo, tener la cocina limpia o tener una relación afectuosa con mi pareja?

Intenta pensar en cinco cosas que has intentado arreglar y con las que probablemente podrías vivir. (Algunas ideas para empezar: quejarse, interrumpir, desconectar u olvidar pedir las cosas por favor y dar las gracias).

Durante la semana siguiente, si surge alguna de estas cosas, no digas nada al respecto y comprueba si el ambiente en casa es menos tenso. Y no te preocupes: podrás seguir ocupándote de los problemas más acuciantes del TDAH. Enseguida hablaremos de eso.

Enfatiza lo positivo

No estoy sugiriendo que dejes que el TDAH lleve las riendas de tu vida como un déspota al estilo del príncipe Joffrey que hace cualquier cosa en cualquier momento sin ninguna repercusión. Sin duda, pon límites. Simplemente, asegúrate de centrarte en límites que importen, es decir, escoge tus batallas. De hecho, haz algo mejor que eso. Que la amabilidad sea tu arma en esta guerra.

Soy como un perro al que rascan detrás de la oreja cuando recibo comentarios positivos de mi familia. Me emociono cuando Kim me felicita por algo que hice, como cuando conseguí someter a la glicinia de casa. La promesa de ese elogio es mucho más eficaz y contribuye a que en casa todo sea menos tenso que si me hubiera criticado por haber dejado que el jardín se me fuera de las manos después de haberme pedido que me encargara de él cinco millones de veces.

Cuando aparezcan conductas propias del TDAH, en lugar de optar por un ataque inminente, reutiliza esa energía para subrayar lo que el Dr. Kurtz llama los «opuestos positivos». Cuando sorprendas a tu hijo con TDAH haciendo algo bueno, refuerza con comentarios positivos ese comportamiento que te gustaría que fuera más habitual.

CÓMO HABLAR EL IDIOMA DEL TDAH

- «Me gusta mucho cómo me estás hablando ahora. No me has interrumpido ni una vez en toda la conversación».
- «Me encanta que estés esperándome. Ya casi terminé».
- «Ya metiste la botella de agua en la mochila. ¡Ahora llegaremos a tiempo al entrenamiento!».

El deseo de recibir comentarios positivos es mucho más motivador que el miedo a cometer errores; por eso, sé generoso con los elogios, pero no demasiado. A la gente le gusta que la elogien, no que la traten con condescendencia.

4. Usa imperativos claros y específicos para objetivos pequeños y razonables

Para mejorar las probabilidades de que tu hijo con TDAH sea capaz de obedecer cuando le pidas algo, tendrás que hacerlo de forma clara y específica usando un tono agradable. Parece sencillo, ¿verdad? Lo cierto es que, en realidad, es bastante complicado si estás acostumbrado a pedir algo y que lo hagan. Para muchas personas con TDAH, una petición general como: «Encárgate de esto», «Sé responsable de aquello», «Te toca hacer X», «Tu trabajo es Y», es difícil traducirla en una acción. El cerebro con TDAH responde mejor a varias peticiones más pequeñas que vayan directas al grano. Como dijo la Dra. King, **los comportamientos del TDAH aparecen cuando las expectativas son más grandes que las habilidades**, por eso, asegúrate de que tus expectativas concuerden con las habilidades de esa persona con TDAH.

El Dr. Kurtz puso de ejemplo un progenitor que llega a la sala y se encuentra la mitad del inventario de una tienda Dick's Sporting Goods esparcido por el suelo. En vez de gritar: «¿Cuántas veces tengo que decirte que limpies lo que ensucias?», puedes esperar un poco y decir: «Esto está un poco desordenado. Por favor, pon los tenis y las espinilleras en el mueble de la entrada». Y una vez hecho esto, decir: «Bien ordenado. Ahora limpia la botella de agua, por favor».

CÓMO HABLAR EL IDIOMA DEL TDAH

- En vez de decir: «¿Me estás tomando el pelo? ¿Acabas de poner la ropa al lado del cesto, pero no en el cesto?».
  Prueba con: «Me he dado cuenta de que tu ropa está al lado del cesto. Por favor, ponla dentro del cesto».
- En vez de decir: «Nuestro jardín es un desastre. Hay malas hierbas por todas partes y la hierba mide treinta centímetros. ¿Alguna vez piensas hacer algo al respecto?».
  Prueba con: «La hierba ha crecido mucho. Es hora de cortar el pasto».
- En vez de: «Meter esa caja en un bote de basura lleno es de flojos. Básicamente, lo que estás haciendo es que alguien tenga que vaciar el bote por ti. No está bien».
  Prueba con: «La basura está llena. Por favor, sácala».

Lo entiendo. Es duro ser la persona que se da cuenta de que el cesto está lleno y de que hay que cortar el pasto. A veces no quieres ser la persona que lleva esa carga mental. Pero lo más importante es apartar la vergüenza a la hora de discutir sobre las tareas. Si el objetivo es pequeño y razonable, hay más probabilidades de que la persona con TDAH lo consiga, lo cual le dará la sensación de satisfacción y aumentará la confianza en sí mismo.

UN INCISO DE KIM

Seré sincera. La mayoría de los días es muy molesto ser la persona que tiene que hacer la lista de tareas pendientes. Hay días en los que me siento como si viviera en el mundo del reto de las «instrucciones exactas», la divertida moda de internet en la que le pides a alguien que escriba las «instrucciones exactas» para hacer un sándwich de mantequilla de cacahuate y luego intentas seguirlas al pie de la letra. Inevitablemente, escriben «poner la mantequilla de cacahuate en el pan» sin escribir antes «abrir el frasco» o «usar un cuchillo para untar la mantequilla de cacahuate». Los videos nos recuerdan lo específico que hay que ser para conseguir que alguien haga algo correctamente. Yo he aprendido a hacer lo mismo con Penn, aunque ha sido todo un proceso.

Cuando le pida que recoja sus calcetines del suelo, seguro que lo hará, pero después, ese mismo día, me encontraré ropa interior en el fregadero porque la dejaría ahí cuando fue por un vaso de agua. Es como programar una inteligencia artificial. Si no le dices exactamente lo que quieres que haga, hará algo totalmente diferente. Acabarás con mil millones de clips.

Es difícil ser tan específico siempre que damos instrucciones. Me canso de dar instrucciones. A veces, hasta hacer la lista de cosas diarias me cansa. Tengo que recordarme a mí misma que a Penn no le encanta que le recuerde todo. De hecho, le da mucha vergüenza dejar las llaves en el refrigerador. Intentamos ser pacientes el uno con el otro porque lo cierto es que yo no soy perfecta.

> Por si no lo conoces, el problema de los clips es un experimento mental ideado por un filósofo de la Universidad de Oxford que se convirtió en un videojuego llamado *Universal Paperclips*. La idea es que, si programamos una máquina de inteligencia artificial para maximizar la producción de clips, se tragará todos los recursos para fabricarlos. Buena suerte a los humanos que intenten detenerla, porque la máquina habrá priorizado su supervivencia sobre la nuestra para seguir adelante con la fabricación de clips. Al final, no habrá más humanos. Solo montones y montones de clips. Ten cuidado con lo que deseas. O al menos, sé muy muy específico.
>
> Penn

Tal vez estés pensando: «A ver si lo entendí bien. ¿Quieres que sea muy alegre, que elogie a alguien cuando haga algo que se aproxime a lo que espero de él, que ignore los comportamientos que me sacan de quicio, que me convierta en un maestro de las peticiones... y que haga todo eso sin gritar?». Es mucho pedir. Lo entiendo. Seamos claros: todo el mundo pierde los estribos de vez en cuando. Incluso Kim. En ese momento, intento recordar: Kim está haciendo todo lo posible para darme una **aceptación radical**, pero yo, a la vez, debo hacer mi parte con el **compromiso radical**. De lo contrario, esta relación no funcionará.

¡Buenas noticias! En el capítulo 18 te doy algunos consejos para mantener la calma cuando el TDAH te saque de las casillas.

Si eres el progenitor de un niño con TDAH, por favor, lee el siguiente capítulo para obtener más información sobre cómo puedes ser un héroe del TDAH para él. Los demás pueden ir directamente al capítulo 18, si quieren.

CAPÍTULO 17

PADRES Y CUIDADORES, USTEDES MARCAN LA DIFERENCIA (¡SIN PRESIÓN!)

M e encantan las películas deportivas. Ya sea en *Hoosiers: Más que ídolos*, *Milagro sobre hielo* o *Somos Marshall*, ver a alguien que la pasa mal, pero luego encuentra la forma de ganar a todo el mundo gracias a la atenta dirección de un entrenador que tiene un corazón de oro (normalmente oculto bajo un exterior oscuro), tiene algo que siempre me emociona.

Viví mi propia versión del cuento de hadas en el que pasé de ser el peor al primero gracias a mi entrenador favorito, el señor Sneed. Fue mi entrenador de basquetbol en la prepa. No se andaba con chiquitas. Te juro que se compró unos zapatos especiales para llamar nuestra atención y que las pisadas fueran más fuertes. Solía oír esos pisotones en mis sueños. Durante dos años, en todos los entrenamientos me perseguía como una mosca a la mierda, pero al final hizo que pasara de ser un chico sin confianza en sí mismo que nunca había jugado basquetbol a ser el mejor jugador del equipo.

Disney, hablemos de los derechos para la película.

Un buen entrenador marca la diferencia entre hacer que te guste esforzarte y no cumplir las expectativas y hacerte sentir mal. Por eso me entusiasmó que la Dra. King dijera que a ella le parecía que los padres deberían verse a sí mismos como los entrenadores del TDAH para sus hijos. Aquello me pareció muy cierto.

Me encanta lo que implica ser entrenador. Un entrenador protege los recursos de los niños, no se arriesga a estresarlos de más haciendo demasiadas actividades, los apoya pero es firme y, sobre todo, quiere que ganen. Un buen entrenador también sabe que su papel es quedarse al margen, no intervenir ni ejecutar jugadas. Preparamos a nuestros hijos para el éxito y, cuando llega el día del partido, nos hacemos a un lado y los dejamos brillar. En este capítulo hablaremos de varias formas de entrenar a nuestros hijos para que alcancen su máximo potencial mientras los animamos.

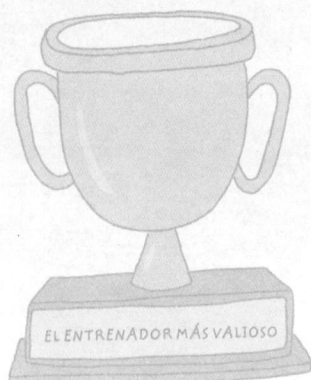

EL ENTRENADOR MÁS VALIOSO

Consejos para entrenar de un entrenador de verdad (yo)

Por primera vez en mi vida, ¡soy entrenador de verdad! Soy ayudante en el equipo de basquetbol *amateur* de mi hijo, y he aprendido mucho de nuestro entrenador principal sobre cómo comunicarme con niños. Me ha dado varios consejos muy buenos para entrenar al basquetbol que se pueden utilizar de forma directa para enseñarle a un niño cómo vivir con TDAH:

1. **Las palabras de un entrenador importan mucho más de lo que crees.** Date un momento para tranquilizarte y ajustar el tono antes de dar un consejo. Algo que para ti podría ser divertido podría resultar bastante doloroso.
2. **Cuando un jugador cometa un error durante el partido, no le grites desde las bandas.** Deja que se las arregle

solo, después háblalo con él cuando haya tenido un
momento para relajarse.
3. **Apóyalos, pero sé firme.** Eres la autoridad y, a veces, lo
que digas será difícil de oír, pero, al fin y al cabo, siempre
podrán contar contigo.
4. **Su felicidad y mejoría son la prioridad número uno,
ganen o pierdan.** Pero cuando ganen, es EL MOMENTO
DE CELEBRARLO.

ENTRENA A ESE NIÑO, NO AL QUE CREÍAS QUE IBAS A TENER

Padres y cuidadores, no quiero asustarlos, por eso quizás sea buena idea respirar profundo un par de veces y escuchar sonidos relajantes de ballenas antes de leer la siguiente parte. ¿Relajados? Muy bien.

Según la Dra. Chronis-Tuscano, la naturaleza de la relación que un niño con TDAH mantiene con sus padres a lo largo de su desarrollo predice en gran medida si ese niño se desenvolverá adecuadamente en la vida. Tu actitud, apoyo, paciencia y comprensión pueden suponer una diferencia entre un día con TDAH espantoso, horrible, nada bueno, muy malo y un buen día con TDAH o incluso un gran día con TDAH para tu hijo. Con el tiempo, esto va influyendo en aspectos positivos y negativos de la vida de tu hijo con TDAH. Sin presión, ¿verdad?

Adaptarse a la vida con un hijo con TDAH puede significar que reconsideres tus expectativas. Antes, en este libro, he hablado sobre la aceptación radical (aceptar las cosas totalmente como son) cuando tú mismo tienes TDAH. Podría ser más fácil aceptar tu propio TDAH que aceptar el de tu hijo. Si vives con TDAH, sabes lo difícil que es. Si eres padre de alguien con TDAH, podrías confundir los síntomas del TDAH con necedad o pocas habilidades para escuchar. Para los padres, puede ser difícil aceptar que más disciplina no siempre es la respuesta. Al final, así es como nos criaron a muchos de nosotros. No obstante, como dijo nuestra amiga la Dra. Emily King, si te preocupa que tu hijo pueda conseguir lo que la sociedad tradicionalmente ha entendido como éxito, ese es tú problema, no el problema de tu hijo. El mejor consejo que tengo para ti es que **críes al hijo que tienes, no al hijo que creías que ibas a tener.**

Retomando la analogía del entrenador, si tienes una alumna de primer año de secundaria que mide 1.80 metros de estatura con una vertical de veinte centímetros a la que le encanta el basquetbol, le das la posición de pívot en un equipo de basquetbol por muchas ganas que tengas de ver lo que puede hacer en unas barras paralelas asimétricas. Parte de ser un buen entrenador para tu hijo es reconocer las fortalezas que tiene y, a partir de ahí, ir mejorando. Tu labor principal es acompañar a tu hijo en todos sus retos e intentos por superarlos. Cuando, inevitablemente, el resto del mundo lo decepcione, hazle saber que siempre estarás ahí.

TU HIJO CON TDAH EN CASA

Si el ambiente de tu casa es tenso por el TDAH de tu hijo, no estás solo. El Dr. Hinshaw dice que algunas familias le han contado que llevan años sin tener una comida familiar agradable porque el ambiente de casa era muy tenso. Los percances que causa el TDAH no solo afectan a la persona que lo padece. Hay un montón de daños colaterales traducidos en frustración, mal genio e intentos cada vez más desesperados de tener el control.

Si bien es cierto que en muchas familias hay tensión, el estrés desempeña un papel especialmente importante en el desarrollo de un hijo con TDAH. La Dra. Chronis-Tuscano nos presentó el modelo de desarrollo transaccional para el TDAH en familias. Puedes buscarlo en Google, pero la idea general es que la relación entre los padres y los hijos se encuentra en el centro de un listado de factores que afectan a un niño con TDAH.

Lo primero que me llamó la atención de este modelo es la cantidad de cosas que influyen en esta relación: no solo la personalidad de los padres y los hijos, sino también la de sus hermanos, la relación de los padres entre sí y factores externos como la escuela y la sociedad. En síntesis, si puedes ser paciente, positivo y dedicarte a tu hijo con TDAH, a la larga todo contribuirá a ayudarle a prosperar. Cuanto mejor sea el ambiente que puedas proporcionarle, menos probable será que tu hijo sufra alguno de los baches que hemos mencionado en las páginas 94-95. La segunda cosa que me llamó la atención es que la relación va en ambas direcciones. Cuando las cosas le van bien a tu hijo, eso influye en todas las personas con las que interactúa, y lo mismo sucede en sentido contrario. Si ese niño pasa por momentos difíciles, los demás experimentarán momentos difíciles.

Otros factores predictivos son el coeficiente intelectual (CI), factores socioeconómicos, vínculos sociales fuertes, una estructura consistente y la fiabilidad del sistema de apoyo que tenga el niño. Prácticamente, no podemos controlar el CI o los factores socioeconómicos, pero sí cómo criar a nuestros hijos, lo cual afecta al resto de dichos factores.

EMPIEZA POR LO QUE FUNCIONA

Bueno, ahora que ya sabes que todo depende de ti (en realidad no, pero seguramente ahora mismo sí te lo parezca), ¿qué deberías hacer al respecto? Puedes empezar con las sugerencias del capítulo anterior sobre cómo hablar el idioma del TDAH. Dejar a un lado las nimiedades, centrarte en lo positivo y tener expectativas más realistas son actitudes que te ayudarán a crear un hogar en el que tu hijo con TDAH se sienta feliz.

Es prácticamente imposible sobrestimar el poder de la conexión para ayudar a tu hijo a regularse. Un abrazo, unas cuantas palabras amables y el contacto visual pueden tranquilizarlo, hacer que una crisis que ya se haya desencadenado sea menos intensa o evitar que se agrave.

Otra herramienta a tu disposición es adoptar un enfoque basado en los puntos fuertes. Como señaló la Dra. King, es lo contrario al enfoque de resolución de problemas que adoptan muchos expertos clínicos. Debes sentir curiosidad por tu hijo y estudiar lo que parece irle bien en lugar de empezar por lo que le va mal. Haz que para ti sean un objeto de estudio intensivo, como si se tratara de un animal que estás observando en la naturaleza. ¿Qué pasa en cada momento? ¿Cuándo parece que todo está en equilibrio para tu hijo? ¿Qué le funciona a su cerebro? Es probable que encuentres patrones. Quizá se concentra mejor después de haber estado al aire libre, o puede estarse quieto durante más tiempo cuando hace manualidades. Este tipo de observaciones te darán un punto de partida. Puedes usar lo que aprendes (mandarlo al aire libre a jugar a juegos de persecución antes de hacer la tarea) para trabajar de acuerdo con el cerebro de tu hijo y ayudarle a regular su sistema para que esté mejor preparado a la hora de superar momentos difíciles.

La Dra. King también hace énfasis en que cuando un niño con TDAH no está regulado y se agobia tanto que acaba hundiéndose —gritando cosas horribles y totalmente fuera de control— no es que esté poseído por un demonio ni que de verdad nos odie. Ha perdido el control de la parte pensante de su cerebro y está totalmente a merced de la parte emocional. No quiere darle con la puerta en las narices a su hermano, pero está tan molesto con él que la emoción engulle a la parte pensante. Explota, sin más, como cuando yo solía encerrarme en mi cuarto y lanzaba contra las paredes todo lo que no estaba clavado.

Evitar que tu hijo se hunda puede significar decidir de forma consciente bajar el ritmo de todo y reducir la cantidad de cosas que le pides. Aviso: en la sociedad de hoy en día en la que hay un exceso de horarios y presiones para inscribir a nuestros hijos en un montón de actividades extraescolares, hay que nadar a contracorriente, pero sé fuerte. Probablemente, un niño con TDAH no sea el mejor candidato para tener un horario extraescolar que vaya de jugar al *hockey* a la tarea, del piano a la tutoría, y de las pantallas a la hora de acostarse tarde. Debes reducir el número de actividades hasta encontrar un número que suponga un reto para tu hijo, pero que no lo abrume. Podrías sopesar la posibilidad de limitar el número de exigencias que le impones a tu hijo en cuanto a las tareas domésticas. Si bien es importante que aprenda a ser responsable, eso no debe ir en detrimento de su capacidad para autorregularse. Al mismo tiempo, debes dárselo todo bien estructurado, ya sea usando un calendario colocado en un sitio en el que pueda verlo fácilmente y listas de verificación diarias para que los niños sepan qué se espera de ellos.

ENTRENAR A LOS ENTRENADORES: FORMACIÓN PARA PADRES

Si te has planteado cerrar las ventanas porque los gritos de tu casa han alcanzado los niveles de una emisora deportiva, no es que seas mal padre. Eres un padre que no ha entrenado.

Una de las sorpresas más grandes sobre ser padre es que no es algo que suceda de forma natural. Aprender a criar a tu hijo implica trabajo y recursos, y eso se duplica —o quizás se triplica o cuadruplica— cuando tienes un hijo con TDAH. No tiene ningún sentido que pasemos miles de horas aprendiendo sobre el parto y ninguna a aprender cómo criar a tu hijo cuando ya nació. Lo cierto es que Kim y yo hemos mirado a nuestros hijos y nos hemos preguntado si serían extraterrestres más veces de las que podemos contar, pero nos esforzamos por guiarlos con curiosidad y comprenderlos. A todos nos vendría bien afinar un poco nuestras habilidades. Una forma eficaz de ayudar a tu hijo es conseguir ayuda para ti mismo.

Si a tu hijo le han diagnosticado TDAH, el médico quizás sugiera que se inscriban en un programa de formación para padres para aprender las habilidades necesarias para ayudar a tu hijo. Los programas de formación para padres mejoran tus habilidades ofreciéndote información en tiempo real sobre tus interacciones con los niños para que puedas modificarlas y mejorar tu desempeño en el ámbito de casa. De hecho, algunos programas les dan a los padres un audífono para enseñarles a saber qué decir como si fueran agentes de la CIA. Según el doctor Kurtz, estos programas enseñan a los padres a ser los terapeutas de sus hijos. Cuando los padres construyen relaciones positivas con sus hijos, estos responderán mejor a las expectativas que se les imponen.

> Si quieres encontrar en tu zona un buen programa de formación para padres, como el ampliamente alabado Parent Child Interaction Therapy, el término clave que debes incluir en la búsqueda es «basado en la evidencia».
>
> Penn

Qué esperar aprender en las clases de un programa de formación para padres

- **Habilidades para una escucha activa.** Cuando afirmas y apruebas las emociones de tu hijo al repetirle lo que escuchaste, haces que se sienta entendido en vez de avasallado por una actitud de «esto se hace a mi manera sí o sí».
- **La importancia de las interacciones positivas.** Uno de los principios fundamentales del éxito de la formación de padres es centrarse en tener una relación positiva

con tu hijo, lo cual puede ser complicado cuando parece que su único propósito en la vida es hacer que quieras darle un puñetazo a la pared por la frustración.

- **La práctica deriva en avances.** Cuando practicas las habilidades aprendidas en las sesiones de formación en lugar de escuchar y tomar apuntes, se te dará mejor ayudar a tu hijo en varias situaciones.
- **Cómo fomentar las habilidades sociales.** Incluso tener un buen amigo puede tener un gran impacto en los niños. Es un gran factor de protección contra las malas situaciones, y quizás te toque intervenir de alguna forma como padre porque, desafortunadamente, algunos niños con TDAH se cuentan entre aquellos a los que no invitan a las fiestas de cumpleaños.
- **La coherencia importa.** Si a tu hijo no le está permitido irse de la mesa en casa, no le debería estar permitido irse de la mesa en la escuela o en un restaurante.

Algunas pólizas de seguro cubren la formación parental, por lo que probablemente valga la pena investigar esa opción con tu equipo de TDAH.

TU HIJO CON TDAH EN LA ESCUELA

La mayoría de los padres esperamos que a nuestros hijos «les vaya bien» en la escuela, y cuando decimos que «les vaya bien», normalmente nos referimos a que tengan buenas calificaciones, escuchen a sus profesores y sean unos buenos ciudadanos en clase. Cuando tienes un hijo con TDAH, tu idea de que «le vaya bien» tiene que pasar de la vieja frase «saca puro diez para que puedas entrar en una buena universidad» a «encuentra la forma de prosperar en un entorno realmente desafiante para tu cerebro». Se puede fomentar el amor por el aprendizaje, pero quizás sea necesario que cambies tu forma de concebir el viaje de aprendizaje de tu hijo. Que les vaya bien en la escuela puede significar simplemente aprender a regularse en un entorno de clase para que el aprendizaje sea fructífero.

La escuela es un caldo de cultivo para escenarios que desencadenan comportamientos propios del TDAH. Lo más empático que puedes hacer por tu hijo es recordar que, independientemente de lo inteligente que sea, la escuela será una etapa que supondrá un reto diferente al de un niño neurotípico. El estrés y las frustraciones de ser un niño con TDAH en la típica clase puede derivar en muchos desequilibrios, lo cual pone fin a cualquier aprendizaje incluso antes de que pueda empezar. Como dijo la Dra. Emily King: «Si un niño no está regulado en el aula, si no se siente seguro y conectado con el docente, sin importar lo que le estén enseñando. No va a funcionar».

Lo delicado, señaló, es que muchos profesores no tienen una formación amplia como para regular las emociones propias de un cerebro con TDAH. Quizás les hayan dado una clase sobre cómo gestionar el comportamiento en clase, o algo más si tienen un máster en educación especial, pero lo más importante lo aprenden trabajando. Cuando surgen comportamientos relacionados con el TDAH, los profesores quizás no vean a un niño que la está pasando mal; quizás vean a un niño desobediente que está haciendo que ellos la pasen mal. Entran en el modo de reacción, intentando controlar el comportamiento del niño para poder seguir con la tarea de enseñar, pero esto provoca que esa persona con TDAH se resista, lo cual no es para nada un buen punto de partida para la relación entre el profesor y el alumno. Un niño que siente que todo lo que se le viene encima es perjudicial para su cerebro podría acabar odiando la escuela.

Aquí debes intervenir tú. Teniendo en cuenta que los profesores no son el enemigo y que lo hacen lo mejor que pueden, puedes tender un puente entre lo que le ofrecen a tu hijo en el aula y lo que necesita. La mayoría de los profesores están deseando recibir información sobre sus estudiantes, pero están en una situación en la que esta escasea. Puedes actuar como un intérprete de tu hijo para ayudarles a entender el cerebro que se sienta frente a ellos en clase.

Cómo hablar con el profesor de tu hijo

La Dra. King nos dio algunos consejos excelentes para colaborar de forma eficaz con el profesor de tu hijo. Aquí, la palabra clave es *colaborar*. Con el enfoque adecuado, los profesores pueden ser los mejores aliados de tus hijos.

Ve a las reuniones sobre tu hijo con la mente abierta y valorando el hecho de que le estás pidiendo a un profesor que trabaje un poco más en un horario que ya es bastante apretado de por sí.

1. **Da las gracias.** Los profesores se esfuerzan mucho y están infravalorados. Si empiezas dándoles las gracias al profesor de tu hijo por todo lo que hace por él, la conversación no puede ir mal. De hecho, podrías fortalecer esa conexión si enfatizas lo siguiente: «Entiendo que esto es muy difícil para ti. Sé que es duro porque yo vivo con este niño».

2. **Respeta sus dominios.** Puede que seas el experto sobre tu hijo en casa, pero nadie mejor que su profesor sabe cómo es en la escuela. No quieres que ese profesor venga a cenar a tu casa y te diga cómo tienes que hacer las cosas, y ese profesor no quiere que vayas a decirle cómo tiene que dar clase. Por eso, cuando hables con el profesor de tu hijo, empieza desde el respeto.

3. **Ten curiosidad.** No estás en el aula todos los días. En vez de hacer suposiciones, pregúntale al profesor de tu hijo cómo le va. ¿Cuándo pasan las cosas?

4. **Comparte estrategias.** Participa en el intercambio de información. Cuéntale al profesor cómo van las cosas en casa y háblale de las estrategias concretas que utilizas para ayudar a tu hijo cuando algo se le da mal. Por ejemplo, si descubriste que los recordatorios visuales sirven para que tu hijo se acuerde de llevarse la mochila por la mañana, díselo al profesor. ¿Cómo podría trasladarse eso al aula? Tal vez sería útil colocar una nota adhesiva con la ilustración de una mochila en la esquina de su mesa. Recuerda presentar este tipo de cosas enfatizando que es «solo una idea». Tal vez los profesores tengan estrategias similares que podrías poner a prueba en casa.

5. **Coordínense.** Barajen la idea de mantener una hoja de registro diario. Según un webinario que el Dr. Fabiano creó para médicos clínicos, una hoja de registro diario es una de las medidas más eficaces para ayudar a un niño con TDAH en la escuela. Si el profesor está abierto a la idea, trabajen juntos para crear una hoja de registro con tareas concretas que el niño debe hacer cada día, por ejemplo: «Se acordó de entregar la tarea de forma independiente, revisó dos veces el trabajo antes de entregarlo, esperó a que le dieran el turno de palabra en Lengua, etc.». El profesor puede mandar la hoja de registro a casa al final de la jornada y así, tal vez, puedas recompensar a tu hijo si ha tenido un buen día. Esta petición supone un trabajo adicional para un profesor que probablemente esté sobrecargado de trabajo, pero no pasa nada por pedirlo. Creo que a

la mayoría de los profesores les gustaría encontrar formas de ayudar a sus alumnos para que tengan una buena experiencia de aprendizaje.

Adaptaciones en el aula

Según la Dra. King, los niños más inteligentes con TDAH pueden seguir el hilo de una clase normal. Pero cuando tengan la necesidad de regularse, quizás sigan necesitando algunas adaptaciones. Después de recibir el diagnóstico, trabaja con el médico de tu hijo, el terapeuta y el profesor para desarrollar un plan personalizado de adaptaciones. (Normalmente, suele tratarse de un plan 504, en referencia al artículo 504 de la Ley de Rehabilitación de 1973). Tras una evaluación adicional, tu hijo podría optar a un programa educativo individualizado (IEP, por sus siglas en inglés), que es como un plan 504 con esteroides. Averigua con tu equipo del TDAH cuál sería la mejor opción para tu hijo. Aquí van algunas adaptaciones que podrías añadir a la mezcla:

- Permiso para levantarse.
- Tiempo adicional en los exámenes.
- Exámenes con menos preguntas.
- Permiso para examinarse de forma oral.
- Un lugar tranquilo y sin distracciones en el que trabajar.
- Comunicación entre la casa y la escuela (como la hoja de registro diaria).
- Guías de estudio adicionales.
- Tareas de recuperación.

La Dra. King también recomienda que cuando los niños estén en tercer o cuarto año de primaria, los padres pueden empezar a enseñarles cómo pedir adaptaciones para ellos mismos hablando con sus profesores. Por ejemplo, pedir estar de pie mientras hacen la tarea, hacer un descanso cuando lo necesiten o trasladarse a un lugar más tranquilo. Tendrás que sentar las bases teniendo esas primeras conversaciones con el profesor, pero, al final, lo que quieres es que tu hijo aprenda a pedir lo que mejor le funciona. Esta capacidad le beneficiará durante muchos años.

Uf. Sé que este capítulo ha sido muy largo. Pero el hecho de que tengas este libro en las manos (o lo estés escuchando en audio) demuestra que vas por buen camino al intentar comprender cómo ayudarle a tu hijo a avanzar de la mano de su increíble cerebro.

En el siguiente capítulo (por fin) abordaremos lo que puedes hacer para cuidar de ti mismo. Después de tantos esfuerzos, te lo mereces.

CAPÍTULO 18

CUIDAR DE LOS CUIDADORES

Amigos, familiares, seres queridos, este capítulo es para ustedes (con un guiño extra al final para quienes tienen TDAH). Si estás leyendo este libro porque estás viviendo con alguien que tiene TDAH o siendo su apoyo, por favor, debes saber que serás la primera persona a la que le darán las gracias cuando ganen el premio Nobel o un Óscar. Quizás no siempre lo digan, pero te quieren.

Le voy a pasar el capítulo a Kim para ofreceros una perspectiva real sobre la importancia de cuidar de tu propia salud mental si eres la pareja de una persona con TDAH.

UN INCISO (LARGO) DE KIM

Seamos claros: a veces, es extremadamente difícil estar conectado con una persona con TDAH. No importa cuánto los quieras, cuántas veces te recuerdes a ti mismo que se están esforzando todo lo que pueden, a veces tendrás ganas de gritar: «¡Si te lo acabo de decir! ¿No me estabas escuchando?».

Hemos dejado claro que los beneficios de cuidar de alguien con TDAH son increíbles. Puede ser un auténtico placer estar alrededor de nuestras queridas personas con TDAH, son como esos cachorritos que traen montañas de felicidad a tu vida. Pero igual que los cachorritos, estos seres adorables y traviesos también pueden ensuciar la alfombra y mantenernos despiertos por la noche.

Ya sea en una fiesta de cumpleaños o de jubilación o en una boda, o simplemente un viernes por la noche cualquiera, se puede contar con Penn para un brindis improvisado y lleno de risas. Probablemente, como el hombre con el que me casé es tan divertido, podría cancelar mi suscripción a Netflix y no me aburriría nunca. Pero hablemos claro: el dueño de este cerebro espontáneo, creativo e hiperfocalizado al que adoro es la misma persona a la que se le suele olvidar poner la taza debajo del chorro de café y deja toda la casa apestando a ese terrible olor a quemado.

Cuando el TDAH irrumpe en nuestra vida familiar, quiero estar relajada. Intento estar relajada. Pero surgen cosas que ponen a prueba los límites de mi tranquilidad. Por ejemplo, nueve de cada diez veces, cuando Penn llega a casa, deja la puerta abierta. Y nueve de cada nueve veces, yo cierro la puerta sin decir nada. No pasa nada, ¿no? Tardo unos tres segundos en cerrar la puerta. Pero luego, llega esa vez en la que choco de lleno con la puerta abierta porque llevo la cesta de la ropa sucia a pocos metros, y entonces es muy difícil estar tranquila.

La cantidad de tiempo que los cuidadores dedicamos a cuidar de nuestros seres queridos con TDAH tiene un costo real. Según el Dr. Fabiano, entre los padres de niños con TDAH, el costo anual del trabajo perdido supera los dos mil trescientos millones de dólares. Eso es mucho dinero. Pero también hay costos para nuestra salud mental que son más difíciles de medir.

Tener que ser siempre la barrera de seguridad es estresante. La carga mental pesa mucho. Asegurarse de que los electrodomésticos están apagados, todo organizado, las cosas en su sitio y las tareas hechas. No tiene fin. La presión

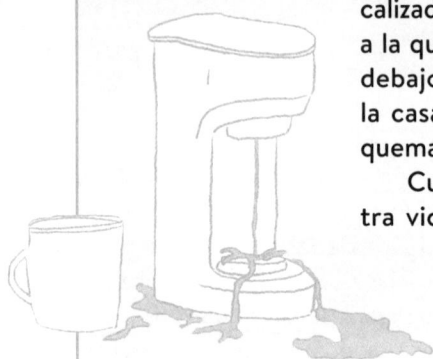

va aumentando y, uf, es difícil no dejar que explote. Ahora entiendo que nuestro calentador del agua tenga un tanque de expansión. La presión tiene que ir a parar a algún sitio. Sé que Penn me necesita, pero no le voy a hacer ningún bien si estoy demasiado cansada y sobrepasada por estar siempre disponible. Citando las instrucciones de seguridad de una aerolínea, primero me tengo que poner la mascarilla de oxígeno antes de ayudar a los demás.

Plan de siete pasos para asegurarte de que no compras un boleto de solo ida a Nueva Zelanda

Sé que los últimos capítulos se han centrado en la importancia de estar tranquilo, relajado, sereno y en sintonía con esa persona con TDAH, pero nadie es imperturbable en todo momento. Necesitas un descanso. Necesitas ayuda. Y necesitas dejar de culparte a ti mismo.

Aquí van algunas cosas que he descubierto que me sirven para no desgastarme:

1. Dormir más

Cuando te ves sobrepasado por todo lo que tienes que hacer en un solo día, es fácil caer en la tentación de quedarse despierto trabajando o viendo solo un episodio más, pero por las malas he aprendido que la vida mejora si he descansado bien. Me gusta irme pronto a dormir, y suelo despertarme antes que los demás en casa. Si Penn se queda hasta tarde jugando al tenis, hemos acordado que dormirá en la habitación de invitados para no despertarme al meterse en la cama a las once de la noche.

No dormir lo suficiente puede provocar que estés más irascible y desorganizado, y que seas más propenso a contraer enfermedades. Además, te puede afectar al apetito y hacer que tu cerebro envejezca entre tres y cinco años. He decidido que prefiero ser la aguafiestas que deja de divertirse a las nueve en punto que una cascarrabias desastrosa durante todo el día siguiente.

2. Proteger tu espacio

Si la puerta de la oficina está cerrada, significa que quiero estar sola. Durante la pandemia se vio claramente que yo era la única persona de la casa que no tenía un espacio para mí misma. Nuestros hijos tienen sus propias habitaciones, y Penn tiene su equipo de audio en el ático. Yo estuve trabajando en la mesa de la sala. Nunca hubo un momento en el que pudiera estar sola. Además de no poder terminar nada, me sentí como una máquina disponible las 24 horas siete días a la semana, siempre de guardia para atender a las necesidades de otra persona. Al final, me harté. Instalé puertas en la sala del comedor que nunca usamos (normalmente comemos en la isla de la cocina) y convertí el espacio en una oficina. Las puertas son de cristal (me equivoqué), así que mi familia puede seguir viéndome, pero cuando las puertas están cerradas, saben que tienen que dejarme sola.

3. Dejar de sentirte culpable

El TDAH no es álgebra. No hay una solución permanente. Es una afección de por vida que trae tantas frustraciones como alegrías. Puedes apoyar a alguien con TDAH a navegar por la vida, pero no eres un titiritero responsable de cada movimiento que hagan. El objetivo es darles apoyo cuando lo necesiten y dejar que se las arreglen solos cuando las cosas van bien, como cuando le enseñas a un niño a andar en bicicleta.

Cuando empezamos a salir, hacer listas y sistemas para Penn era mi segundo empleo. Además de gestionar mi propia vida, le ofrecía recordatorios, listas de verificación, y muchos ánimos. Soportar toda esa carga mental era agotador. He tenido que esforzarme por poner límites y tener una casa que pudiera funcionar sin mi atención constante, pero poco a poco le he quitado las ruedas auxiliares a la bicicleta para que Penn pueda seguir las rutinas que hemos establecido sin que yo esté susurrándole al oído para recordarle lo que debería estar haciendo.

Le enseñé a toda mi familia cómo hacer listas para poder liberarme. Mientras tecleo esto, mi hijo de 13 años se está

haciendo su propia lista de cosas que llevarse al campa-
mento en Google Docs. No voy a revisar su equipaje para
asegurarme de que lleva desodorante. He tenido que dejar
de preocuparme por si tiene suficiente de lo que necesita. Si
no es así, ya se las arreglará (u olerá muy muy mal cuando lo
recojamos).

Eres una fuente de comodidad, apoyo, y defensa para
esa persona con TDAH, pero no eres un mago. Libérate de
la creencia de que el TDAH es un problema que debes resolver solo.

4. Renegocia tus contratos secretos

En nuestro último libro, escribimos sobre los contratos
secretos que se desarrollan en las relaciones. Si no has leído
ese libro (o si lo hiciste, pero necesitas un recordatorio), aquí
va el resumen rápido: un contrato secreto es un rol que has
adquirido por costumbre y por complacencia, no está diseñado ni tiene una intención. Por ejemplo, en mi casa soy la
persona encargada de cerrar el clóset mientras que Penn
rompe las cajas para reciclarlas. Nunca lo hemos hablado.
Simplemente, pasó. A veces, los contratos secretos funcionan
a las mil maravillas, pero si no los detectas, pueden derivar en
resentimiento. Los contratos secretos no solo están presentes
en relaciones románticas; pueden surgir en relaciones entre
padres e hijos y entre amigos, hermanos, compañeros de trabajo, y prácticamente con cualquier persona que conozcas
desde hace un tiempo.

La vida evoluciona. Lo que hoy es esencial para apoyar
a tu ser querido con TDAH podría ser innecesario el mes
que viene (y volver a ser necesario el mes siguiente). Dejar que
una dinámica se arraigue simplemente porque así es como
siempre han hecho las cosas es la receta para los rencores y
las quejas. Comprueba esas dinámicas de vez en cuando para
asegurarte de que el resentimiento no se está acumulando
y para decidir si puedes delegar parte de la responsabilidad
que has estado asumiendo por defecto. O, por el contrario, para saber si deberías dar un paso adelante en otros
aspectos.

5. Pide ayuda

El TDAH es tarea de todos. Es una afección médica que implica retos diarios y no deberías ser esa persona de la que se espera que lleve toda esa carga sobre sus hombros. Probablemente hayas hecho que tu prioridad sea encontrar un médico, un terapeuta, o un *coach* (o las tres cosas) para tu ser querido con TDAH, pero tú también necesitas ayuda. Podrías probar a hablar con un terapeuta sobre el estrés. O si te parece demasiado comprometido, no debería darte vergüenza hablar de estas dificultades con un amigo.

Una forma sencilla pero eficaz de repartir la carga es buscar ayuda para mantener el orden. No es necesario pagarle a otra persona (aunque, si puedes, adelante), pero deberías delegar esta tarea. El desorden que genera el TDAH es real. Una casa desordenada hace que me sienta desordenada por dentro. Me cuesta estar disponible para Penn emocional o logísticamente si voy tropezándome con botellas de agua vacías o sin parar de recoger calcetines desparejados. Además, también me pesa más cuando parece que soy la única que pone en orden el caos de nuestra casa, por eso he aprendido a delegar.

En nuestra casa, todo el mundo tiene una tarea asignada, así que no tengo que dar ningún empujoncito. Crecí en una familia en la que nos turnábamos las tareas domésticas los fines de semana. De esa forma, nadie se encargaba siempre de limpiar los rodapiés hasta el fin de los tiempos. Pero he descubierto que rotar las tareas, en el caso de mi familia, hacía que a los miembros se les «olvidara» cuando era su turno de, por ejemplo, limpiar el baño, por eso decidimos optar por asignar tareas. Ahora, mi hijo carga el lavaplatos todas las mañanas, y Lola saca la basura por la noche. Todos recogemos nuestros platos después de cenar. Penn limpia la barra de la cocina, y yo friego el suelo. No tener que ir detrás de la gente es un alivio.

Tal vez, el desorden no es tu kriptonita. Tal vez, sea llevar la cuenta de las citas o ser quien se encarga de la medicación. Sea lo que sea lo que más te pese, piensa en la posibilidad de asociarte con otro miembro de la familia o un amigo para aliviar esa carga, incluso aunque solo sea parcialmente. No

CUIDAR DE LOS CUIDADORES

tienes por qué ser un superhéroe en todos los ámbitos de tu vida. No tienes que hacerlo todo.

6. El autocuidado debe ser frecuente

Lo sé. Lo sé. El concepto de autocuidado quizás te haga pensar en un baño con burbujas y en una pedicura, lo cual no es algo que le guste a todo el mundo. Pero el verdadero autocuidado no se trata de mimarte a ti mismo; se trata de crear barreras y dejar tiempo para ti mismo. La Dra. Chronis-Tuscano recomendó intentar hacer alguna cosa, por pequeña que sea, para ti mismo todos los días, aunque sea algo tan nimio como escaparte para ver tu serie favorita de Netflix. Incluso puedes hacer algo que no necesite que le dediques tiempo de más como escuchar un pódcast mientras estás en un atasco. Señaló que la gente cree que necesita hacer planes elaborados como pasar un fin de semana de chicas en la playa, pero es más importante cuidar de tu salud mental todos los días para evitar el agotamiento.

Necesito andar por mi salud mental. Algunos días, mantengo un ritmo rápido y sudo un poco. Otros días, paseo por los senderos que hay cerca de nuestra casa usando mi nueva aplicación favorita para observar aves. Moverme me tranquiliza más que un masaje (aunque nunca rechazaría un masaje).

Me gustaría añadir que, si de verdad quieres mejorar tus autocuidados, dedícale tiempo a algo que refuerce tu autoestima, algo que te recuerde quién eres más allá de tu papel de cuidador. Si le dedicas tiempo a tus aficiones —ya sea la carpintería o el tejido con gancho— será menos probable que te sientas como un animal de servicio. Para mi sorpresa, ahora me encanta el *pickleball*. Sigo siendo toda una principiante, pero he dado con un grupo de mujeres maravilloso con el que jugar. Hablamos y nos divertimos por igual.

7. Perdónate por tener pensamientos poco generosos

A veces, siento que se espera de mí que sea tan paciente como una princesa Disney (como las de la vieja escuela, con risitas agudas y a las que se les posan pájaros en los brazos, no como las nuevas, que tienen permiso para experimentar sentimientos complicados). Pero en el fondo me siento como Úrsula, la bruja del mar de *La Sirenita*. Intento tener paciencia y ser amable a la hora de recoger las pelotas que hay por ahí, pero a veces, mi cerebro dice: «No lo hago ni de chiste». Por ejemplo, la semana pasada abrí la puerta del coche y me encontré con *bagels* a medio comer, salchichas y envoltorios del Starbucks que llevaban ahí cuatro días. Le pedí a Penn que me ayudara a limpiar el coche, por favor. Por favor. (Quizás por el uso excesivo de «por favor» puedes deducir que no quería ser educada). Y para que conste, lo hizo, pero llegó hasta la puerta y dejó toda la basura en la consola de la entrada porque se distrajo con un mensaje de texto. En ese momento, confesaré que la Kim de mi interior no era un ejemplo de pensamientos amorosos, indulgentes y empáticos con el TDAH.

He aquí algunas cosas que ha hecho Penn y me han hecho sentir menos generosa hacia mi marido:

- Dejar latas de Spindrift en el congelador «para que se enfríen», olvidarlas y que acaben explotando.
- Llevarse mis dos juegos de llaves aun sabiendo que iba a utilizar su coche, no el mío. Me dejó tirada.
- Olvidar cargar el celular y estar todo el día ilocalizable.
- Dejar mi coche prendido mientras estuvo una hora en una tienda.
- Olvidar por la noche que había recalentado el brócoli en el microondas. Toda la casa olía a verdura podrida.

Sé que no soy la única que se molesta después de un incidente relacionado con el TDAH. También sé que estos arrebatos son temporales y normales. Nadie puede estar contento y ser empático en todas las situaciones. Intento perdonar mis propios errores. Caminar me ayuda.

Bien, cuidadores, personas de apoyo, y seres queridos, vuelvo a tomar el control. Es hora de devolverle el libro a la persona que tiene el TDAH para darle un curso intensivo sobre cómo tratarte bien.

SI TIENES TDAH, SÉ AMABLE CON LOS TUYOS

Amigo, ¿estás de vuelta?

Si tienes TDAH, seguro que hay alguien en tu vida que hace que todo te resulte más fácil. Lo hace por amor y porque quiere lo mejor para ti. Es muy importante que no des por hecho que estas personas siempre estarán ahí.

A principios de este año, publicamos un video sobre el TDAH en el que aparecían muchas de las formas en las que Kim suele ayudarme. Como siempre, el 95% de los comentarios eran de personas que estaban muy agradecidas por haberles mostrado nuestro punto de vista lleno de amor sobre el TDAH, pero algunos me acusaron de aprovecharme de Kim y usar mi TDAH como una excusa para ser un desastre y dejar que ella limpiara toda la m***** que dejaba a mi paso. Aquello me tocó una fibra sensible. Me guío por el credo de que **el TDAH es una explicación, no una excusa.**

Me esfuerzo por controlar todos los síntomas que puedo por mi cuenta. Solo por tener TDAH, no tengo vía libre para comportarme mal. Me he propuesto que mi trabajo sea responsabilizarme de todas mis acciones, suscitadas por el TDAH o no, y trabajar para mejorarlas. Mientras tanto, lo menos que puedo hacer es asegurarme de que mis seres queridos saben que veo cuánto se esfuerzan por mí.

Aquí van algunas cosas que puedes hacer para demostrar que sabes que el TDAH no siempre es un camino de rosas para tus seres queridos:

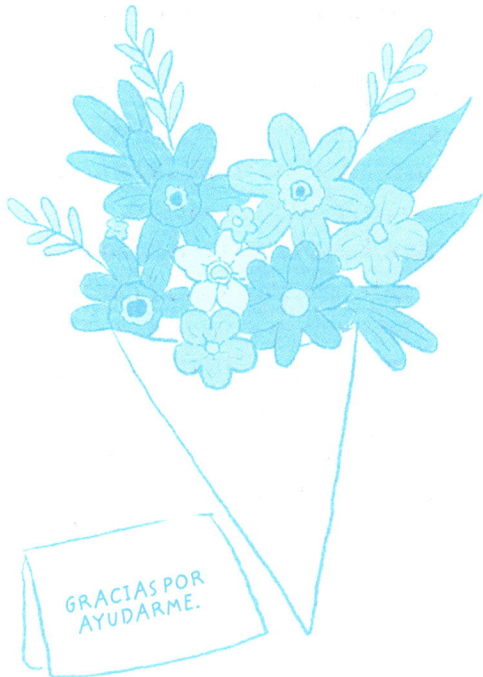

GRACIAS POR AYUDARME.

Haz una auditoría de responsabilidad

Es probable que, si tienes a un ser querido verdaderamente implicado en ayudarte en tu camino con el TDAH, esté cargando con una gran carga logística. No es justo que trates a tu pareja como un recordatorio de Google andante. Haz una auditoría para repasar tu día antes de acostarte y para ver qué parte de tu cerebro subcontrataste a tus seres queridos. ¿Confías en ellos para que microgestionen todos tus movimientos? Es razonable que te apoyes en tus seres queridos para que te ayuden a encontrar soluciones sobre la marcha, pero ejecutar esas estrategias depende de ti.

Ten una conversación sincera con ellos sobre lo que han asumido hacer por ti y lo que les gustaría devolverte. Pídeles que hagan una lista, después, decidan qué temas hay que hablar.

En nuestro matrimonio, Kim se me acercó y me dijo que quería dejar claro qué significa «encargarse de la cena». Verás, le dije que me «encargaría de la cena», me di una palmadita en la espalda e inmediatamente después le pregunté qué tenía que hacer, cómo hacerlo, y dónde podía encontrar los ingredientes. La respuesta de Kim fue: «Eso no es "encargarse de la cena". Descúbrelo por ti mismo. Eso es lo que hago yo». Tenía razón, claro. Me pareció intimidante contribuir en esta área porque a Kim

> Querido amigo, hacer la auditoría es especialmente importante para nosotros. Nos educaron para liberarnos del trabajo emocional —planificar las comidas, concertar citas o mantener el calendario social— y esas cosas pesan mucho. También es fácil pasarlo por alto porque gran parte de ese trabajo es invisible. «¡Vaya! Por arte de magia, los niños van al dentista el martes». Pero no es magia. Alguien concertó esa cita. En nuestra casa, si no estoy atento, ese alguien es Kim. Soy el primer culpable de dar por sentado el trabajo emocional, pero estoy intentando hacerlo mejor. Estas conversaciones son un buen comienzo.
>
> Penn

de verdad le encanta cocinar (te aseguro que es lo que dice ella), pero que una persona se encargue de todas las comidas en una semana estresante no es sostenible. Por eso ahora me encargo de las cenas al menos tres noches a la semana. Al principio mis comidas eran casi incomestibles, pero ahora que ya no le pregunto tanto, voy mejorando.

PALABRAS MÁGICAS PARA EL TDAH

«Te encargaste de muchas cosas. ¿Podemos trabajar juntos en un sistema de dinámicas que te quiten de encima un poco de responsabilidad?».

Concede el derecho al enojo

En la vida hay imprevistos. Es comprensible que la gente se moleste cuando algo se descontrola. Hace un par de semanas, tuvimos un fiasco con las llaves del coche que hizo que nuestra hija adolescente, Lola, se quedara en medio de la carretera con una rueda pinchada. Kim estaba furiosa conmigo por no saber quién tenía las llaves del coche en cada momento. Sabía que me perdonaría, pero también sabía que tenía que dejarle espacio para estar hecha una furia. No hay nada que me entristezca más que Kim esté enojada conmigo, pero pedirle que se trague su frustración solo porque mi TDAH fue el causante principal es muy injusto.

No puedes esperar que alguien no se enoje cuando tu comportamiento le afecta. Si arremetes contra tu pareja gritándole «Tengo TDAH, ¿sí?», después de que mire el reloj por décima vez mientras espera a que salgas por la puerta, lo único que haces es añadirle más estrés a la situación, y eso solo hará que llegues todavía más tarde.

En este caso, el trabajo que hiciste para mantener a raya la vergüenza también dará sus frutos. Aunque te merezcas tener personas que te apoyen en la vida, gozarás de relaciones más satisfactorias con ellas si no las tratas como si fueran tus terapeutas de guardia.

Cuando le pides a un ser querido que tenga paciencia, no puedes pedirle que, a la vez, renuncie a su derecho a molestarse. No es una oferta combinada. La próxima vez que surja una metedura de pata relacionada con el TDAH, confía en que tu ser querido pueda separar el error de su autor. Deja que se enoje y sé consciente de cómo le afectó.

> ## LAS PALABRAS MÁGICAS DEL TDAH
>
> «Pareces frustrado. Lo entiendo. Cuando hice X, te afectó Y. Quizás mañana podríamos hacer un plan para prevenir que X pase en el futuro».

Define tus necesidades

No hace falta que seas un mártir del TDAH que se castiga a sí mismo para vivir siguiendo las expectativas de todo el mundo. Sé realista acerca de tus limitaciones y pide ayuda si la necesitas. No esperes a que tu ser querido adivine qué es lo más importante para ti. Si necesitas ayuda, pídela, pero hazlo de forma que expliques qué es lo que te cuesta. Además, pide algo concreto para que no tengan que leerte la mente para descubrir qué podría serte de ayuda.

> ## LAS PALABRAS MÁGICAS DEL TDAH
>
> «Me cuesta ____. ¿Me podrías ____?».

Da la voz de alarma

Tus seres queridos no siempre podrán saber cuándo tus habilidades relacionadas con la función ejecutiva se ven comprometidas. Probablemente, la gente será más comprensiva si expresas tus vulnerabilidades y les avisas que es posible que cometas algunos errores.

Hace unas semanas, tenía que terminar dos proyectos, y nuestros dos hijos tenían que participar en dos eventos deportivos juveniles importantes (lo cual ya provoca una ansiedad concreta y extraña). Estaba yendo con Kim en coche a la ubicación de un rodaje y me pasé la salida por completo. Enseguida dije: «Mi amor, hoy mi función ejecutiva no anda muy bien. Te aviso que voy a cometer algunos errores». A Kim le sentó muy bien oírlo y me dijo que lo entendía. Después, me pidió que enumerara lo que necesitaba hacer. En realidad, era una lista muy larga, pero decirlo en voz alta, en vez de guardármelo para mí, me dio la oportunidad de recordar que solo era una lista de verificación que tenía que seguir. Pasé de sentirme sobrepasado a estar lleno de energía y dispuesto a hacerlo todo bien.

LAS PALABRAS MÁGICAS DEL TDAH

«No puedo estar más estresado, y la función ejecutiva la tengo sobrecargada. Se me va a olvidar algo. Pido perdón de antemano».

Asume la responsabilidad

El diagnóstico de TDAH no es una tarjeta para salir gratis de la cárcel: tus seres queridos pueden ser comprensivos y perdonarte por tu afección, pero no puedes usar tu TDAH como una excusa constantemente. Por mucho que me gustaría que fuera así cuando algo sale mal, no digo: «Je, Je. Es por el TDAH. Sigamos adelante». Soy responsable de averiguar cómo intentar evitar el mismo error en el futuro.

LAS PALABRAS MÁGICAS DEL TDAH

«Dios mío. Qué desastre. Siento haber _____. Estoy intentando mejorar».

Da las gracias

A todo el mundo le gusta sentirse valorado. Sé agradecido con esas personas que te ayudan en la vida. Mucho y con frecuencia. Dar las gracias nunca hace daño. En serio. No es posible hacerlo con excesiva frecuencia. Y puntos extra si puedes ser muy específico. Cuando dejé el bote de la basura de afuera abierto y se llenó de agua asquerosa, Kim se tapó la nariz y lo limpió. Mi primer instinto cuando hago algo así es pedir perdón, lo cual no está nada mal, pero ¿sabes qué le gustaría a Kim incluso más que escuchar un perdón? ¡Un «GRACIAS»! (Y un «la próxima vez lo haré mejor»).

LAS PALABRAS MÁGICAS DEL TDAH

«Gracias por ayudarme con _____. Pude hacer _____ gracias a ti».

Igual que muchas cosas, las relaciones sanas entre personas con TDAH y quienes las rodean dependen de una buena comunicación. Si te comunicas de forma abierta y empática, tendrás un equipo en el que confiar durante muchos años más.

CAPÍTULO 19

ESCUCHAR: EL MEJOR HÁBITO Y EL MÁS DIFÍCIL

Para mí, escuchar es como intentar cazar a Moby Dick. Es mi Wario. Es como un partido de basquetbol contra Duke (lo siento, mi abuelo jugaba en la UNC). He mejorado bastante a la hora de gestionar los síntomas del TDAH en la mayoría de los aspectos de mi vida, pero para mí escuchar en lugar de sumergirme en mi propio mundo sigue siendo lo que las personas amables llamarían un «área de crecimiento».

Muchas veces he oído hablar de la importancia de escuchar en situaciones en las que estamos recibiendo información —en clase, en presentaciones de trabajo o en una cita médica—, pero ese énfasis ensombrece el verdadero problema que me provoca el TDAH: escuchar durante las conversaciones.

Cuando escuchamos de verdad, reafirmamos la vida interior de las personas que nos importan. Por eso, cuando nos cuesta escuchar durante una conversación, nos cuesta relacionarnos. Oh, oh.

Me esfuerzo para ser un buen marido y un buen padre, y sé que escuchar es una de las mejores maneras de apoyar a mi familia y mantener conexiones sólidas. Además, es de buena educación, por eso intento que se me dé bien escuchar. De

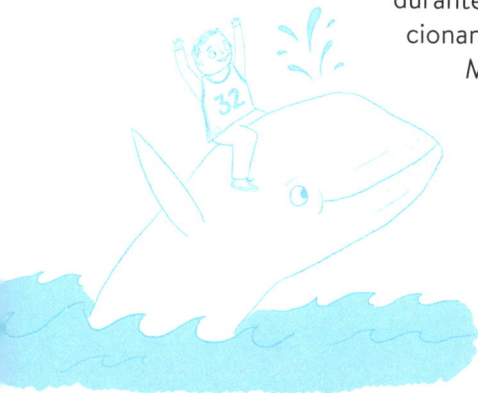

verdad que lo hago. Pero, a veces, mi cerebro con TDAH se apodera de la conversación como un huésped no invitado y entrometido. Los pensamientos llegan sin avisar. Kim puede estar hablando de algo importante, como un bonito recuerdo con su abuela o la historia de cómo despidieron a su amiga y, de repente, me pongo a pensar en el anuncio de Arby's que acabo de ver. O en meteorología. O física orbital. Es bochornoso lo poco que puedo controlar esos pensamientos. Simplemente, aparecen y se pudren, como las glicinias. (Ahora estoy pensando otra vez en mi problema con las glicinias).

La verdad es que no me avergüenzo cuando voy dejando cosas por ahí. Si pierdo la cartera, digo: «Chicos, qué olvidadizo soy. Vayan al coche sin mí. Tengo que encontrar la cartera». No me da vergüenza.

Pero cuando interrumpo a alguien y veo que esa persona me mira pensando: «¿Podrías dejar que termine de decir la frase?», me siento fatal. Noto que dejé al grupo sin energía, como si hubiera hecho un agujero en un globo que se habían esforzado mucho por inflar. La vergüenza me arrolla. Lo peor es que de verdad quiero escuchar, pero cuando el TDAH me saca de una conversación, echa por tierra lo que de otro modo sería una gran oportunidad de aprender algo sobre alguien a quien quiero o de hacer que se sienta escuchado.

A veces, después de haber estado en algún evento social juntos, Kim me dice: «Fue muy maleducado de tu parte interrumpir a Cheryl cuando estaba hablando sobre el partido de basquetbol de su hijo. Le molestó mucho». Y yo no tengo ni idea de a qué se refiere.

Cuando tuvimos en nuestro pódcast al increíble profesional de la improvisación Dan Sipp, nos explicó que hay dos formas principales de interrumpir la fluidez de las conversaciones: hablar por encima de alguien y lo que él llama «interrupciones no cinéticas». Las interrupciones no cinéticas son aquellas que suceden cuando estás físicamente presente en la conversación, pero te dejaste llevar tanto por tu propio hilo mental que tu cerebro está pensando en otra cosa. Ya no estás escuchando, sino intentando averiguar cuál es la mejor forma de unirte a la conversación para deslumbrar a los demás con tu intervención. Gracias a mi TDAH, esto es algo que me pasa constantemente.

Cuando algo entra en mi conciencia, siento que atravieso un portal a otro mundo. A partir de ese momento, no participo plenamente en la conversación. En vez de escuchar a los demás, intento averiguar cómo hacer que todos dejen el tema de conversación del que estaban hablando porque yo tengo algo interesante que decir. Puedo oír la conversación, pero la voz que hay en mi cabeza y me dice que interrumpa la conversación es diez veces más fuerte que las voces reales que tengo a mi alrededor.

Cuando intento escuchar, normalmente pasa algo así:

Nuestra amiga Page: Kim, todavía sigo impresionada con el *salto en bungee* que hiciste en *The Amazing Race*. ¿Te dio mucho miedo?

Kim: Mucho. Muchísimo.

Boca de Penn: ¡Sí!

Cerebro de Penn: Muy bien dicho. Ahora sabe que tú también estás preocupado.

Kim: La verdad es que creo que estuve todo el rato disociada. Hay partes que no recuerdo.

Page: ¿A qué te refieres con «disociada»?

Cerebro de Penn: ¡Yo lo sé! ¡YO! ¡YO, YO, YO, YO, YO!

Kim: Es una respuesta al trauma. También le pasa a gente con ansiedad...

Cerebro de Penn: HIZO UNA PAUSA. ¡VAMOS!

Boca de Penn: ¿Se acuerdan de la película de *Doctor Strange*, cuando Tilda Swinton le da un puñetazo a Benedict Cumberbatch y su espíritu se separa del cuerpo y se cierne sobre él y los mira desde arriba? ¿Fue algo así lo que te pasó?

Kim: *(Educadamente)*. Ah, sí, claro, algo así.

Page: Creo que Benedict Cumberbatch estuvo mejor en Sherlock.

Cerebro de Penn: DIOS MÍO. ACABA DE MENCIONAR TU SERIE FAVORITA. ¡DI ALGO!

Page: Bueno, Kim. ¿Qué estabas diciendo?

Cerebro de Penn: ¡CHIN...! Bueno, tiene razón. Kim estaba compartiendo una experiencia traumática. Limítate a escuchar. Escucha, por favor.

Kim: Hicimos un viaje de tres horas en coche hasta el sitio desde el que saltamos, y eso fue parte de la tortura.

Page: Me lo imagino.

Cerebro de Penn: ES QUE SHERLOCK ES LO MÁXIMO. QUIZÁS PUEDO RETOMAR ESTE TEMA EN LA CONVERSACIÓN.

Kim: Cuando llegué, casi no podía hablar.

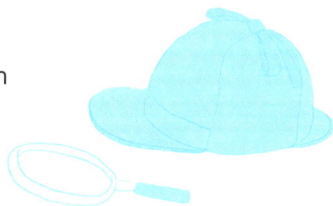

Cerebro de Penn: SUS PODERES DE OBSERVACIÓN SON INCREÍBLES. ADEMÁS, LA SERIE ES LA MEJOR EDITADA DE TODA LA TELEVISIÓN.

Kim: Penn fue muy tierno. Creo que también estaba muy nervioso.

Cerebro de Penn: OH, MALDICIÓN. ¿Acaba de decir mi nombre?

Page: Yo me habría puesto nerviosa si hubiera estado en su lugar.

Cerebro de Penn: USA LA FRASE DE EMERGENCIA: «¡QUÉ LOCURA!».

Boca de Penn: Ya ves, qué locura.

Cerebro de Penn: UF. BIEN SALVADO.

Kim: En fin, me puse el arnés, estaba sentada en una silla en la que una mujer muy amable me explicaba qué tenía que hacer. Yo no podía mirar a ninguna parte, solo a Penn.

Cerebro de Penn: ES UNA LOCURA INTENTAR ADIVINAR QUÉ HAY EN LA MENTE DE OTRA PERSONA. ¿CUÁL ERA ESA CITA TAN BUENA DE SHERLOCK SOBRE LA MENTE DE LOS DEMÁS?

Kim: No me atreví a mirar a los doscientos metros de desnivel ni al cielo. Sé que si hubiera hecho algo así, me habría venido abajo. Llego a la plataforma y, en serio, nunca he estado tan asustada en toda mi vida, pero sigo andando, y de repente... me cuesta mucho hablar del tema. (*Kim hace una pausa*).

Cerebro de Penn: ¡PARECE QUE ESTÁ TRISTE! ¡TIENES QUE ANIMARLA! ¡ES TU TRABAJO! ¡DI LA CITA DE SHERLOCK! ¡DILA YA!

Boca de Penn: (*con un acento británico horrible*) «Dios mío, ¿cómo es tener ese cerebrito tan extraño? Debe de ser muy aburrido».

[Todos los demás en silencio, incómodos y un poco sorprendidos].

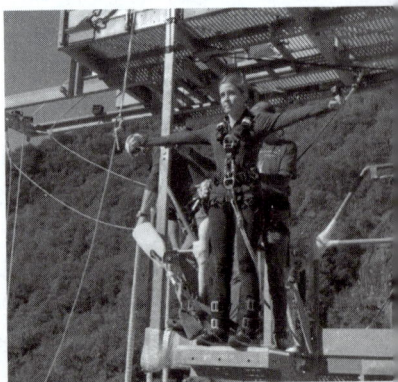

Si no has visto esta escena, tienes que buscarla. Pon en Google «Kim bungee jump» y te saldrá.

Boca de Penn: Es una frase de *Sherlock*. ¿No estábamos hablando de *Sherlock*?

Cerebro de Penn: ¿ES QUE NO OYERON LO QUE ACABO DE DECIR? ¡FUE MUY GRACIOSO!

Mis intenciones eran buenas. Tenía la esperanza de animarla, pero la ejecución fue horrible. Mi cerebro con TDAH se enganchó al tema de Sherlock y no lo soltó. Qué imbécil.

UN INCISO DE KIM

Penn y yo tenemos un negocio juntos y, como en la mayoría de los negocios, tenemos muchas reuniones, además de conferencias por videollamada. A Penn le va bien en las reuniones porque su personalidad alegre atrae a la gente, al menos durante los primeros minutos. Cuando empieza a disparar ideas, se queda atrapado en esa inspiración. Sus ojos se desvían de la cámara y sé que ya abrió una pestaña nueva en la computadora para empezar a trabajar. Antes de que el cliente pueda siquiera leer la presentación de los entregables y las palabras clave del negocio —sin haber hablado de contratarnos—, Penn ya está escribiendo la letra de la canción que necesitan.

Ese estallido de creatividad ha hecho que nuestro negocio siga cosechando éxitos, pero yo no solo soy su socia empresarial; soy su compañera de vida. La misma faceta del TDAH que hace que nuestro negocio prospere y que las conversaciones durante la cena sean divertidas puede ser exasperante —incluso dolorosa— cuando me abro de corazón.

Hace poco pasé por una época en la que cuestioné aspectos de mi fe. Lidié con cosas bastante profundas. Ni siquiera había compartido estos pensamientos con mi madre, la persona con la que suelo hablar cuando sopeso mi espiritualidad. Después de un par de semanas, reuní el valor suficiente para hablar de mis preocupaciones con Penn. Fue muy tolerante y encantador... durante unos dos minutos. Después, se dispersó. Cambió de tema.

Me molestó. Es difícil sentirse verdaderamente escuchada cuando cambia de tema. Fue como si me estuviera ahogando y me hubiera lanzado un salvavidas para después ir hacia el local de alquiler de motos acuáticas que había visto en la orilla. Vi que intentaba ayudarme, y le agradecí el gesto, pero me sentí bastante abandonada en el agua. Me pareció algo increíblemente solitario.

Sabía que me quería. Sabía que le importaba. Pero tuve que echarle el lazo para que volviera a la conversación porque su cerebro no lo deja parar. Con los años, me he acostumbrado a repetirme y a volver a centrar la conversación en mí. Al ser introvertida, no me gusta ser el centro de atención, pero he aprendido a pedirle a mi marido que me preste atención.

Han tenido que pasar varios años de casados para que Penn aprenda que solo porque sea un tema que no le interesa, no significa que no sea importante. Ahora, cuando me dice «Te escucho» y me repite lo que le acabo de decir, sé que es una herramienta que necesita para cimentar mis sentimientos en su cerebro. Me ayuda a saber que, en realidad, sí me está escuchando.

POR QUÉ NO ESCUCHAR NO ESTÁ CHIDO

La incapacidad de escuchar puede acarrear problemas graves en las relaciones. Si dejas de escuchar a alguien demasiadas veces, empezará a decirte: «Nunca me escuchas». Quizás responda distanciándose emocionalmente o no dándote cariño. Es un precio muy alto que pagar por no prestarle atención a la conversación.

Profundizar en una amistad puede tener un límite si la otra persona no se siente escuchada por ti. Es posible que las personas que crees que confían en ti no confíen en ti. Puede que no te consideren un amigo tan cercano como tú a ellos porque no creen que los escuches cuando hablan. Tiene sentido. Puede que tu cerebro sea un manantial de información divertida y de conexiones ingeniosas, pero eso no significa que tengas que dejar de escuchar a alguien mientras estás hablando con él.

Las personas con TDAH quieren amigos e intimar tanto como el resto. Hay algo en nuestras cabezas que nos impide dejar que eso suceda, pero puedes mejorar. Yo sé que lo he hecho.

MEJORA TU CAPACIDAD DE ESCUCHAR

Escuchar es una habilidad como cualquier otra. Puedes ir practicando hasta que seas capaz de aguantar tramos cada vez más largos sin perder el hilo de las conversaciones ni interrumpir. A veces, para retomar el hilo de una conversación después de haberla interrumpido o porque te desconectaste, solo tienes que decir «Lo siento, te acabo de interrumpir», y tu interlocutor agradecerá que lo hayas reconocido y volverá a hablar de lo que estaba hablando. Pero primero, por difícil que sea, lo mejor es estar presente. Aquí tienes algunas formas de centrarte en lo que está diciendo otra persona en lugar de dejarte llevar por tus propios intereses:

- **Ludifícalo.** Convierte la conversación en un juego para ti mismo al intentar repetir las últimas tres palabras de cada frase. Repítelas mentalmente.
- **Detecta la información valiosa.** Aumenta la ludificación retándote a ti mismo a encontrar la información más valiosa de la conversación. Pregúntate: «Ahora mismo, ¿qué es lo más importante para esta persona?». Después, busca pruebas. Cada vez que encuentres algo que apoye tu teoría, disfrutarás de una dosis de dopamina. A continuación, puedes subir la energía a la conversación diciendo: «Lo que estás diciendo me parece que es ____. ¿Lo entendí bien?». Si aciertas, misión conseguida. Si no, intenta volver a centrarte en lo que dice y busca pruebas de ello.
- **Ve a las alturas.** Sobrevuela la conversación y analízala. Pregúntate: «En esta conversación, ¿qué es nuevo para mí? ¿Qué reta mis ideas? ¿Qué me interesa personalmente?». Esos son los anzuelos que te mantienen anclado en una conversación. Si puedes encontrarlos, será más probable que sigas escuchando.

Consejo para hablar con un cerebro con TDAH

Me va mucho mejor en las conversaciones en las que la persona que habla hace pausas entre frases y me da la oportunidad de digerirlas. Si hay una pausa, puedo decir: «Entendido. Cuéntame más». Pero si alguien suelta un soliloquio de diez minutos, desisto mentalmente. Si de verdad quieres que alguien con TDAH te escuche, intenta que los turnos de palabra en la conversación estén equilibrados.

Cuando todo lo demás falla

Si durante una conversación te das cuenta de que no tienes ni idea de lo que está hablando todo el mundo porque estás ocupado ideando escenarios para poner a prueba la inteligencia artificial DALL-E, aquí va un esquema para ti:

Si...

Te das cuenta de que la historia acaba de empezar. No está todo perdido. Es probable que puedas salvarte.

↓

Entonces...

Usa gruñidos empáticos. En realidad, no son palabras. Simplemente ruidos que no interrumpan. «Mmm. ¿Oh? Ajá». Después, utiliza pistas contextuales para intentar retomar el hilo.

Si...

Volviste justo cuando alguien estaba diciendo: «Escuchen» o «Esta es la parte que más me molesta...» o «La peor parte fue...».

↓

Entonces...

No digas nada. Utiliza el lenguaje corporal. Mueve la cabeza. ¡Significa muchas más cosas que asentir o negar! Puede significar: «¡Qué pena!», «Es increíble». «No me puedo creer que tú/tu amigo/el cartero de tu amigo haya pasado por eso». «Qué maravilloso, conmovedor, bonito». Mover la cabeza sugiere que estás sintiendo cualquiera que sea la emoción que experimentan los demás, aunque no sepas qué emoción es.

Si...

Te lo perdiste todo. No tienes ni idea de lo que se dijo en los últimos cinco minutos. Podría haber sido una reseña del último *spin-off* de *Star Wars* o un comentario candente sobre las elecciones del consejo escolar de la zona. Lo único que escuchaste es: «¿Tú qué opinas?».

↓

Entonces...

Tienes un problema. Es poco probable que puedas fingir para salir del paso con algunas distracciones no verbales o semiverbales. En este momento tu frase favorita es: «Guau, qué locura». (Vuelve al punto de arriba). Funciona el 87% de las veces cuando no sabes nada de la conversación y te hacen una pregunta. Esas tres palabras pueden servir para historias felices, tristes, malas, aterradoras y divertidas sobre miembros de la familia, información médica impactante, etc.

Otras frases que puedes usar cuando necesites un rescate:

- *¿Y qué pasó?*
- *¡Increíble!*
- *Espera, cuéntame más del tema.*
- *Dilo otra vez. Quiero asegurarme de que lo entendí bien.*
- *¿Puedes repetirlo?*
- *¿En serio?*
- *¡Claro!*
- *Voy a necesitar un minuto para procesarlo.*
- *Dios mío.*
- *Ah, ¿sí?*
- *¿Qué?*
- *¡Ni hablar!*
- *Espera, vas muy rápido.*

Me avergüenza haber desarrollado este truco para escuchar. Sé que es poco sincero. Pero funciona con más frecuencia de lo que debería.

Penn

Si...

Te atraparon. Se acabó la fiesta. Todo el mundo se da cuenta de que estabas pensando en tus cosas y alguien te llama la atención y te pregunta: «¿Qué es lo que te parece una locura? Pero ¿acaso sabes de qué estoy hablando?».

↓

Entonces...

El último recurso es la sinceridad. «No. Lo siento. No estaba escuchando». No hay necesidad de decirles que estabas pensando en cabras. Nadie quiere saber que estabas pensando en lo extraña que es la palabra *ubre* mientras se estaba desahogando contigo, pero sí necesitan saber que lo sientes.

Haz el esfuerzo de arreglar las cosas. Prueba con algo como: «Estaba escuchándote, pero entonces mi cerebro con TDAH me asaltó. Eso te habrá hecho pensar que no me importaba, pero sí me importa. Si tienes ganas de repetir lo que decías, me encantaría escucharlo».

Aprender a escuchar me ha supuesto esfuerzo. Y paciencia. Pero la recompensa ha sido enorme. Me siento más unido a mis amigos y a mi familia, y eso hace que me sienta bien conmigo mismo.

Quería terminar este libro con este tema porque es un buen ejemplo de lo lejos que puedes llegar teniendo TDAH. De forma natural, mi TDAH hace que mi cerebro vaya en millones de direcciones como un paseador de perros encargado de una manada revoltosa, pero como he practicado, ahora me cuesta menos dominar a esos cachorros revoltosos. Me esfuerzo más que antes, pero no siempre acierto. Quizás acierto un 75% de las veces, lo cual está bastante bien, pero sé que sigo desconectando un 25% de las veces, y no siempre se trata del porcentaje de la historia que elegiría perderme.

Estoy animado porque he mejorado mi porcentaje en general. Sigo metiendo la pata de vez en cuando, pero la experiencia me ha demostrado que puedo mejorar en las cosas que me parecen un reto. Y, en realidad, ¿no es a eso a todo lo que aspiraría cualquier persona con o sin TDAH?

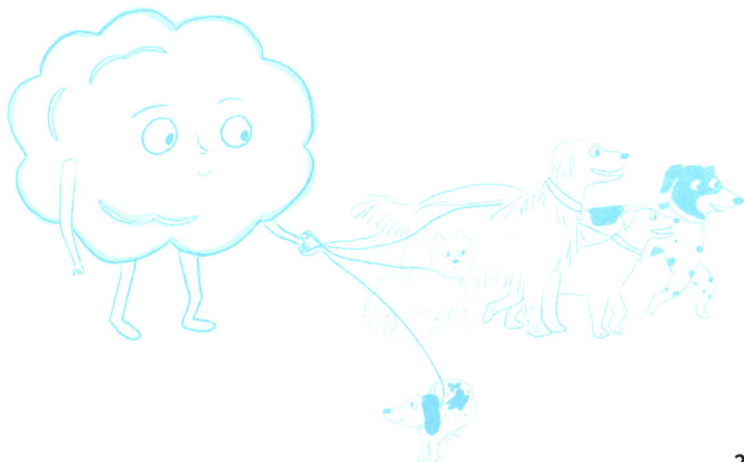

ÚLTIMAS PALABRAS ANTES DE DECIR... ¡MIRA, UNA ARDILLA!

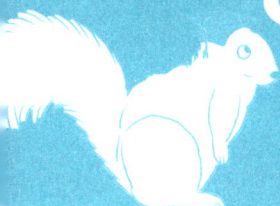

¡Hola, amigo! ¡Me alegra que hayas llegado tan lejos! (O que al menos hayas sostenido el libro en tus manos el tiempo suficiente como para ir directamente a la parte final).

Antes de que te vayas, quería compartir algunas reflexiones finales. En primer lugar, gracias. Gracias por dedicarle varias horas de tu importante vida a escuchar mi historia y aprender conmigo. Como decía, no soy el mejor experto del mundo en TDAH, pero sin duda, sé muchísimas cosas más de las que sabía cuando empecé a escribir. Hemos aprendido algo de biología (¡el cerebro es una *pizza* de queso!), psicología (céntrate en las fortalezas), historia (¡la gente solía tratar el TDAH con leche en mal estado y caballos!), el arte de los idiomas (cómo hablar TDAH) y química (dopamina 101). ¿Acaso este libro no podría convalidar un crédito universitario de un cuatrimestre entero?

Kim y yo vendemos una camiseta por nuestra página web en la que dice: «El TDAH es genial» en el pecho. La primera vez que la pusimos a la venta, tanta gente se animó a comprar una que las agotamos después de unas horas. Ojalá cada uno de los lectores pudiera reivindicar la insignia del TDAH con ese orgullo. Es cierto que hay dificultades, pero también alegrías. Amo mi cerebro. Me embarqué en una aventura. Mi TDAH será mi compañero de vida. En los días buenos y en los malos, me digo a mí mismo: «Yo tengo TDAH, pero el TDAH no me tiene a mí».

Sé que me encuentro en uno de los extremos del espectro del TDAH y que muchos de los lectores están pasando por lo mismo, así que no estoy intentando forzarte ni forzarme a actuar como si estuviéramos en una película cursi en la que al final todo es maravilloso solo porque lo intentaste. Tan solo espero que sepas que tú —todos nosotros— eres más que un compuesto estereotipado de un diagnóstico de TDAH. De todas las cosas que te hacen especial, tu cerebro con TDAH no es más que una de ellas.

Ahí fuera te espera una vida mejor con TDAH. Con las herramientas adecuadas, información, y apoyo, puedes vivir una vida sumamente creativa y repleta de éxitos. El secreto es que, en realidad, no es el TDAH lo que es increíble, sino tú.

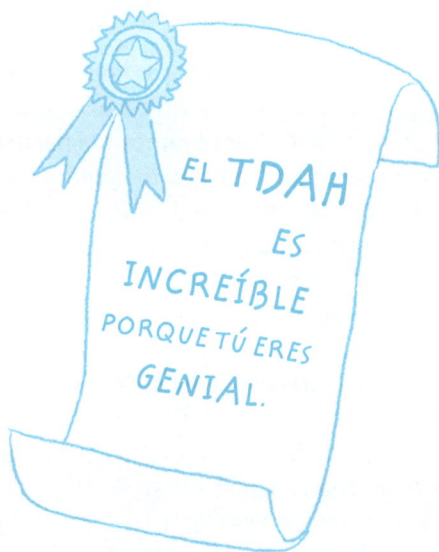

AGRADECIMIENTOS

Este libro tiene una cantidad bestial de referencias. Considero que debo hacer todo lo posible por atribuirles las ideas de este libro a los genios que las concibieron. La verdad es que el descubrimiento del TDAH ha sido uno de los esfuerzos de equipo más importantes de los últimos cuarenta años. Por ello, gracias a todos por ser parte de este libro que, en el fondo, también ha sido un esfuerzo en equipo. Un agradecimiento especial para los increíbles doctores que accedieron a que los entrevistáramos personalmente para este libro: Marcy Caldwell, PsyD; Andrea Chronis-Tuscano, PhD; Edward Hallowell, MD; Stephen P. Hinshaw, PhD; Emily King, PhD; Steven Kurtz, PhD, ABPP; Loucresie Rupert, MD; y Margaret Sibley, PhD.

Hablando de equipos, tengo el mejor equipo del mundo. Gracias por aguantar mis extrañezas tan particulares. Sé que a veces son un verdadero fastidio, pero este libro no podría haberse escrito sin ustedes. Literalmente. Sam Allen y Ann Marie Taepke, me han ayudado con la edición y se han encargado de los gráficos y el formato para garantizar que el lector disfrute de una experiencia única. Desmond Wilson, tienes una paciencia infinita y me ayudaste a controlar el caso de mi día a día. Nuestra editora, Becky Cole, nos acompaña en este segundo libro, y su investigación, determinación y entusiasmo han vuelto a brillar. Además, se le da increíblemente bien reconocer todas mis referencias pop de los noventa. Nuestro agente, Byrd Leavell, sigue representándonos, a pesar de que he visto innumerables fotos suyas en Instagram saliendo con Arnold Schwarzenegger. Gracias por juntarte con la plebe, T-Byrd.

Todo esto no sale de mi cerebro y se materializa en un libro sin una editorial que apueste por probar algo totalmente diferente, por eso quiero dedicar un agradecimiento especial al equipo de HarperCollins: Matt Baugher, Meaghan Porter, Sicily Axton, Josh deLacy, Hannah Harless, Kevin Smith, Emily Ghattas, Belinda Bass y Heather Howell.

AGRADECIMIENTOS

Si te gustaron las ilustraciones de este libro tanto como a mí, no dejes de ver el trabajo de Sarah Kempa. Es una de las colaboradoras habituales de *The New Yorker* y nos encantó que aceptara ilustrar este libro.

En este libro se ha hablado mucho de la familia. Mi madre y mi padre me aguantaron durante dieciocho años en casa. Me criaron con mucho amor y empatía, a pesar de no tener diagnóstico ni un manual para mi cerebro. Mi hermano, Dail, fue paciente conmigo, y lo sigue siendo hoy en día.

Mis dos hijos hacen que quiera llorar cada vez que recuerdo lo comprensivos que han sido. No ir a recogerlos o llegar tarde, el tocino quemado, las conversaciones que se desvían por despistes... me quieren a pesar de todo eso. Gracias, Lola y PC.

Por último, Kim, eres la coescritora de este libro, pero necesito darte las gracias de todas formas. Has sido la mejor compañera en esta madriguera por la que ambos acabamos de bajar. Sin ti, habría girado a la izquierda en Albuquerque (busca esa referencia en Google). Quizá este libro haya salido de mí, pero sin tu corazón y si no fueras la mano que me guía, sin duda mi cerebro habría sufrido un cortocircuito.

Espero que tú, lector, valores lo difícil que es para alguien con TDAH escribir un libro. De verdad espero que sepas valorar el esfuerzo, la paciencia y el amor que la gente que me rodea le dedicó a este libro.

REFERENCIAS

Epígrafe

IX **genial** *Diccionario de la lengua española*, definición de «genial», acceso el 16 de noviembre de 2023, https://dle.rae.es/genial.

Introducción

XXIII **genial** Wordreference.com, definición de «genial», acceso el 14 de octubre de 2023, https://www.wordreference.com/definicion/genial

XXIII ***genial también puede significar*** *Diccionario de la lengua española*, definición de «genial», acceso el 14 de octubre de 2023, https://dle.rae.es/genial.

XXVI **la culpa consiste en sentirse mal** Brené Brown, «Shame vs. Guilt», *BreneBrown.com*, 15 de enero de 2013. https://brenebrown.com/articles/2013/01/15/shame-v-guilt.

Capítulo 1. Nociones básicas sobre el TDAH

4 **Síntomas del TDAH** Equipo de Mayo Clinic, «Adult Attention-Deficit/Hyperativity Disorder (ADHD)», Mayo Clinic, 25 de enero de 2023, https://www.mayoclinic.org/diseases-conditions/adult-adhd/symptoms-causes/syc-20350878.

5 **El corazón de una ballena azul puede medir un metro y medio** «SCIENCE: You've Probably Heard Claims That a Blue Whale's Heart Is the Size of a Car», *National Geographic* (Education Blog), acceso el 15 de octubre de 2023. https://blog.education.nationalgeographic.org/2015/08/31/how-big-is-a-blue-whales-heart.

6 **al menos un pariente con el trastorno** Russell A. Barkley, *Taking Charge of Adult ADHD: Proven Strategies to Succeed at Work, at Home, and in Relationships*, Guilford Press, Nueva York, 24, 2022.

6 **más de la mitad de los niños con TDAH** Barkley, *Taking Charge of Adult ADHD*, 103.

7 **En una entrevista, el doctor Steven Kurtz** Steven Kurtz, entrevista personal, 17 de marzo de 2023.

9 **Soñar despierto** Hallowell y Ratey, *Driven to Distraction*, 190.

8 **Entre el 5 y el 10% de los niños** Paul H. Wender y David A. Tomb, *ADHD: A Guide to Understanding Symptoms, Causes, Diagnosis, Treatment, and Changes over Time in Children, Adolescents, and Adults*, Oxford University Press, Oxford, 2, 2016.

8 **De niños diagnosticados antes de los 17 años** Margaret H. Sibley *et al.*, «Variable Patterns of Remission from ADHD in the Multimodal Treatment Study of ADHD», *American Journal of Psychiatry*, 179, (2) (febrero de 2022): p. 147. https://ajp.psychiatryonline.org/doi/pdf/10.1176/appi.ajp.2021.21010032.

9 **En su libro, *Driven to Distraction*** Hallowell y Ratey, *Driven to Distraction*, XVI.

9 **Según la Dra. Marcy Caldwell** Marcy Caldwell, entrevista personal, 22 de marzo de 2023.

9 **los niños tienen el doble o el triple de probabilidades** Wender y Tomb, *ADHD*, 3.

10 **A los niños blancos se les diagnostica TDAH** Amanda Morin y Bob Cunningham, «ADHD in Black Children: In It with Dr. Tumaini Coker», 19 de mayo de 2020, en *In It: Supporting Kids Who Learn and Think Differently*, producido por Julie Subrin y Sara Ivry, pódcast. https://www.understood.org/podcasts/in-it/adhd-in-black-children-in-it-with-dr-tumaini-coker?_ul=1*1iz0mk0*domain_userid*YW1wLXljRko2ZS1pWnVYZmp6ZGdPc3duQ1E.

10 **Según la doctora Tumaini Coker** Morin y Cunningham, «ADHD in Black Children».

10 **Vieron los Emmy en 2022** Julia Stoll, «Number of Television Viewers of the Primetime Emmy Awards Ceremonies from 1987 to 2022», *Statista*, 13 de septiembre de 2023. https://www.statista.com/statistics/260428/emmy-awards-number-of-viewers.

10 **Viven en Virginia** «Quick Facts: Virginia», *United States Census Bureau*, acceso el 15 de octubre de 2023. https://www.census.gov/quickfacts/fact/table/VA/PST045222.

10 **Tuvieron gripe** «2022-2023 U.S. Flu Season: Preliminary In-Season Burden Estimates», *Centers for Disease Control and Prevention*, 28 de septiembre de 2023. https://www.cdc.gov/flu/about/burden/preliminary-in-season-estimates.htm.

10 **Tienen TDAH en Estados Unidos** Michele Jordan, «Adult ADHD: Statistics and Facts», WebMD, 13 de julio de 2022, https://www.webmd.com/add-adhd/adult-adhd-facts-statistics; «Data and Statistics About ADHD», *Centers for Disease Control and Prevention*, 16 de octubre de 2023. https://www.cdc.gov/ncbddd/adhd/data.html.

Capítulo 2. La *D* mayúscula: diagnosticar el TDAH

15 **Determinando el diagnóstico de TDAH** «Symptoms and Diagnosis of ADHD», *Centers for Disease Control and Prevention*, 27 de septiembre de 2023. https://www.cdc.gov/ncbddd/adhd/diagnosis.html.

19 **algunos investigadores conciben el TDAH como si fuera un copo de nieve** Edward Hallowell, entrevista personal, 21 de abril de 2023.

Capítulo 3. Dentro del cerebro con TDAH

28 **«una forma extrema de un rasgo humano normal»** Russell A. Barkley, *Taking Charge of ADHD: The Complete, Authoritative Guide for Parents*, Guilford Press, Nueva York, 91, 2020.

30 **las personas con TDAH tienen regiones cerebrales más pequeñas** Barkley, *Taking Charge of ADHD*, pp. 77-80.

30 **hay menos actividad cerebral** Barkley, *Taking Charge of ADHD*, p. 81.

31 **Kim y yo hace poco invitamos** Penn y Kim Holderness, «Wait, Do We All Have ADHD? with Dr. Marcy Caldwell», 24 de mayo de 2022, *The Holderness Family Podcast*. https://podcasts.apple.com/us/podcast/the-holderness-family-podcast/id1378725018.

35 **un cerebro propio de un coche de carreras, pero con los frenos de una bicicleta** Edward Hallowell, entrevista personal, 21 de abril de 2023.

37 **«Lo que tenemos es una abundancia de atención...»** Hallowell, entrevista personal.

39 **«El secreto de un hombre universalmente interesante...»** William Dean Howells, «Oliver Wendell Holmes», *Literary Friends and Acquaintances*, versión educativa publicada en *The Complete Works of William Dean Howells*, Proyecto Gutenberg, 2002. http://www.gutenberg.org/cache/epub/3400/pg3400.html.

39 **un pez dorado tiene una capacidad de atención** Kevin McSpadden, «You Now Have a Shorter Attention Span Than a Goldfish», *Time*, 14 de mayo de 2015. https://time.com/3858309/attention-spans-goldfish.

41 **No es una cuestión de fuerza de voluntad** Hallowell, entrevista personal.

42 **Dato curioso: algunos estudios** Thom Hartmann, *Living with ADHD: Simple Exercises to Change Your Daily Life*, Healing Arts Press, Rochester, VT, 2020, p. 20.

43 **perder cosas está más relacionado con una falla de atención** Alok Kanojia, «Psychiatrist Explains Good ADHD Hacks», HealthyGamerGG, 26 de septiembre de 2022, video de YouTube. https://www.youtube.com/watch?v=Eu2_nWyrlxY.

46 **orientar nuestro comportamiento hacia el futuro** Dr. Russell Barkley, *This Is How You Treat ADHD Based off Science*, seminario en la 11.ª edición del Timothy B. and Jane A. Burnett Seminar for Academic

Achievement at the University of North Carolina Chapel Hill, noviembre de 2012. https://learningcenter.unc.edu/services/ldadhd-services/burnett-seminars/dr-russell-barkley/.

Capítulo 4. La experiencia del TDAH

54 **si a un científico malvado le encargaran diseñar un entorno** Gregory Fabiano, «School-Based Interventions for Children and Youth with ADHD», 15 de marzo de 2023, webinario, Society of Clinical Child and Adolescent Psychology. https://sccap53.org/school-based-interventions-for-children-youth-with-adhd.

Capítulo 5. El lado emocional del TDAH

72 **¿Acaso es de extrañar?** Marcy Caldwell, entrevista personal, 22 de marzo de 2023.

73 **Dato curioso: si pones a un tiburón bocabajo** Mary Bates, «Can You Hypnotize a Shark?», *WIRED*, 17 de marzo de 2015. https://www.wired.com/2015/03/can-hypnotize-shark.

Capítulo 6. Vas a estar bien

81 **Todo lo que encontraba era muy negativo** Edward Hallowell, entrevista personal, 21 de abril de 2023.

81 **Mi trabajo es maximizar las ventajas** Hallowell, entrevista personal.

82 **«Bailar al ritmo de la canción con la que naciste»** Hallowell, entrevista personal.

83 **teléfono** Thom Hartmann, *Living with ADHD: Simple Exercises to Change Your Daily Life*, Healing Arts Press, Rochester, VT, 2020, pp. 47-73.

84 **Michael Phelps, nadador olímpico que batió récords** Ian Spiegelman, «Michael Phelps' Freakish Physique Explained», *Gawker*, agosto de 2008. https://www.gawkerarchives.com/5038018/michael-phelps-freakish-physique-explained.

84 **Según su libro *Beneath the Surface*** Michael Phelps, *Beneath the Surface: My Story*, Sports Publishing, Nueva York, 2016, p. 98.

84 **¡Soy Michael Phelps, amigo!** Judy Dutton, «How Swimming Saved Michael Phelps: An ADHD Story», *ADDitude Magazine*, última modificación el 28 de julio de 2021. https://www.additudemag.com/michael-phelps-adhd-advice-from-the-olympians-mom.

84 **Madera flotante** Liz Flynn, «Jamie Oliver Facts: 30 Facts You Might Not Know», *Fruity Tart*, 20 de julio de 2020. https://thefruitytart.org/jamie-oliver-facts-30-facts-you-might-not-know.

84 **El célebre chef prefiere fabricar sus tablas de cortar** Anna Matheson, «11 Things You Didn't Know About Jamie Oliver», *Woman & Home*, 14

de abril de 2017. https://www.womanandhome.com/food/recipes/jamie-oliver-facts-206704.

85 **Además de TDAH, Oliver tiene dislexia** Russell A. Barkley, *Taking Charge of ADHD: The Complete, Authoritative Guide for Parents*, Guilford Press, Nueva York, 2020, p. 115.

85 **La polifacética Knowles presentó sus obras** Ayana Mathis, «Solange: The Polymathic Cultural Force», *New York Times Style Magazine*, 15 de octubre de 2018. https://www.nytimes.com/2018/10/15/t-magazine/solange-interview.html.

85 **Cuando le diagnosticaron TDAH, la cantante** Felicia Vance, «Solange: 'I Was Diagnosed... Twice», *BDO*, 10 de septiembre de 2017. https://blackdoctor.org/solange-knowles-adhd-2.

86 **Si se equivocan, los multan con un dólar** Barbara S. Peterson, *Blue Streak: Inside JetBlue, the Upstart That Rocked an Industry*, Portfolio, Nueva York, 2004, pp. 14-15.

86 **«En realidad, da igual lo que te pase en la vida...»** Bill Saporito, «How JetBlue Founder David Neeleman Launched a New Airline During a Pandemic», *Inc.*, 1 de mayo de 2021. https://www.inc.com/magazine/2021006/bill-saporito/david-neeleman-jetblue-breeze-airline-serial-entrepreneur.html.

86 **por lo visto, tampoco se le da mal el tiro al blanco** «25 Things You Don't Know About Me: Dave Grohl», *US Weekly*, 13 de abril de 2011. https://www.usmagazine.com/entertainment/news/25-thing-you-dont-know-about-me-dave-grohl-2011134.

86 **nos resulta demasiado familiar** Brian Hiatt, «Never Gonna Give You Up' Is 'Exactly the Same' as 'Smells Like Teen Spirit'—and 11 Other Things We Learned from Dave Grohl», 28 de septiembre de 2021, *Rolling Stone*. https://www.rollingstone.com/music/music-news/12-things-we-learned-from-dave-grohl-storyteller-book-nirvana-foo-fighters-2-1233133/.

87 **¿por qué hay tan pocos jingles...?** Alec Moran, «Five Things You Never Knew About 'I'm Lovin' It'», *Chicago*, 14 de octubre de 2014. https://www.chicagomag.com/ChicagoMagazine/November-2014/McDonalds-Im-Lovin-It-Campaign.

87 **Desde entonces, lo han superado Mark Vande Hei** «Station Record Holders», NASA, acceso el 15 de octubre de 2023. https://www.nasa.gov/feature/nasa-station-astronaut-record-holders.

88 **"Eso me da igual"** Michael Merschel, «Scott Kelly Was a Kid with ADHD and Bleak Prospects. Then He Read a Book. Now He's a Record-Setting Astronaut», *Dallas Morning News*, 24 de octubre de 2018. https://www.dallasnews.com/arts-entertainment/books/2018/10/24/

scott-kelly-was-a-kid-with-adhd-and-bleak-prospects-then-he-read-a-book-now-he-s-a-record-setting-astronaut/.

88 **«Pero esas cualidades me funcionan bien...»** Natalie Edwards, «The Voice Judge Will.i.am Tells of His Battle with ADHD», *Daily Mirror*, 28 de abril de 2013. https://www.mirror.co.uk/3am/celebrity-news/voice-judge-william-tells-battle-1857345.

89 **«El sistema no funciona»** Rob Haskell, «Channing Tatum: A Work in Progress», *New York Times Style Magazine*, 14 de octubre de 2014. https://www.nytimes.com/2014/10/14/t-magazine/channing-tatum-foxcatcher-interview.html.

89 **Pilkey dice que el TDAH le enseñó** Terri Peters, «Captain Underpants' Author Shares How His Parents Inspired His Career», *Today*, 6 de junio de 2018. https://www.today.com/parents/dav-pilkey-captain-underpants-adhd-his-childhood-t130399.

89 **Dav Pilkey es el escritor favorito de mi hijo** «Five Facts About Dav Pilkey», *Storyworks*, 2, marzo/abril de 2021. https://storyworks2.scholastic.com/pages/promotion/navigationlps/030121/five-facts-about-dav-pilkey.html.

90 **«Tener TDAH y medicarse...»** Henry Austin, «What Are the 'Twisties?' Simone Biles Explains Gymnastics Struggle at Tokyo Olympics», *NBC News*, 30 de julio de 2021, https://www.nbcnews.com/news/olympics/what-are-twisties-simone-biles-explains-gymnastics-struggle-tokyo-olympics-n1275460; Simone Biles (@simone_biles), «Having ADHD, and taking medicine for it is nothing to be ashamed of nothing that I'm afraid to let people know», Twitter, 13 de septiembre de 2015, 2:58 p.m., https:// twitter.com/Simone_Biles/status/775785767855611905.

90 **Para entrar en Corea del Norte** Matea Gold, «National Geographic's Ling Goes Undercover». *Chicago Tribune*, 6 de marzo de 2007. https://www.chicagotribune.com/dp-xpm-20070307-2007-03-07-0703070005-story.html.

90 **«Siento un poco de alivio...»** Lisa Capretto, «At 40, Lisa Ling Gets Surprising Diagnosis of ADD (VIDEO)», *HuffPost*, 12 de junio de 2014. https://www.huffpost.com/entry/lisa-ling-add-adhd_n_5489924

Capítulo 7. Cara a cara con el TDAH

92 **«Si pudiera hacerle un regalo al mundo del TDAH...»** Steven Kurtz, entrevista personal, 17 de marzo de 2023.

93 **«El nombre actual dice algo parecido»** Edward Hallowell, entrevista personal, 21 de abril de 2023.

94 **Que te despidan del trabajo** Russell A. Barkley, *Taking Charge of ADHD: The Complete, Authoritative Guide for Parents*, Guilford Press, Nueva York, 2020, p. 111.

94 **Que sufras de ansiedad y depresión** Roberto Olivardia, «Anxiety? Depression? Or ADHD? It Could Be All Three», *ADDitude Magazine*, últimamodificación el 13 de octubre de 2013. https://www.additudemag.com/adhd-anxiety-depression-the-diagnosis-puzzle-of-related-conditions.

94 **Que tengas problemas de aprendizaje** Barkley, *Taking Charge of ADHD*, 114.

94 **Recibir hasta un 80%** Rebecca Hession, «Not Wrong, Just Different: ADHD as Innovators | Rebecca Hession | TEDxFortWayne», *TEDx Talks*, 18 de junio de 2011, video de YouTube. https://www.youtube.com/watch?v=60wX9jf5RPg.

95 **Divorciarte** Hession, «Not Wrong, Just Different».

95 **Tener problemas de drogas o alcohol** Hession, «Not Wrong, Just Different».

95 **Repetir año escolar** Barkley, *Taking Charge of ADHD*, 265.

95 **Morir antes** Kristen Rogers, «People with Autism or ADHD Are More Likely to Die Early, Review Says», *CNN*, 15 de febrero de 2022. https://www.cnn.com/2022/02/15/health/adhd-autism-early-death-risk-study-wellness/index.html.

95 **Tengas falta de sueño** Barkley, *Taking Charge of ADHD*, 242.

95 **Abandonar la preparatoria** Hession, «Not Wrong, Just Different».

95 **Ir a la cárcel** Pete Quily, «ADHD and Crime. 21% to 45% of Prisoners Have ADHD 15 Peer Reviewed Studies Show. Crime & Jail Are Costly, Treatment Is Cheap», *Adult ADD Strengths*, acceso el 16 de octubre de 2023. https://adultaddstrengths.com/2011/01/12/adhd-and-crime-ignore-now-jail-later-15-clinical-studies.

95 **Sufrir un accidente** Barkley, *Taking Charge of ADHD*, 242.

95 **Que te multen por exceso de velocidad** «ADHD and Driving», *Children and Adults with Attention-Deficit/Hyperactivity Disorder (CHADD)*, acceso el 16 de octubre de 2023. https://chadd.org/for-adults/adhd-and-driving.

95 **Tener deudas** Barkley, *Taking Charge of ADHD*, 44.

95 **Ganar menos dinero** Barkley, *Taking Charge of ADHD*.

95 **Tardar más** Barkley, *Taking Charge of ADHD*, 114.

95 **Ser sexualmente activo antes** Barkley, *Taking Charge of ADHD*, 254.

95 **Tener un embarazo no deseado** Barkley, *Taking Charge of ADHD*.

95 **Contraer enfermedades de transmisión sexual** Barkley, *Taking Charge of ADHD*.

95   **Necesitar tratamiento odontológico** Barkley, *Taking Charge of ADHD*, 241.

95   **Tenger sobrepeso** Barkley, *Taking Charge of ADHD*.

97   **entre el 15 y el 20%** Kelly McCain, «Explainer: What Is Neurodivergence? Here's What You Need to Know», *Foro Económico Mundial* (FEM), 10 de octubre de 202. https://www.weforum.org/agenda/2022/10/ explainer-neurodivergence-mental-health.

97   **«una afección neurológica que escapa al control de la voluntad individual»** Edward M. Hallowell y John R. Ratey, *Driven to Distraction: Recognizing and Coping with Attention Deficit Disorder*, Anchor Books, Nueva York, 2011, p. 19.

97   **manifestaciones de nuestro trastorno del neurodesarrollo** Penn Holderness y Kim Holderness, «Helping ADHD Kids with Dr. Norrine Russell», 3 de mayo de 2022, *The Holderness Family Podcast*. https:// shows.acast.com/618c3caaa322d1001350082c/episodes/dr-russell.

99   **«el trastorno más tratable en psiquiatría»** Barkley, *Taking Charge of Adult ADHD*, 238.

101   **«No es que las personas con TDAH no se esfuercen»** Stephen Hinshaw, entrevista personal, 16 de mayo de 2023.

Capítulo 8. Operación: cambiar de mentalidad

103   **El Dr. Hallowell les dice a sus pacientes** Edward Hallowell, entrevista personal, 21 de abril de 2023.

103   **«La necesidad más grande ahora mismo...»** Hallowell, entrevista personal.

104   **hay cinco etapas por las que pasan las personas** Marcy Caldwell, entrevista personal, 22 de marzo de 2023.

105   **«No te pongas límites a ti mismo»** James Cameron, intervención en charla TED de 2010, 13 de febrero de 2010, http://www.ted.com/talks/ james_cameron_before_avatar_a_curious_boy.

110   **«Solo hay una persona...»** «The Messages», *Mister Rogers' Neighborhood*, acceso el 28 de diciembre de 2023. https://www.misterrogers.org/ the-messages/.

112   **El movimiento mejora la memoria** Sammi R. Chekroud *et al.*, «Association Between Physical Exercise and Mental Health in 1.2 Million Individuals in the USA Between 2011 and 2015: A Cross-Sectional Study», *Lancet 5*, (9), (2018), pp. 739-746. https://www.thelancet.com/ journals/lanpsy/article/PIIS2215-0366(18)30227-X/fulltext.

112   **Un estudio descubrió que moverse de forma nerviosa** Harvard Health Publishing, «Burning Calories Without Exercise», Harvard Medical

School, 15 de febrero de 2021. https://www.health.harvard.edu/ staying-healthy/burning-calories-without-exercise.

113 **«Un genio es el que más se parece a sí mismo»** Josh Jones, «Thelonious Monk's 25 Tips for Musicians (1960)», *Open Culture*, 18 de diciembre de 2017. https://www.openculture.com/2017/12/thelonious-monks-25-tips-for-musicians-1960.html.

115 **«Solo aquellos que se arriesgan a ir demasiado lejos...»** T. S. Eliot, prólogo de *Transit of Venus*, Harry Crosby, 1931.

Capítulo 9. Los beneficios del TDAH para ti

126 **Estos dibujos no estaban ligados** Holly A. White, «Thinking 'Outside the Box': Unconstrained Creative Generation in Adults with Attention Deficit Hyperactivity Disorder», *Journal of Creative Behavior*, 54, (2), (2020), pp. 472-483.

127 **¡bocas y martillos incluidos!** Holly White, «The Creativity of ADHD», *Scientific American*, 5 de marzo de 2019. https://www.scientificamerican. com/article/the-creativity-of-adhd.

127 **nombres más interesantes y menos predecibles** White, «Thinking 'Outside the Box».

129 **«La gran ironía y lo bonito de la hiperfocalización...»** Edward Hallowell, entrevista personal, 21 de abril de 2023.

134 **Imagina ser una persona con TDAH** Margaret Sibley, entrevista personal, 2 de junio de 2023.

135 **¿Cómo puedo diseñar mi mundo...?** Marcy Caldwell, entrevista personal, 22 de marzo de 2023.

Parte 3: avanzar con el TDAH

152 **«... la trayectoria puede ser increíble»** Andrea Chronis-Tuscano, entrevista personal, 5 de mayo de 2023.

Capítulo 11. Las cosas adecuadas

153 **En aquel entonces, las desafortunadas personas** *Attention-Deficit Hyperactivity Disorder: A Handbook for Diagnosis and Treatment*, Russell A. Barkley (comp.), Guilford Press, 4ª. ed., Nueva York, 2015. https:// www.guilford.com/excerpts/barkley2.pdf?t=1.

153 **Algunos expertos de ese siglo sugirieron** *Attention-Deficit Hyperactivity Disorder: A Handbook*, pp. 7-8.

154 **No fue hasta finales de los años ochenta** *Attention-Deficit Hyperactivity Disorder: A Handbook*, pp. 26-27.

154 **Podría haber sido peor** Meredith Danko, «30 Strange Old-Timey Medical Treatments», *Mental Floss*, 19 de noviembre de 2020. https://

www.mentalfloss.com/article/618642/strange-medical-treatments-from-history.

156 **la medicación estimulante ayuda** Paul H. Wender y David A. Tomb, *ADHD: A Guide to Understanding Symptoms, Causes, Diagnosis, Treatment, and Changes Over Time in Children, Adolescents, and Adults* Oxford University Press, Oxford, 5, 2016.

156 **«La medicación suele producir rechazo...»** Loucresie Rupert, conversación con los autores, 21 de junio de 2023.

156 **«Aumentan la señal»** Mina K. Dulcan *et al.*, «Attention-Deficit/ Hyperactivity Disorder (ADHD): Parents' Medication Guide», *American Academy of Child and Adolescent Psychiatry*, 2020, https://www.aacap.org/App_Themes/AACAP/docs/resource_centers/resources/med_guides/ADHD_Medication_Guide-web.pdf.

156 **No obstante, parecen ser menos eficaces** Dulcan *et al.*, «Attention-Deficit/ Hyperactivity Disorder (ADHD): Parents' Medication Guide».

156 **Si la tomas durante un año** Stephen Hinshaw, entrevista personal, 16 de mayo de 2023.

157 **Entre amigos compartimos, pero no la medicación** Hinshaw, entrevista personal.

158 **Precisamente, esa ha sido mi experiencia** Steven Kurtz, entrevista personal, 17 de marzo de 2023.

158 **Un estudio reciente** Anthony Yeung, Enoch Ng y Elia Abi-Jaoude, «TikTok and Attention-Deficit/ Hyperactivity Disorder: A Cross-Sectional Study of Social Media Content Quality», *Canadian Journal of Psychiatry* 67, (12), (diciembre de 2022, https://journals.sagepub.com/doi/full/10.1177/07067437221082854.

160 **Céntrate en los síntomas** Kurtz, entrevista personal.

162 **esa ansiedad hará que te cueste más concentrarte** Emily King, entrevista personal, 3 de mayo de 2023.

162 **si consideras que no tienes problemas de comportamiento** Margaret Sibley, entrevista personal, 2 de junio de 2023.

162 **Entrevista motivacional** Andrea Chronis-Tuscano, entrevista personal, 5 de mayo de 2023.

163 **La entrevista motivacional surgió en el mundo de la drogadicción** Chronis-Tuscano, entrevista personal.

163 **intervenir en el «punto de actuación»** Kurtz, entrevista personal.

163 **La recompensa aumentó la cantidad de dopamina** Anne B. Arnett y Virginia Peisch, «Answers Through ADHD Research: Reinforcement and Reward Learning | Boston Children's Hospital», *Boston Children's Hospital*, 15 de junio de 2022, video de YouTube. https://www.youtube.com/watch?v=xgM3AMFa_-A.

165   **A la hora de elegir las consecuencias** Gregory Fabiano, «School-Based Interventions for Children and Youth with ADHD», 15 de marzo de 2023, webinario, *Society of Clinical Child and Adolescent Psychology*, 44:46. https://sccap53.org/school-based-interventions-for-children-youth-with-adhd.

165   **personalmente para obtener dicha recompensa** Hinshaw, entrevista personal.

165   **al centrarte más en** Hinshaw, entrevista personal.

166   **si terminar la tarea de matemáticas es un reto** Hinshaw, entrevista personal.

166   **empieza dándole una recompensa** Hinshaw, entrevista personal.

Capítulo 12. Recarga las pilas

167   **Dato divertido: investigadores de la Universidad Hebrea** Tuan C. Nguyen, «A Potato Battery Can Light Up a Room for over a Month», *Smithsonian Magazine*, 2 de diciembre de 2014. https://www.smithsonianmag.com/innovation/a-potato-battery-can-light-up-a-room-for-over-a-month-180948260.

168   **seis cosas que la Dra. Marcy Caldwell enumeró en el capítulo 3 que recargan de forma eficaz** Marcy Caldwell, entrevista personal, 22 de marzo de 2023.

168   **tiene sentido que te esfuerces** Emily King, entrevista personal, 3 de mayo de 2023.

169   **Según el Dr. Russell Barkley** Russell A. Barkley, «This Is How You Treat ADHD Based off Science», 2012 *Burnett Lecture Part 1 Keynote Speaker, UNC Learning Center*, 1 de noviembre de 2012, video de YouTube, https://www.youtube.com/watch?v=NUQu-OPrzUc.

169   **Esa carga extra de dopamina** Anne B. Arnett y Virginia Peisch, «Answers Through ADHD Research: Reinforcement and Reward Learning Boston Children's Hospital», *Boston Children's Hospital*, 15 de junio de 2022, video de YouTube. https://www.youtube.com/watch?v=xgM3AMFa_-A.

171   **podrás fortalecer tus músculos físicos** John Ratey, «The ADHD Exercise Solution», *ADDitude Magazine*, última modificación el 10 de agosto de 2023. https://www.additudemag.com/the-adhd-exercise-solution.

173   **Tu lóbulo frontal necesita el azúcar** Russell A. Barkley, «This Is How You Treat ADHD».

173   **La Dra. Rupert utilizó este fenómeno** Loucresie Rupert, entrevista personal, 21 de junio de 2023.

174   **Un científico llamado John Cacioppo** John T. Cacioppo *et al.*, «Do Lonely Days Invade the Nights? Potential Social Modulation of Sleep Efficiency», *Psychological Science*, 13 (4), 2002, pp. 384-387, https://journals.sagepub.com/doi/10.1111/1467-9280.00469.

175   **«La ciencia de la psicoterapia nos ha demostrado...»** Steven Kurtz, entrevista personal, 17 de marzo de 2023.

176   **Como dijo el Dr. Kurtz** Kurtz, entrevista personal.

177   **Poder ver aumenta el nivel de estimulación basal** Alok Kanojia, «Psychiatrist Explains Good ADHD Hacks», *HealthyGamerGG*, 26 de septiembre de 2022, video de YouTube. https://www.youtube.com/watch?v=Eu2_nWyrIxY.

Capítulo 13. Controlar tu rutina diaria

184   **la magia está en el proceso de planificar** Penn Holderness y Kim Holderness, «Helping ADHD Kids with Dr. Norrine Russell», 3 de mayo de 2022, *The Holderness Family Pódcast*. https://shows.acast.com/618c3caaa322d1001350082c/episodes/dr-russell.

191   **Oficialmente destinados a las fuerzas armadas británicas** Sarah Sicard, «A Brief History of Cargo Pants, the Military's Greatest Fashion Contribution», *Military Times*, 12 de septiembre de 2020. https://www.militarytimes.com/off-duty/military-culture/2020/09/12/a-brief-history-of-cargo-pants-the-militarys-greatest-fashion-contribution.

Capítulo 14. Controlar tu entorno

199   **Los usuarios de *smartphones*** Adrian F. Ward *et al.*, «Brain Drain: The Mere Presence of One's Own Smartphone Reduces Available Cognitive Capacity», *Journal of the Association for Consumer Research*, 2, (2), abril de 2017, pp. 140-154. https://www.journals.uchicago.edu/doi/full/10.1086/691462.

199   **El espacio cerebral del que disponemos es limitado** Ward *et al.*, «Brain Drain».

203   **Nadie trabaja mejor** Alok Kanojia, «Psychiatrist Explains Good ADHD Hacks», *HealthyGamerGG*, 26 de septiembre de 2022, video de YouTube. https://www.youtube.com/watch?v=Eu2_nWyrIxY.

Capítulo 15. Hacer lo que te propones

211   **Si encontramos una misión que nos importe** Edward Hallowell, entrevista personal, 21 de abril de 2023.

217   **«Tu mente es para tener ideas...»** «About GTD», *GettingThingsDone.com*, acceso el 16 de octubre de 2023, https://gettingthingsdone.com/about.

220   **ocupar espacio en tu cerebro** David Allen, *Getting Things Done*, Penguin, Nueva York, 2015, pp. 134-135.

222   **«Recuérdame cuál es tu objetivo»** Penn Holderness y Kim Holderness, «Helping ADHD Kids with Dr. Norrine Russell», 3 de

mayo de 2022, *The Holderness Family Pódcast*. https://shows.acast.com/618c3caaa322d1001350082c/episodes/dr-russell.

Capítulo 16. Cómo ser la persona que le susurra al TDAH (¡como Kim!)

224   **¿Por qué hablo de barcos...?** «Weight of Aircraft Carrier», *What Things Weigh*, acceso el 16 de octubre de 2023, https://whatthingsweigh.com/how-much-does-an-aircraft-carrier-weigh.

226   **«Veo la conexión humana...»** Edward M. Hallowell y John R. Ratey, *Driven to Distraction: Recognizing and Coping with Attention Deficit Disorder*, Anchor Books, Nueva York, 2011, p. 17.

226   **Si te molesta** Emily King, entrevista personal, 3 de mayo de 2023.

227   **un traje que simulaba las dificultades de vivir con un cuerpo envejecido** Julie Giner Perot *et al.*, «Aging-Simulation Experience: Impact on Health Professionals' Social Representations», *BMC Geriatrics*, 20, enero de 2020, p. 14. https://bmcgeriatr.biomedcentral.com/articles/10.1186/s12877-019-1409-3.

229   **hay aproximadamente doce mil personas** «Butler Demographics and Statistics in the US», *Zippia*, acceso el 16 de octubre de 2023, https://www.zippia.com/butler-jobs/demographics.

231   **Cuando aparezcan conductas propias del TDAH,** Steven Kurtz, entrevista personal, 17 de marzo de 2023.

232   **Como dijo la Dra. King,** King, entrevista personal.

232   **«... limpia la botella de agua, por favor»** Kurtz, entrevista personal.

Capítulo 17. Padres y cuidadores, ustedes marcan la diferencia (¡sin presión!)

238   **modelo de desarrollo transaccional para el TDAH en familias** Charlotte Johnston y Andrea Chronis-Tuscano, «Families and ADHD», en Russell A. Barkley (comp.), *Attention-Deficit Hyperactivity Disorder: A Handbook for Diagnosis and Treatment*, Guilford Press, 4.ª ed., Nueva York, 2018, pp. 191-209.

239   **Prácticamente, no podemos controlar el CI** Andrea Chronis-Tuscano, entrevista personal, 5 de mayo de 2023.

241   **Cuando los padres construyen relaciones positivas con sus hijos** Steven Kurtz, entrevista personal, 17 de marzo de 2023.

241   **Cuando afirmas y apruebas las emociones de tu hijo** Centers for Disease Control and Prevention, *Parent Training Programs: Insight for Practitioners*, Atlanta: Centers for Disease Control, 2009, p. 5. https://www.cdc.gov/violenceprevention/pdf/parent_training_brief-a.pdf.

241 **Uno de los principios fundamentales** Centers for Disease Control and Prevention, *Parent Training Programs*, p. 6.

242 **Cuando practicas las habilidades aprendidas** Centers for Disease Control and Prevention, *Parent Training Programs*, p. 5.

242 **Incluso tener un buen amigo** Chronis-Tuscano, entrevista personal.

242 **Si a tu hijo no le está permitido irse** Centers for Disease Control and Prevention, *Parent Training Programs*, p. 6.

243 **Como dijo la Dra. Emily King** Emily King, entrevista personal, 3 de mayo de 2023.

243 **lo más importante lo aprenden trabajando** King, entrevista personal.

244 **Según un webinario que el Dr. Fabiano creó** Gregory Fabiano, «School-Based Interventions for Children and Youth with ADHD», 15 de marzo de 2023, webinario, *Society of Clinical Child and Adolescent Psychology*, 44:46. https://sccap53.org/school-based-interventions-for-children-youth-with-adhd.

Capítulo 18. Cuidar de los cuidadores

248 **Según el Dr. Fabiano** Gregory Fabiano, «School-Based Interventions for Children and Youth with ADHD», 15 de marzo de 2023, webinario, *Society of Clinical Child and Adolescent Psychology*, 44:46. https://sccap53.org/school-based-interventions-for-children-youth-with-adhd.

249 **No dormir lo suficiente** Patrick Finan, «The Effects of Sleep Deprivation», *Johns Hopkins Medicine*, acceso el 16 de octubre de 2023. https://www.hopkinsmedicine.org/health/wellness-and-prevention/the-effects-of-sleep-deprivation.

253 **cuidar de tu salud mental** Andrea Chronis-Tuscano, entrevista personal, 5 de mayo de 2023.

Capítulo 19. Escuchar: el mejor hábito y el más difícil

262 **«interrupciones no cinéticas»** Penn Holderness y Kim Holderness, «How to Have Better Conversations», 6 de agosto de 2019, *The Holderness Family Pódcast*. https://theholdernessfamily.com/conversations.

CRÉDITOS

Fotografías

Elijah Nacita, Holderness Family Productions: xviii.
Penn Holderness: xix, 12, 122, 209, 214.
Dail Holderness: 20, 55.
CBS, *The Amazing Race*: 22, 132, 264.
YouTube, Holderness Family Productions: 33, 35, 120, 128.
Ann Marie Taepke: 56.
Velcro Companies, Walk West: 124.
WOFL, 130.

Ilustraciones

Sarah Kempa es la autora de todas las ilustraciones.